여성과 건강관리

여성과 건강관리

김은주 · 박상미

보문각

김은주(협성대학교)
박상미(한양여자대학교)

여성과 건강관리

초판발행 2022년 1월 12일
초판인쇄 2022년 1월 10일

지은이 김은주·박상미
펴낸이 이호동
발행처 보문각
블로그 http://bomungak.blog.me/
e-mail bomungak@naver.com
주소 서울시 서초구 바우뫼로7길 8
등록번호 302-2003-00085
전화 02)468-0457
팩스 02)468-0458

값 18,000원

ISBN 978-89-6220-427-8 93510

머리말

과거의 여성건강은 여성의 몸에 대한 구체적인 이해 없이 남성과 동일한 관점에서 생식기 중심의 재생산 기능을 중심으로 이해되어 왔다.

이러한 편협한 이해는 여성을 사회 생활의 주체자로 인식하지 못하는 결과를 가져왔다.

여성건강에 대한 변화된 관점은 여성의 성과 관련하여 생리, 심리, 사회, 영적인 통합된 존재로서 여성이 총체적으로 고려되어야 한다.

신체, 정신, 사회적으로 발생되는 건강의 위기상황에 대한 대처방안과 극복 등에 중점을 두어 전인적인 건강증진 활동 뿐 아니라 잠재력을 개발하는 것을 포함한다.

즉, 여성건강의 개념이 단순한 질병이나 자녀 출산의 기능을 넘어 여성의 삶 전체 맥락에서 총체적으로 이해되어야 한다.

그리고 여성이 일생동안 겪게 되는 사회적, 환경적 경험을 포함하는 것으로 확대되어야 할 것이다.

Contents

Contents

제 1 장

여성과 건강

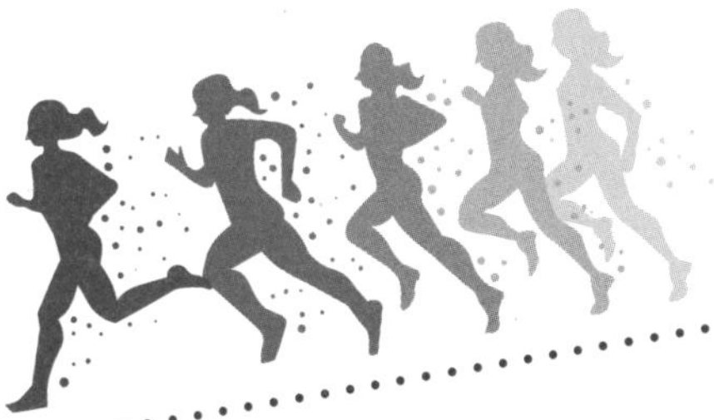

WOMAN AND HEALTH

1. 건강의 정의
2. 여성 보건의 의의
3. 여성 보건의 최근 동향
4. 생애주기별 여성 건강 문제

1. 건강의 정의

'건강'의 개념은 역사가 시작된 이후 줄곧 사람들의 생활과 함께 중요한 의미를 갖고 있으며, 시대가 변화함에 따라 건강에 대한 개념도 함께 발달해 왔다. 또한 무수히 많은 학자들이 건강에 대한 정의를 내려왔다. 이를 정리하면 크게 3단계로 나눌 수 있다.

첫째는 건강을 질병이 없는 상태로 보는 것으로 이는 가장 초보적인 단계의 정의라고 할 수 있다. 여기서 말하는 질병이 없는 상태란 신체적인 면을 뜻하는 것으로, 정신적인 면에서의 건강은 배제된 개념이다. 사람들은 건강에 문제가 되는 것은 오로지 신체적인 질병이므로 이 질병만 치료하면 건강해진다, 혹은 질병에만 걸려 있지 않으면 건강한 상태이다, 이런 생각을 갖고 질병 치료에만 힘쓰게 된다.

19세기 중반부터 20세기까지 이런 주장이 대두되어 사람들의 공감을 얻었으나, 이후 사회가 복잡해지고 정신적인 문제를 가진 사람들이 나오면서 점점 설득력을 잃어갔다.

둘째는 건강을 단순히 질병이 없는 상태가 아니라 육체적, 정신적, 사회적으로 안녕(well-being)한 상태라고 보는 것이다. 이는 1948년 세계보건기구(WHO, World Health Organization)의 헌장에 명시된 정의로, 신체적인 면은 물론 정신적인 면과 사회적인 면에서의 건강까지 고려한 것이다. 이전에 비해 보다 폭넓고 설득력 있는 정의이기는 하지만 실제로 사람들이 육체적, 정신적, 사회적으로 안녕한 상태를 갖기란 결코 쉽지 않은 일이다. 따라서 이에 대해 현실성이 떨어지는 이상적인 개념이라고 주장하는 학자들도 있다. 한편 WHO는 1957년, 건강의 정의를 '유전적, 환경적 조건 하에서 적절하게 기능을 하는 상태 또는 수준, 즉 광범위하게 변동하는 환경조건 하에서 신체 기능을 효율적으로 해낼 수 있는 능력'이라고 구체화했다. 그리고 여기에 충분한 여력과 저항력을 구비한 상태를 뜻하는 적극적인 건강(positive health)의 개념을 포함시켰다.

마지막으로 건강을 '환경에 적응하고 자신의 능력을 최대한 발휘하는 상태'라고 정의하는 것으로, 이는 다양한 가치관이 존재하고 급변하는 현대 사회를 고려한 개념이다. 여기서 말하는 환경이란 외부환경을 뜻하며, 자연 환경, 생물환경, 사회 환경이 모두 포함된다. 적응이란 사람의 내부 환경이 외부 환경의 각 요소와 동적인 균형을 유지하는 항상성(homeostasis)을 뜻한다. 또한 사람의 능력이란 발육, 생존, 종족 유지, 사회 활동, 문화 활동 등에 관련되는 모든 능력을 말하며, 신체적 능력과 정신적 능력, 그리고 사회에서의 인간관계를 유지하고 공존하는 능력인 사회적 능력을 포함하는 전인적(全人的)인 능력을 뜻한다. 이 정의에 따르면 건강이란 환경에 적응하는 조건과 자신이 갖고 있는 능력을 발휘하는 조건을 동시에 충족시켜야 한다. 또한 이 정의에 따르면 건강하다고 해서 반드시 질병이 없는 상태여야 한다는 말은 아니다. 바꿔 말하면 다소의 신체적 결함이나 이상이 있더라도 건강할 수 있다는 것으로, 질병이 있더라도 환경에 적응하고 생명 활동에 지장이 없다면 건강하다고 말할 수 있다는 주장이다.

2. 여성보건의 의의

건강은 누구에게나 중요한 것이지만 여성의 건강을 보호하는 것은 여성 스스로는 물론 자녀의 출생과 양육으로 이어진다는 점에서 그 중요성이 더욱 크다고 말할 수 있겠다. 여성 보건은 안전한 임신으로부터 시작해 정상 분만, 산욕 회복, 성교육, 갱년기 및 노년기 여성의 건강관리, 그리고 가정폭력에 이르기까지 다양한 분야를 포함한다. 여성 보건은 학문으로서의 중요성도 크지만 실생활에서의 적용도가 크고 넓어 현대인이라면 반드시 짚고 넘어가야 하는 부분이다. 또한 여성 자신은 물론 가족 구성원과 사회, 나아가 국가의 협조와 지원이 반드시 수반되어야 한다.

여성은 한 사람의 여성으로 생존하는 기간 동안 신체의 성숙과 발달에 따라, 그리고 여성으로서의 기능과 역할에 따라 끊임없이 변화했으며 이는 비단 과거의 일만은 아니다. 특히 여성은 인류의 재생산 및 육성과 보존이라는 인간의 기본적인 역할을 한다는 점에서 남성과 차이가 난다. 그러면서 동시에 질병과 사고에 노출되기 때문에 생명이 다하는 순간까지 최선을 다해 질병과 사고로부터 예방, 보호되어야 한다.

특히 최근 들어 급격한 사회 변화가 일어나면서 여성의 사회 진출이 증가하고, 이에 따라 여성의 역할에 대한 요구 역시 늘어난 게 사실이다. 가정과 사회에서는 주부로서의 일도 잘 하면서 동시에 직장 생활도 잘하는 여성을 원하고 있는 것이다. 이런 상황은 과거에는 상상도 할 수 없었던 것으로, 이제 우리는 과거와는 다른 시각으로 여성 보건을 보아야 한다. 즉, 단순한 질병 관리나 자녀 출산에 관한 문제에만 초점을 맞출 것이 아니라 여성의 삶을 전체적으로 보고 이해해야 하며, 나아가 여성이 일생 동안 겪게 되는 사회적, 환경적 경험까지 다루어야 한다.

과거의 여성보건이 여성의 몸에 대한 구체적인 이해 없이 남성과 동일한 관점에서 생식기 중심의 재생산 기능을 집중적으로 다루었다면, 오늘날의 여성보건은 여성을 사회생활의 주체자인 동시에 생리, 심리, 사회, 영적으로 통합된 존재로서 인식해야 한다. 그리고 신체, 정신, 사회적으로 발생되는 건강의 위기 상황에 대한 대처 방안과 극복 방법 등에 중점을 두고, 전인적인 건강증진 활동을 해야 하며, 또한 숨어있는 잠재력까지 개발해야 한다.

한 사회의 건강은 모아, 즉 어머니와 아이의 건강에 달려 있다. 그럼에도 불구하고 우리나라에서 모아의 건강 및 건강관리와 관련된 심각한 문제가 발생하는 이유는, 모든 여성을 위한 임신 전 및 임신 관련 문제에 대한 인식이 부족하고, 사춘기 청소년을 위한 체계적인 성교육이 잘 되지 않고 있기 때문이다.

모아보건은 모성보건과 영유아보건을 모두 포함한다. 모성이라고 하면 좁은 의미에서는 자녀의 어머니만을 뜻하지만 넓은 의미에서는 어머니로서 성숙하기 전과 후, 즉 초경 이후 폐경까지의 모든 여성을 포함한다. 모성은 각 기간 별로 생리적인 특성이 다르며 고유의 생식 기능은 물론, 일생을 건강하게 지낼 수 있도록 하는 게 바로 모성보건학이다.

좀 더 구체적으로 설명하면, 여성으로서 정상적인 성장을 하고 원만한 성숙을 이룰 수 있도록 돕는 성장기 여성보건(청소년기), 결혼생활을 준비하는 성숙기 여성에게 여성 고유의 생리적 기능과 역할에 대한 이해를 할 수 있도록 돕고, 모성으로서의 역할을 충실히 할 수 있도록 개인건강관리와 정상임신, 안전분만, 원만한 산욕기에 대한 지식을 습득하게 하고, 나아가 올바른 육아법을 익힐 수 있도록 돕는 성숙기 여성보건(청년기), 이후 자녀의 성장과 더불어 맞이하게 되는 폐경과 각종 암, 성인병, 심인성 질환에 대한 올바른 지식과 적절한 대처방법과 관리를 배우게 되는 중년기 및 노년기 여성보건까지가 모성보건의 범위이다.

영유아보건은 영아 및 유아보건을 모두 포함하는데, 성장과 발육 중인 어린이를 대상으로 발달시기에 따른 건강관리를 목표로 한다. 다시 말해 영아 및 유아의 성장 발육을 위한 최상의 기회를 제공하고, 잠재적인 질병과 결함을 조기 발견하여 치료, 교정, 재활할 수 있도록 하고, 영아 및 유아의 건강을 유지, 증진하도록 하며, 질병으로부터 빨리 회복할 수 있도록 해 영유아 사망률이 감소될 수 있도록 하고, 장애아의 출생 빈도를 감소시키고, 성장 중에 발생 가능한 장애의 빈도를 줄이도록 관리하는 것이 영유아 보건의 목표이다.

영유아보건은 어린이의 발달 단계에 따라 다시 다음과 같이 분류할 수 있다.

- 주산기 사망(유산, 사산, 조산 및 신생아 사망)을 예방하고 태아의 성장, 발육을 도우며 미숙아 분만율 및 저체중아 출산율을 저하시키기 위한 태아 건강관리 시기
- 분만시 신생아의 건강을 보호하고, 장애의 조기 발견, 치료 및 수유계획 등의 철저한 신생아 건강관리 시기
- 성장, 발육에 대한 계속적인 관찰, 영양공급 및 이유, 예방접종 및 사고예방, 구강보건관리와 정서지도를 중심으로 하는 영아 및 유아 건강관리 시기
- 집단생활에 대한 준비로, 개인 위생습관과 생활에 대한 지도와 더불어 집단인구로부터 전이될 수 있는 전염병을 예방하는 추가 예방접종의 실시, 다른 사람에 대한 예의를 익히고 일상생활에 대한 훈련 등을 준비하는 학령 전 아동의 건강관리 시기
- 심신 지체아 및 장애아에 대한 조기진단과 적절한 치료 및 교정, 그리고 각 수준에 알맞은 교육과 훈련을 통해 자발적이고 협동적인 생활이 되도록 돕기 위한 장애 아동의 건강관리도 해야 하며 최근 들어 결손 가정 아동의 건강관리의 중요성이 대두되고 있다.
- 마지막으로 영유아보건에는 선천 및 후천성 심신장애아 및 문제아의 예방, 조기발견, 조기진단, 교정 및 재활과 직업훈련에 이르는 특수아동 보건과 아동 복지까지 포함된다.

3. 여성 보건의 최근동향

1) 출산율과 출생률

출산율과 출생률은 건강관리에 대한 여성의 요구를 반영하는 지표이다. 유엔인구기금(UNFPA)이 발간한 2021년 세계 인구 현황 보고서 '내 몸은 나의 것'(My Body Is My Own)에 실린 통계표를 분석한 결과 한국의 합계출산율은 지난해와 같은 1.1명으

로 198개국 중 198위에 그쳤다. 지난해 처음으로 꼴찌로 떨어진 뒤 2년 내리 최하위에 머물렀으며 세계 최고인 니제르(6.6명)의 6분의 1 수준으로 세계 평균 2.4명의 절반에도 못 미쳤다.

전체 인구에서 0~14세가 차지하는 비율도 한국이 12.3%로 일본과 함께 공동 최하위를 차지했으며, 14세 이하 인구 비율은 세계 1위인 니제르(49.5%)의 4분의 1에 불과하고, 세계 평균(25.3%)의 절반도 안 되는 수준이다.

표 1-1 모아 생정통계 용어

용어	정의
유산(Abortion)	배아/태아가 재태기간 20주 이하 혹은 체중 500g 이하이거나 신장 25cm 이하로 자궁강 밖으로 배출 되는 것
출생률(Birthrate)	연간 인구 1,000명당 살아서 출생한 아기의 수
출산율(Fertility rate)	연간 가임여성(15~44세 사이) 1,000명당 출산의 수
영아 사망률 (Infant mortality rate)	연간 출생아 1,000명당 생후 1년 이내 사망한 영아의 수
모성 사망률 (Maternal mortality rate)	출생아 100,000명당 임신, 출산산욕(임신 종결후 첫 42일간) 합병증과 출산으로 인해 사망한 모성의 수
신생아 사망률 (Neonatal mortality rate)	출생아 1,000명당 생후 28일 이내에 사망한 신생아의 수
주산기 사망률 (Perinatal mortality rate)	출생아 1,000명당 사산아 수와 생후 28일 이내에 사망한 신생아 수의 합
사산(Stillbirth)	호흡, 심장 박동 혹은 자발적인 근육 움직임 같은 생명징후 없이 태어난 영아

2) 저체중아의 증가

2.5kg 미만으로 태어난 영아를 저체중아(LBW)로 분류하며, 그들의 사망률과 유병률은 증가하고 있다. 저체중 영아의 수를 감소시키는 것은 영아의 건강을 증진시키는 것이다. 우리나라의 경우 2012년 저체중아 출생률은 5.3%에서 2018년 6.2%로 증가하였다. 이는 늦은 결혼에 따른 산모의 고령화와 호르몬에 영향을 미치는 환경 변화와 제품 증가 등으로 여성들의 전반적인 출산 건강이 악화된 때문인 것으로 분석되고 있다. 이를 위해서는 의료계뿐 아니라 직장과 지역사회의 협력도 필요하며, 임신기에 출산건강을 증진시키는 예방적 측면의 정책적 노력이 필요하다.

3) 영아사망률

영아사망률(연간 출생아 수 1,000명당 출생 후 1년 이내에 사망한 영아수)은 일반적으로 국가의 보건수준과 적절한 산전관리수준을 알려주는 지표이다. 2019년 우리나라 영아 사망률은 1,000명당 2.7명이었다. 영아사망의 원인은 산전교육의 부족, 어린 나이의 임신, 미혼상태, 가난, 산전관리의 부족 등을 꼽을 수 있다.

영양불량, 흡연과 음주, 고혈압 등도 모성의 상태에 영향을 주는 요인이 된다. 앞으로는 고도의 과학기술적 의료중재와 저소득 가정을 위한 예방적 관리에 보다 신경을 써야 할 것이다.

4) 모성사망률의 변화추세

모성사망률은 연간 출생아 100,000명당 임신, 분만, 산욕합 병증으로 사망한 모성수를 말한다. 2018년 우리나라의 모성사망률은 100,000명당 11.3명이었다. 선진국과 비교해 보면 일본 18명, 독일 22명에 비해 낮은 수준이지만, 캐나다 6명, 싱가포르 10명, 미국, 프랑스 등에 비해 여전히 높은 것을 알 수 있다.

5) 소비자 참여와 자가간호

최근 들어 소비자의 참여와 자가간호가 늘어나면서, 의료제공자들의 충고를 따르지 않고 정보를 요구하는 경우가 많아졌다. 특히 모성이 건강관리에 능동적인 역할을 하게 되면서, 임신결과를 개선시키는 건강행위의 변화를 가져오게 되었다.

의료 소비자는 건강계획의 선택을 요구하게 되었고, 의료 서비스 제공자는 지식에 기반을 둔 서비스를 하게 되었다. 수많은 기관, 건강계획, 그리고 고용주들 가운데에서 소비자의 선택을 돕기 위해 기록카드(report card)를 이용할 수 있다. 이 기록카드는 업무수행이나 질을 측정하는 점수 혹은 등급을 표시하고 있다. 소비자들은 이 점수로 의료서비스의 질과 안전 정도를 판단하고, 이 정보에 기초해 건강관리 체계나 의료서비스 제공자를 선택한다. 자가간호는 건강관리비용을 감소시킨다는 점에서 환자와 건강관리체계 모두에게 유리하다. 자가간호에 적합한 것으로 모성간호를 꼽을 수 있다. 이는 출산이 근본적으로 건강한 모성에 초점을 두고 있고, 건강관리체계에 들어올 때 대부분 건강한 상태이며, 건강관리 제공자를 방문한 시기에 건강과 질병의 중재를 위한 선택이 가능하기 때문이다. 이때 취약한 임신으로 인한 결과와 질병과 관련하여, 건강증진과 위험 감소를 위한 방법을 제공할 수 있다. 또한 건강관리 제공자는 영양교육, 스트레스 관리, 금연, 약물치료, 사회적 지지의 증가, 부모교육과 같은 주제의 교육에 소비자가 직접 참여할 수 있도록 기회를 줄 수 있다.

6) 고위험 임신의 증가

현대사회의 발달과 함께 따라 과거에 비해 고위험 임신이 증가함으로써 많은 임산부들이 부적절한 결과의 위험에 직면해 있다. 지역적인 차이는 있지만 약물의 사용(임산부 중 11%~27%)이 증가함으로 인해 미숙아, 저체중아, 선천적 기형, 학습장애(learning disability), 영아의 위축성 증상(withdrawal symptoms)의 발생률이 증가하게 된다. 또한, 임신 중의 음주는 자연유산, 정신박약(mental retardation), 저체중, 영아 알코올증후군 등을 발생시킨다.

4. 생애주기별 여성 건강문제

1) 태생기

우리나라는 전통적으로 남아선호사상이 강하여 출생성비의 불균형이 심하다. 출생하는 여자아이 100명당 남자아이의 수를 나타내는 출생성비는 2020년에 104.9로 자연상태의 출생성비인 103~107에 비하여 높은 실정이다. 지역별로 호남, 경인, 강원 지역의 출생성비는 전국평균보다 낮으며, 영남, 충청 지역의 출생성비는 전국평균보다 높다. 이러한 통계결과는 여아가 남아에 비해 출생의 기회마저 적게 가지고 있다는 뜻으로, 이는 생애주기에 있어서 첫 번째 건강문제로 대두되고 있다.

2) 영유아기 및 아동기

이 시기는 성폭력에 대한 예방과 이를 위한 성교육 예방대책이 매우 필요한 시기이다. 아울러 사고를 예방하기 위해 항상 주의해야 하는 시기이기도 하다.

(1) 성폭력

성폭력은 여성의 전 생애에 있어서 여성건강에 악영향을 주지만 특히 아동기는 정신적으로 인지 능력이 발달되고 도덕성이 발달되는 시기이므로 성폭력에 의한 피해가 무척 크다고 볼 수 있다. 특히 아동기에는 성에 대한 많은 문제가 야기되고 있고, 또 그 중요성이 인식되고 있지만, 현실적으로는 성교육이 적절하게 이루어지지 않고 있다.

(2) 사고

최근 각종 안전사고로 인한 아동의 사망이 크게 증가하고 있다. 이는 아동의 사고 위험에 대한 인지도가 낮고, 아동의 활동과 필요한 기술의 부조화, 주위환경에 대한 아동의 강한 호기심, 연령 증가에 따른 또래 집단으로부터의 인정에 대한 높은 욕구 때문으로 볼 수 있다. 아동에게서 많이 발생하는 사고는 교통사고, 낙상, 중독, 화상, 익사 등으로 보고되고 있다.

3) 청소년기

이 시기에는 평생 건강에 영향을 줄 수 있는 식이, 운동, 흡연, 음주, 약물사용 등에 대한 생활습관이 형성된다.

(1) 흡연

청소년기 흡연은 건강상의 유해성과 중독성의 문제가 클 뿐만 아니라 물질남용이나 비행행동의 계기가 되고, 성인기 흡연의 가장 강력한 예측인자가 되므로 미리 예방하고 치료해야 할 중요한 건강문제이다. 특히 여성에게 흡연이 해로운데, 임신 중 임부가 흡연을 하면 저체중아를 출산할 확률이 높아진다. 이는 산모가 흡수한 유해물질이 태반을 통해 태아로 전달되기 때문이다. 즉, 흡연여성의 태아는 일산화탄소에 의해 성장이 지연되며, 사산이나 유산될 확률이 높고 선천성 심장기형아를 출산할 수 있다.

(2) 음주

알코올이 여성건강에게 특히 해로운 이유는 여성의 신체구조와 대사능력이 남성과 다르고 알코올 섭취능력이 남성의 절반 정도로 낮기 때문이다. 또한 술을 마시는 임산부는 자연유산의 가능성이 높고, 과음시 태아의 성장과 발달에 영향을 주어 정신박약이나 작은 키, 저체중, 안면기형, 심장 결함 등을 갖고 있는 아이를 출산할 가능성이 높다.

(3) 약물남용

약물남용이 청소년 시기에 특히 발생하기 쉬운 이유는 이 시기의 정체감 혼란, 정서적 미숙, 자아개념의 미확립, 대인관계의 불안정, 과도한 스트레스, 그리고 쾌락에 대한 기대 때문이다. 특히 이 시기에는 반항심, 강한 호기심, 그리고 소속 집단으로부터 인정받기 위해 약물을 흡입하는 경우가 많다. 그러므로 약물남용 예방 및 치료를 할 때는 약물남용을 부추기는 사회적 요인을 고려해야 한다.

4) 청년기

청년기는 결혼과 임신, 출산과 양육이 이루어지는 시기이다. 이때는 성병이나 임신에 대한 충분한 지식 및 신체적인 준비가 필요하며, 만성질환 예방을 위한 건강한 생활방식 및 건강증진을 위한 끊임없는 관심이 필요하다.

(1) 인공유산 및 제왕절개

최근 결혼 연령이 높아짐에 따라 유산율도 높아지고 있는 추세이다. 통계청에 따르면 40~44세 고령임신 여성의 유산율이 30~34세 여성에 비해 4배나 높다. 기다리던 임신소식을 들었는데, 이후 갑작스런 유산소식은 몸과 마음을 너무나 힘들게 한다.

인공유산은 여성에게는 자존감 손상 및 불유쾌한 경험인 동시에 감염, 출혈, 패혈증과 같은 신체적 합병증을 초래할 수 있다. 세계보건기구가 권장하는 제왕절개수술의 실시율은 전체 임산부의 10%에서 15%이다. 그러나 우리나라의 제왕절개율은 2018년 42.3%로, 세계보건기구의 기준에 비교하면 4배 높으며, 미국의 20%와 비교해도 두 배 높은 수치이다.

(2) 성매개질환(Sexually Transmitted Disease)과 인간면역결핍증 (Human Immunodeficiency Syndrome)

성매개 질환으로는 매독, 임질, 연성하감, 서혜부 육아종, 성병성 임파육아종 등이 있으며, 이러한 질환은 생식기뿐만 아니라 순환기, 뇌, 척수까지 확산될 수 있으며, 임신 중 태아에게 전염되기도 한다.

인간면역결핍증은 RNA 바이러스에 감염되어 면역기능이 후천적으로 상실되는 질환이다. AIDS균은 면역을 담당하는 임파구를 공격하여 파괴함으로써 면역능력을 상실하게 하며 다른 세균에 쉽게 감염되게 한다. 그 결과 폐렴, 뇌막염 등에 의한 2차 감염으로 사망하는 경우가 많다. AIDS 병원체에 감염되면 20~30%는 3개월에서 5년 사이에 발열, 발한, 피로감, 설사, 체중감소, 빈혈, 두통, 무력감 등을 느끼게 된다. 이러한 증상은 병원체에 감염되자마자 나타나는 것이 아니라 감염된 이후 3개월에서 5년의 잠복기를 거친 후에 나타난다.

5) 중년기

중년기에는 심혈관 질환의 발생비율이 증가하고 골다공증과 요실금 문제가 여성 건강의 문제로 부각된다. 또한 이 시기에는 자궁암과 유방암의 발생률이 증가한다.

(1) 유방암과 자궁암

유방암의 정확한 원인은 알려져 있지 않으나, 유전적, 환경적 요인이 관여하는 것으로 보이며, 호르몬과 바이러스 성 병인들, 그리고 면역학적인 요인에 관한 연구도 진행되고 있다. 특히 초경이 빠르거나 폐경이 늦은 여성, 이혼을 한 여성, 출산을 하지 않거나 모유수유를 하지 않은 여성, 유방암의 가족력이 있는 여성이 연관이 있는 것으로 나타났으며 동물성 지방, 고열량식, 비만도 유방암에 영향을 미치는 것으로 알려졌다.

자궁암은 여성암 중 1위를 차지하고 있으며, 자궁경부암, 자궁체부암으로 구분 할 수 있다. 자궁경부암의 발생률이 감소추세에 있기는 하지만, 매년 6천여 명의 새로운 환자가 발생하고 있는 것이 현실이다. 자궁경부암을 치유 가능한 단계에서 발견하는 좋은 방법 중 하나는 자궁경부세포검사이다.

자궁내막염에 대한 고위험 요소로는 불임증, 비만, 배란기능부전, 비정상적 자궁 출혈이 있거나 에스트로겐 요법을 받는 경우 등을 들 수 있다.

(2) 심혈관 질환

평균수명이 연장됨에 따라 여성의 심혈관 질환 유병률이 높아지고 있다. 여성에게서 발생하는 모든 심장동맥질환 중 40%가 치명적인데, 이로 인해 사망한 여성의 2/3가 이전에 심장동맥질환을 앓은 적이 없는 것으로 나타났다. 심혈관 질환의 발생은 여성호르몬 저하 등에서 기인되며, 흔한 심혈관질환으로는 협심증, 심근경색증, 뇌혈관 질환 등을 들 수 있다.

⑶ 골다공증

우리나라에는 200만명 이상의 골다공증 환자가 있으며, 50대 여성의 26.9%, 60대 여성의 55.4%, 70대 여성의 77.2%가 골다공증을 갖고 있다고 한다(골대사학회,2020). 골다공증은 일단 발병되면 치료하기가 어려우므로, 생활습관을 통해서 골다공증을 예방하는 것이 중요하다.

⑷ 요실금

요실금은 요도를 통해 불수의적으로 소변이 누출되는 경우를 말하며, 이로 인해 신체적, 정신적, 위생적 문제를 유발한다. 요실금은 생명에 위협적이지는 않지만 삶의 질을 떨어뜨려 최근 관심이 높아지는 건강문제가 되었다.

6) 노년기

노년기에는 완전한 폐경이 되는 시기로, 에스트로겐의 분비가 저하되어 여성으로서의 특징이 점차 약해진다. 신체의 여러 기관에서도 노화가 일어나, 기억력, 운동력, 시력, 청력 등이 급속히 떨어진다.

⑴ 치매

치매 인구가 나날이 증가하는 추세에 있음에도 불구하고 치매 노인에 대한 보호 및 부양의 책임이 주로 가족에게 있기 때문에 부수적인 문제가 많이 따르고 있다.

치매는 기억력, 사고력, 이해력, 계산능력, 학습능력 기능의 장애가 진행되거나 만성적으로 나타나는 뇌질환이다. 2020년 현재 우리나라 60세 이상 치매상병자는 약 84만 명에 이를 것으로 추산된다.

(2) 뇌혈관 질환

뇌혈관 질환은 우리나라 전체 인구의 사망원인 중 3위를 차지하며, 뇌혈관 질환 중 가장 흔한 뇌졸중은 65세 이상 인구의 유병률 1위를 차지한다. 뇌혈관 질환자 중에는 고혈압, 당뇨, 심장병 등의 위험인자를 동반하는 경우가 많으므로, 뇌혈관 질환이 급증하는 45세 이후부터 정기검진을 통해 위험인자에 대한 관리와 적절한 치료를 해야 한다.

제 2 장

청소년 성 건강

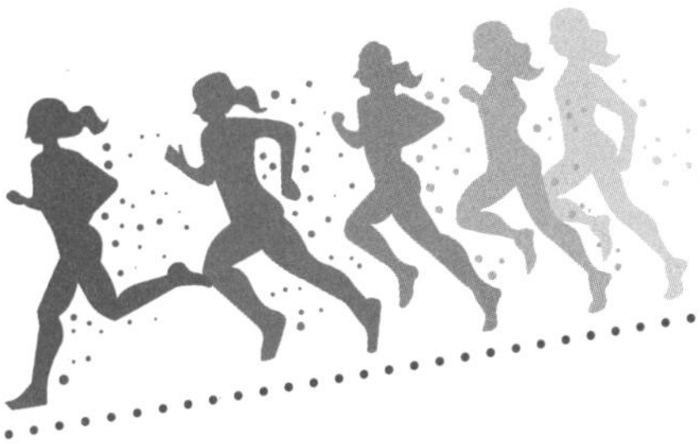

WOMAN AND HEALTH

1. 성과 성 건강
2. 청소년 성 건강 대두배경
3. 청소년 발달
4. 청소년의 성 건강 실태
5. 십대 임신
6. 청소년 성 건강증진

청소년기는 아동기에서 성인기로 이행하는 과도기이다. 이 시기의 청소년은 아동이나 성인의 어느 쪽에도 소속되지 않은 주변적 상황(marginal situation)에서 극심한 갈등과 혼란을 경험하게 되어 흔히 「질풍노도의 시기」라고도 한다. 청소년들은 급변하는 신체적, 성적, 지적, 심리적 변화에 적응하고 이를 자신의 감각 속에 통합시켜 앞으로 다가올 성인으로서의 역할을 규정하고 준비해야 하는 과제를 가지며, 이 과정에서 청소년들은 다양한 정서적 불안정과 갈등 및 위기를 경험하게 된다. 더욱이 가족기능의 약화, 이혼율 증가, 출산율 감소, 입시위주의 교육환경, 성 개방화 등과 같은 급변하는 현대 사회의 상황적 특수성은 청소년들이 성인기로 원만하게 이행하는 데 더욱 부정적인 요소로 작용하고 있다.

한편, 청소년기에 습득한 건강지식이나 생활습관은 일생을 좌우하는 관문임을 고려할 때, 청소년이 갖는 갈등이나 위기를 극복하고 성인기로의 이행을 원만히 성공적으로 달성할 수 있도록 돕는 것은 국가 경쟁력과 생산성 향상 및 국민의 삶의 질 향상을 위한 출발점으로서 그 의의를 갖는다.

1. 성과 성 건강

1) 성의 개념

성은 섹스(sex), 젠더(gender), 섹슈얼리티(sexuality)라는 개념으로 대별되는데, 그 중 섹스(sex)는 남녀의 신체적 특징과 성관계 및 생식과 관련된 모든 것을 포괄하는 개념으로 흔히 '생물학적인 성'이라 불린다. 우리 사회에서는 주로 남녀 간의 성기 결합이나 성관계를 의미하는 용어로 사용되고 있다. 젠더(gender)는 성별, 성차, 성역할 등으로 번역되고 있는데, 사회문화적으로 여성과 남성에게 부과된 일련의 특징이나 행동유형으로, 사회적 · 문화적 · 심리적 환경에 따라 후천적으로 학습하게 되는 성의 특성을 의미한다. 일반적으로 '생물학적인 성'을 의미하는 'sex'와 구분하여 '사회적 성'으로 이해된다. 섹슈얼리티(sexuality)는 포괄적 의미의 성으로, 생물학적 요소, 심리적 · 사회적 · 도덕적 신념과 문화적 유산 및 인간 경험의 모든 국면을 포괄하는 매우 광범위한 의미를 갖는다. 흔히 '인격적성' 혹은 '전성(全性)'이라고도 하며, 선천적 생물학적으로 결정된 남녀의 특성과 후천적으로 학습되어진 행동과학적 성 역할(gender role) 및 성 정체성(gender identity)을 개인의 인격 속에 통합시킨 개념으로, 인간의 모든 생활 방식의 근거를 이루는 중요한 요소가 된다.

(1) 생물학적 관점

생물학적 관점에서는 인간의 생물학적 측면을 강조하여 인간의 본능이나 생리적 충동에 의해 성의 본질을 규명하고자 한다. 여기에서 성 본능은 개인의 인성이나 사회제도를 형성하는 독자적인 힘이며, 인류 문명의 역사는 이러한 본능을 통제하기 위해 금기와 규제체계를 발달시켜 온 것으로 설명한다.

(2) 사회문화적 관점

사회문화적 관점에서는 성을 인간 심리와 사회구조와의 상호 관련성 내에서 이해한다. 이 관점에서 인간은 사회문화적 산물이므로, 인간의 성 역시 생식과 본능의 생물학적 차원을 넘어서 사회문화적 구성물임을 강조하고 있으며, 성적 행동양식은 인간의 다른 행위와 마찬가지로 사회화 과정에 의해 학습되고, 사회관계 속에서 표출되는 것으로 설명하고 있다. 이와 같은 접근방법은 인간의 성이 인간들이 집단적으로 창조하는 문화와 역사의 차원에 근거하고 있음을 명확히 해주는 것으로, 본능에 의해 지배되는 동물의 성과 뚜렷하게 구분되는 점이다.

이상에서 개인의 성 욕구나 성 심리는 사회성, 역사성 및 문화가 개인 속에 내면화된 결과로서 구조화된 것임을 알 수 있다. 따라서 성은 개인의 생물학적, 심리적 요소와 사회제도 및 문화 구조가 복합적으로 함축되어 있는 개념으로 정의 할 수 있다.

2) 생물학적 성

인간의 생물학적 요소 중 유전적 요인과 성호르몬의 분비는 개인이 남성 혹은 여성으로 발달하는 데 주된 영향요소이다.

(1) 성의 결정

성의 분화는 염색체 내에 있는 유전인자에서부터 시작된다. 남녀의 성 결정은 여성의 난자와 남성의 정자가 만나 수정란을 이룸으로써 시작된다. 정상 여성의 난자 속에는 22

개의 체염색체와 성염색체인 23번째 X염색체를 갖고 있으며, 남성의 정자 속에는 22개의 체염색체와 성염색체인 X 혹은 Y염색체를 갖고 있다.

난자와 정자의 수정이 이루어질 때, 여성의 X염색체와 남성의 X염색체가 결합되면 여성(XX)이 되고, 여성의 X염색체와 남성의 Y염색체가 결합되면 남성(XY)이 된다. 따라서 인간의 성은 수정이 이루어지는 순간부터 이미 결정되며, 유전적 차원에서 XY를 가진 남성의 성염색체가 XX를 가진 여성의 성염색체에 비해 구조적으로 유전적 결함을 갖기 쉽다.

(2) 성호르몬의 분비

성호르몬은 주로 성 샘에서 만들어지는데, 남성의 고환에서 생산되는 주 호르몬은 테스토스테론(testosterone)이고, 여성의 난소에서 생산되는 호르몬은 대부분 에스트로겐(estrogen)과 프로게스테론(progesterone)이다.

사춘기 이전에 분비되는 성호르몬의 혈중 농도는 남녀의 성차가 나타나지 않는 것으로 보아 인간은 양성적(bisexual) 이라고 할 수 있다.

사춘기에 이르면 남성은 테스토스테론이, 여성은 에스트로겐과 프로게스테론이 특징적으로 다량 분비되는데, 이때 비록 소량이기는 하지만 난소에서 테스토스테론이 일부 생산되며, 고환 역시 소량의 에스트로겐과 프로게스테론을 생산한다.

한편, 부신에서도 소량의 성호르몬이 남녀 모두에게서 분비되고 있다. 따라서 남성에게는 다량의 남성 호르몬과 극소량의 여성 호르몬이, 여성은 다량의 여성 호르몬과 극소량의 남성 호르몬이 분비되기 때문에 사춘기 이후에도 양성성을 띠기는 하나, 보다 많이 분비되는 성호르몬의 작용에 의해 남성 혹은 여성의 생리적 특성을 형성한다.

갱년기가 되면 각 성별로 다량 분비되던 특정 성호르몬의 분비가 현저하게 감소되는 것을 관찰할 수 있다.

여성의 사회적 진출과 성의 개방 및 여성해방운동 등의 영향으로 이제까지 엄격하게 지켜져 온 전통적인 성 역할 규범이 약화됨에 따라, 성 역할은 생리적 · 해부학적 성과는 독립된 양성성의 개념으로 변화되었다.

양성성이란 하나의 유기체 내에 남성적 특성과 여성적 특성이 함께 공존하는 것으로, 한 개인이 남성성과 여성성을 동시에 가질 수 있기 때문에 상황에 따라 남성적 및 여성적 특성의 역할을 융통성 있게 잘 수행할 수 있는 보다 효율적인 성 역할 개념이다.

(3) 성역할 사회화에 대한 이론적 관점

성역할은 성역할에 대한 사회화 과정-한 개인이 속해 있는 사회에서 규정하는 성에 적절한 행동, 태도 및 가치를 습득하는 과정-을 통해 습득된다. 남성성과 여성성의 발달은 인간생활 전반을 지배하는 요소로서 중요시된다.

성역할 학습의 기초는 가정에서 비롯되며, 동성의 부모를 동일시하려는 심리적 과정에서 이루어진다. 성역할의 사회화 과정을 설명하는 이론은 다음과 같다.

① 정신분석 이론

Freud에 의하면 남자와 여자의 근원적 차이는 심리발달단계 중의 하나인 남근기의 서로 다른 경험에 기인한다. 이 단계에서 남아는 어머니에 대한 오이디푸스 컴플렉스적인 애착을 극복하고 경쟁 상대자인 아버지로부터 느끼는 거세불안을 감소시키기 위해 아버지를 동일시하게 된다. 이러한 동일시 과정을 통해 남성적 성 특성이 발달하는 것으로 설명하였다. 반면에 여아는 오이디푸스적 애착을 쏟는 아버지와의 애정을 유지하고 아버지를 기쁘게 하기 위해 여성화하려는 과정에서 여성적 특성이 형성되는 것으로 보고 있다. 이처럼 아버지는 남아와 여아 모두의 성역할 사회화 과정에 절대적으로 중요한 의미를 가지며, 여아의 경우 남아에 비해 거세불안이 없기 때문에 동일시의 동기가 남아보다 약한 것으로 설명하고 있다.

② 사회학습이론

사회학습이론에서는 동일시가 무의식적 학습에 근거한다는 정신분석학적 관점을 과감하게 비판하고 주변 환경의 중요성을 강조하고 있다. 즉, 성역할을 환경과의 상호작용에 의한 경험에 의해 획득되는 후천적 행동양식으로 간주한다. 이 관점에 의하면 대부분의 성역할 특성은 일찍이 가정에서 부모가 자신이 몸담고 있는 사회나 문화가 기대하는 역할 특싱과 일치되는 행동은 강화하고 일치되지 않는 행동은 억압하는 사회회과정을 통해서 학습된다고 한다. 사회적으로 적합한 성인의 성역할 행동을 모방하고 동일시하는 과정 또한 중요한 성역할 학습기제이다.

사회학습론적 관점에서는 개인의 생득적인 성차나 성역할 경향성은 무시하며, 성역할 행동을 이해하고 판단하는 인지적 능력 또한 전적으로 학습된 것으로 생각한다. 따라서 개인의 성역할에 대한 태도나 행동은 환경과 경험의 변화에 따라 얼마든지 바뀔 수 있는 가변적인 것으로 이해되고 있다.

③ 인지발달 이론

인지발달이론에서는 성역할 개념을 이해하고 스스로 맞추어 나가는 아동의 인지능력의 발달을 성역할 발달의 주요 요인으로 강조한다. 이 이론의 대표적 학자인 Kohlberg는 아동이 단순히 사회적 영향을 수동적으로 받아들임으로써 성역할을 획득하는 것이 아니라 자신의 성에 적합한 지식들을 적극적으로 구성함으로써 성역할 발달이 이루어진다고 설명하고 있다. 즉, 성역할 동일시의 가장 중요한 요인은 아동 자신이 남자 혹은 여자라는 성별 자아개념을 인식하는 것으로 이것이 동일시가 이루어지기 전에 선행되어야 함을 강조하였다.

즉, '나는 남자다'라는 인식이 먼저이고 그 다음에'그러므로 나는 남자에 적합한 행동을 한다'라는 동일시가 나중에 이루어지는 것으로 설명하였다.

④ 성 도식 이론

Martin과 Halverson은 아동의 성 역할에 대한 사회화 과정을 인지구조 내에서의 정보처리 관점에서 설명하였다. 이 이론에서는 성역할의 발달을 성도식의 형성과 정교화의 과정으로 설명하고 있다. 성 도식이란 성에 관한 인지구조로서 아동이 성에 관련되는 정보에 주의를 기울이고, 조직화하며, 관련정보를 기억하는데 사용하는 일종의 신념과 기대체계를 뜻한다. 이들에 의하면, 아동이 2~3세경에 기본적 성적 주체성(sexual identity)을 확립하게 되면, 이를 바탕으로 성에 관한 여러 정보들을 학습하게 되며, 이들 정보를 성 도식에 통합하게 된다.

처음에 아동은 여러 대상물이나 행동을'남자의 것'과'여자의 것'으로 구분하는 성 도식을 발달시키고 이는 나아가 자기 성 도식을 형성하는 기초를 이루며, 아동이 자기 성 도식을 획득하게 되면 자신의 성과 일치하는 대상과 활동에 흥미를 갖게 됨으로써 강력한 성 유형화와 성 역할 선호를 나타내는 것으로 설명하고 있다.

⑤ 성역할 초월 모델

성역할 사회화에 대한 전통적 견해가 인간의 잠재력을 위축시키고, 성별의 양극화 및 열등성을 조장하는 경향이 있음에 반하여, 성역할 초월모델에서는 근원적인 성차별을 제거하기 위한 시도로서 인간의 역할을 재정의하였다. 따라서 성역할 초월모델은 성역할에 대한 고정관념을 초월하여 성역할에 대한 보다 새로운 가능성에의 접근을 가능하게 해 주었다.

성역할의 발달 단계는 다음과 같다.

- 성역할 미분화 단계 : 성역할이나 행동에 대해 분화된 개념을 갖고 있지 않은 상태로서 성에 따른 문화적 제약을 인식하지 못하는 단계이다.
- 성역할 양극화 단계 : 자신의 행동을 사회적 고정관념-남성적,여성적-의 틀에 맞추는 것으로, 양극에 대한 엄격한 고수는 때때로 부적응과 역기능 및 성차별의 원인요소가 될 수 있다.
- 성역할 초월의 단계 : 성역할에 대한 고정관념을 버리고 상황에 따라 적절하게 적응적 행동을 할 수 있는 상태이다. 이는 성역할에 대해 보다 융통성 있고, 행동적 표현이나 감정적 표현이 성역할의 규범에 얽매이지 않는 단계이다.

⑶ 성역할의 발달에 영향을 미치는 요소

① 생물학적 요인

- 유전 : 남자의 성염색체는 XY이고, 여자의 성염색체는 XX로 되어있어, 여성의 성염색체가 훨씬 안정적이며, 반면에 남성은 여성에 비해 유전적 결함을 갖기 쉽다.
- 성호르몬 : 성호르몬이 성역할을 결정해 주는 원인요소임이 여러 연구에서 지지되고 있다. 즉, 태내 호르몬의 변화가 성역할의 발달에 미치는 영향을 조사한 결과 임신기간 중 치료목적으로 남성호르몬을 투여받은 임부가 분만한 여아는 호르몬 치료를 받지 않은 임부가 분만한 여아에 비해 훨씬 활동적이었으며, 놀이 상대로서 여아보다 남아를 더 선호하고, 인형보다는 총이나 자동차를 좋아했고, 외모에는 관심이 없었다. 또한 남아의 경우 호르몬 치료를 받은 어머니의 아이들이 훨씬 더 거친 놀이를 하였다. 이로 미루어 성역할의 발달에 유전인자, 호르몬이 어느 정도 영향을 미치고 있음을 알 수 있다.

② 사회문화적 환경

아동이 속해있는 사회문화는 각 성에 적합하다고 인정되는 행동속성을 규정하고 이에 따른 차별이나 특권을 부여하고 있다. 따라서 아동의 성장과정에 있어 사회문화적 환경은 역할모델이나 강화자로서 기능하기 때문에 성역할의 사회화에 미치는 영향력은 매우 크다.

③ 부모의 역할

부모는 인간이 태어나 최초로 경험하게 되는 일차적 환경으로서 자녀의 성역할 발달에 지대한 영향을 미친다. 부모는 성역할 습득을 위한 훈육자로서, 역할모델로서 중요한 의미를 갖는다. 일반적으로 복종적이고 약한 부모보다는 지배적이고 강력한 부모를 더 많이 모방하고, 냉담한 부모보다 애정적인 부모의 영향을 더 많이 받으며, 특히 이러한 부모가 자녀와 성이 같은 경우 모방은 더욱 강력하게 이루어진다.

④ 아버지 역할과 아버지의 부재

근래에 이르러 아버지 역할의 중요성이 강조됨에 따라 아버지가 성역할의 발달에 미치는 영향에 대한 논의가 매우 활발해지고 있다. Johnson은 자녀의 성역할 발달에 있어 아버지의 역할이 매우 중요함을 강조하면서 그 이유를 다음과 같이 설명하였다.

어머니는 자녀의 성을 구분하지 않고 자녀를 대하는 반면, 아버지는 자녀의 성을 구분하여 서로 다른 상호작용 양식을 발달시키고 이것이 자녀의 성역할의 발달에 큰 영향을 미친다는 것이다. 즉, 아버지는 아들에게는 요구적, 비판적으로 대함으로써 도구적 역할의 성역할을 습득시키고, 딸에게는 관대하고 애정적으로 대함으로써 반대되는 성과의 상호작용 형태를 보여주는 방법으로 표현적 성역할의 발달을 도모한다.

많은 연구에서 아버지 부재의 가정에서 성숙한 남아는 여성적인 경향을 나타내어 덜 공격적이고 의존적이며 여성적인 놀이를 좋아하고 여성적 취미를 갖는 것으로 나타났다.

반면에 성장과정에서 아버지를 사별한 딸은 이성과의 상호작용에서 매우 수동적이고 소극적이며 남자를 멀리한 반면, 부모가 이혼한 딸은 능동적이고 공격적이며 남자의 시선을 끌려고 노력하는 경향이 있는 것으로 나타났다. 또한 성인이 되어 결혼생활에의 적응 양상을 연구한 결과 아버지 부재 환경에서 성장한 여자는 결혼 후 성적 적응에 문제가 있는 것으로 나타났으며, 반면에 아버지가 있는 가정에서 성장한 여자는 결혼생활에 더욱 만족해하고 아내의 역할을 보다 자신있게 수행하는 것으로 나타나 성역할의 발달에 있어 아버지 역할의 중요성이 강조되고 있다.

⑤ TV의 영향

TV는 아동이 접하는 매체 중 가장 강력한 것으로서 전통적인 성역할의 개념에서 벗어나 새로운 성역할 개념을 발전시키는 데 매우 중요한 역할을 한다. 한 연구에서 5, 6세 아동들에게 비전통적 역할을 하는 주인공들을 묘사하는 만화영화를 보여주었더니 아동들의 성역할의 개념이 덜 인습적이게 되는 것을 볼 수 있었다. 이와 같이 TV는 보다 평등주의적 성역할 개념을 제시해 줌으로써 성역할 고정관념을 자유롭게 해주는 강력한 매체이다.

5) 성 욕구와 성 활동

성 욕구(sex desire)는 인간의 기본욕구 중의 하나로서, 성 활동에 대한 생득적 충동이며, 인간의 전인적 발달과 인격 형성에 중요한 역할을 하는 핵심 요소이다.

그러나 성 욕구는 식욕과는 달리 욕구의 발생과 충족과정에 복합적 요소가 작용하기 때문에, 성 욕구의 충족을 단순히 행위로 이해하기보다는 인관관계의 내용으로 이해해야 한다. 따라서 성 욕구에 대한 올바른 이해는 보람된 삶을 유지하고 생을 윤택하게 이끄는 지침이 된다.

인간의 성 욕구는 종족보존의 욕구와 함께 사랑의 표현, 긴장해소, 감정의 이완, 만족감 및 소속감 등과 같은 여러 가지 인간관계를 지속시켜 주는 요소들이 함축되어 있기 때문에, 발정기에 종족보존을 위해 생식을 이루어나가는 동물과는 현저히 구별된다. 또한 인간은 성 욕구의 충족을 성적 접촉이나 그 이외 운동, 예술에의 심취, 창작활동, 학업, 노동 등 다양하게 표현하고 승화시킬 수 있으며, 남성은 약 18세 경에, 여성은 30대 후반에 성 욕구가 가장 현저하다.

(1) 인간의 성과 동물의 성

인간과 동물 간에 종족 보존을 위한 생물학적 성이 존재한다는 것은 동일하지만 동물의 성은 본능에 의해 지배되는 반면, 인간의 성은 목적적, 의도적, 계획적이며, 책임의식과 애정을 바탕으로, 인간이 성을 지배하는 것은 보다 고차원적인 의미를 갖는다. 이들 간의 구체적 차이점은 다음과 같다.

① **성교 시기** : 동물은 종족 보존을 목적으로 주기적인 발정기에 이루어지며 본능의 원

칙에 지배를 받는다. 반면에 인간은 발정기가 없으며, 성 욕구에 의해 지배를 받고, 애정과 책임의식을 전제로 종족 보존, 사랑, 만족, 소속감, 정서적 이완 등이 결합된 복합적 동기에 의해 이루어진다.

② **성 욕구** : 동물은 발정기가 있어 주기적으로 노출되고 절제와 조절이 불가능하지만, 인간은 책임의식과 애정을 근거로 성 욕구를 지배할 수 있어 조정이 가능하다.

③ **성 욕구의 충족** : 동물은 본능의 원칙에 따라 반드시 성교에 의해, 인간은 성교 이외에도 예술적 승화, 학업, 노동 등 다양한 방법을 통해 성 욕구를 충족시킬 수 있다.

④ **성 활동의 목적** : 동물은 오로지 종족보존에 목적을 두는 반면, 인간은 종족 보존 이외에 사랑, 욕구충족과 같은 지속적인 인간관계의 의미를 함축하고 있다.

6) 성 건강

(1) 성 건강의 정의

성 건강(sexual health)이란 성적 존재인 인간의 신체적 · 정서적 · 지적 · 사회적 측면의 조화와 통합을 통해 인격과 의사소통 및 사랑을 바람직한 방향으로 확대시켜 주고, 지속적인 안녕상태를 경험하는 것을 의미한다. 즉, 성 건강은 우호적이고 상호 존중적인 성적 관계를 통해 안전하고 즐거운 성경험을 하며, 폭력이나 강요, 성차별이 없는 상태를 의미한다. 여기에는 성에 대한 정보를 제공받을 권리와 성을 통해 기쁨을 누릴 권리가 포함된다.

(2) 성 건강의 범위

성 건강은 성에 대한 태도와 행동, 사회적 요인, 생물학적 요인, 유전적 요인 등 다양한 요소에 의해 영향을 받으며, 성 전파성 질환, 성 장애, 원치 않은 임신, 불임, 성병으로 인한 암 발생, 정신건강, 급 만성 질환, 폭력 등과 같은 문제를 포함하고 있다.

한편, 청소년기 주요 발달과제 중 핵심요소는 성적으로 건강한 성인이 되는 것이다. 청소년들이 성 건강을 성취하기 위해서는 신체적, 정신적, 사회적, 문화적, 교육적, 경제적 그리고 영적 측면의 조화와 통합이 이루어져야 한다. 특히 청소년의 성 건강에는 성적발달과 생식 건강, 신중하고 의미있는 대인관계를 유지하고 발전시킬 수 있는 능력, 자기 몸에 대한 배려, 동성 및 이성과 상호 존중을 통해 인간관계 유지하기, 자신의 가치기준에 맞게 애정과 사랑, 그리고 친밀감을 일관되게 표현하기 등이 포함된다.

(3) 성 건강 증진

성 건강을 증진하기 위해서는, 훈련된 전문인력에 의한 통합적 중재와 의뢰체계, 그리고 만인의 성 권리를 보장해 줄 수 있는 법적 · 제도적 장치가 필요하다.

또한 모든 인간의 성적 권리가 존중되고 보호되며 충족되어야 하는데, 국제보건기구에서는 인간의 성적권리를 다음과 같이 제시하고 있다.

- 강제나 차별, 폭력을 받지 않을 권리
- 성 건강관리를 제공받고, 최적의 성 건강 상태를 유지할 권리
- 성과 관련된 정보를 추구하고 제공받을 권리
- 성교육을 받을 권리
- 신체적 통합성을 존중받을 권리
- 파트너를 선택할 권리
- 성행위에 대한 결정을 할 권리
- 합의에 의한 성적 관계를 할 권리
- 합의에 의한 결혼을 할 권리
- 자녀 임신시기를 결정할 권리
- 안전하고 만족스러운 성생활을 추구할 권리
- 사회적 · 개인적 윤리관에 따라 성행위를 즐기고 조절할 권리
- 성에 대한 두려움, 수치심, 죄책감, 오해, 성적 반응을 억압하거나 성적 관계를 손상시키는 다른 심리적 요소가 없을 권리
- 기질적 장애나 질병, 그리고 성적 · 생식적 기능에 문제가 없을 권리

청소년의 성 건강 발달을 격려하기 위해 성에 관한 정확한 정보제공과 교육, 책임있는 의사결정 기술, 청소년의 가치추구 및 발견 지지, 성에 대한 건전한 태도와 행동의 본보기 등이 요구된다. 즉, 사회는 청소년들이 신체적, 인지적, 정서적으로 준비가 되어 성숙된 성관계 및 그로 인한 결과를 예견할 수 있을 때까지 성 행위를 연기할 수 있도록 도와주기 위해 친밀감, 성적 한계설정, 사회, 대중매체 및 상대자의 압력 극복하기, 금욕의

이점, 임신과 성전염성 질환 예방 등에 관한 교육과 관리를 통해 건강한 성인으로 성장하고 발달할 수 있도록 도와주어야 한다.

2. 청소년 성 건강 대두배경

오늘날 과학기술의 발달은 인간의 생활양식과 의식구조에 큰 변화를 초래하였고, 이로 인해 한 사회의 전통적 규범과 가치 및 인간성의 본질에 큰 변화를 가져왔다. 특히 기계문명의 발달과 산업구조의 변화는 인간생활 전반에 지대한 영향을 미쳤으며, 오늘날 그 변화속도는 더욱 가속화되어 많은 혼란과 불확실성 및 다양한 사회문제를 야기하고 있다. 이와 같은 사회구조 속에서 아직 인지발달이 완성되지 않은 청소년들은 그들이 발달해 가는 과정에서 자연스럽게 겪게 되는 발달위기에 더하여 다양한 상황적 위기를 맞이하게 되었다. 그 결과 극도의 혼란과 갈등상황에 처하게 됨으로써 다양한 청소년문제가 대두되고 있으며, 이 중에서도 성과 관련하여 파생되는 문제들은 일생에 걸쳐 이들의 건강에 부정적인 영향을 미치기도 한다. 그러나 성과 관련된 문제는 적절한 관리와 교육을 통해 충분히 예방 가능한 부분이므로 더욱 강조되어야 한다. 이에 청소년 성 건강관리의 필요성과 대두 배경을 구체적으로 살펴보고자 한다.

1) 청소년의 사회적 의의

청소년이 우리 사회에서 갖는 의의를 살펴보면 첫째, 청소년은 미래사회의 주체로서 이들의 건강하고 올바른 성장과 발달은 국가의 미래를 결정하는 요소가 된다는 점과 둘째, 청소년 인구가 한국사회에서 차지하고 있는 비율이 높은 점을 들 수 있다. 통계청 보고에 의하면, 우리나라 9~24세의 청소년 인구는 2021년 3월 현재 846만 명으로 전체인구의 16.4%를 차지하고 있다. 따라서 청소년 문제는 사회 전체의 문제가 될 수 있는 잠재성을 지니고 있으므로, 이를 예방하고 관리하는 것은 건강비용 효율의 극대화와 국민생산성 향상 및 국가경쟁력 확보에 기여할 것이다.

2) 성에 대한 사회적 영향력 증가

과학의 발달로 정보화 시대가 열림에 따라 지구촌 시대가 가속화되었고, 그 결과 청소년들은 세계 각국에서 일어나는 다양한 정보들을 과거에 비해 손쉽게 접할 수 있게 되었으며, 그 중에서도 성과 관련된 온라인, 소셜네트워크서비스(SNS)등 음란물에 접촉은 매우 빠른 속도로 확산되고 있는 실정이다. 이와 같은 사회적 현상은 자아개념이 형성되어 가는 과정에 있는 청소년들에게 정서적 불안정, 세대 간의 갈등, 문화의 혼란과 왜곡, 가치와 규범 및 윤리관의 혼란을 가져왔다.

또한 성은 더 이상 '감춰진 성'이 아닌 '드러나는 성'으로 변화됨에 따라 청소년들은 다양한 성적 자극에 무분별하게 노출되고, 더욱이 오늘날의 황금만능주의와 이기주의적 성향은 성의 상품화를 부추겨 청소년 유해환경의 증가와 원조교제와 매매춘이 성행하기에 이르렀다. 이와 같은 사회적 현상은 청소년들로 하여금 문란한 성교, 음주, 흡연, 약물 남용 등에의 접근을 용이하게 하였고, 이에 대한 예방과 관리를 위한 제도적 장치는 극히 미비하여 청소년들의 성 건강을 위협하고 있다.

3) 가족 환경의 변화

급속한 산업화, 도시화와 같은 사회 변화로 인해 핵가족화 현상이 가속화되었고, 여성의 사회진출이 활발해지면서 가정에서 담당하던 자녀 양육 기능은 상대적으로 축소되었다. 그 결과 자녀의 사회화는 가족보다는 대중매체나 동료집단의 영향을 더 많이 받게 되었고, 청소년의 보호와 육성을 위해 국가적 개입이 필요하게 되었다.

한편, 경제 위기와 이혼율 증가로 인한 가족해체 증가 현상은 청소년들에게 불안, 갈등, 분노, 정신적 고통을 야기시켜 청소년 범죄 발생의 원인 요소가 되고 있다. 또한 어린 시절 부모의 이혼으로 인해 아픈 경험을 한 경우 이들의 성격과 정서 형성에 부정적 요소로 작용하여 다양한 청소년 문제가 발생하고 있으며, 이는 점차 사회문제화되고 있다.

4) 건강요구와 질병 양상의 변화

건강요구가 질병의 치료와 관리로부터 질병예방, 건강증진으로 변화되었고, 삶의 질 향상을 위한 관리에 초점이 맞춰지고 있다. 또한 평균수명이 증가됨에 따라 중년기 이후 성으로 인해 파생될 수 있는 건강문제를 예방하기 위해 성 건강관리의 필요성이 더욱 강조되고 있다.

한편, 성병과 관련된 질병 양상이 과거에는 치료가 가능한 단순감염으로부터 HIV/AIDS나 헤르페스와 같은, 치료가 불가능하고 심각한 경우 생명을 위협하는 것으로 전환됨에 따라 그 어느 시기보다도 성 건강 영역에서 예방이 강조되고 있다.

5) 성 조숙의 가속화

오늘날 영양상태의 호전과 환경적 자극 요인이 증가됨에 따라 아동의 성적 발달속도가 인지발달 속도에 비해 점점 빨라지고 있다. 이와 같은 현상은 인지발달이 미처 완성되지 않은 초기 청소년들로 하여금 올바른 성행동에 대한 판단을 흐리게 하거나, 위험을 수반하는 다양한 성행위에 무모하게 가담케하는 원인이 되고 있다.

더욱이 과거에 비해 결혼 시기가 점차 늦어지고 있는데 이는 성적 조숙현상과 더불어 성 욕구 충족을 연기해야 하는 기간이 길어지고 있어 청소년들의 성 욕구 해소에 실제적으로 많은 어려움이 가중되고 있다. 그 결과 성 전파성 질환, 십대 임신 및 미혼모 발생률 등이 급증하고 있으며, 이는 오늘날 심각한 사회문제가 되고 있다.

이상과 같이 청소년들이 처해 있는 사회의 상황적 특수성이 발달이 진행 중인 청소년들이 정상적으로 성장, 발달하는데 부정적 요소로 작용하고 있음을 알 수 있다. 즉, 청소년들은 혼전에 안전하지 않은 성행위에 가담할 수 있는 기회가 증가됨에 따라 이들의 생식건강은 물론 신체적 · 정신적 건강과 안녕이 위협받고 있다.

3. 청소년 발달

청소년(adolescent)이라는 용어는 라틴어의 'adolesscere'에서 유래되었는데, 이는「성장하다, 성숙하다」라는 의미를 갖고 있다. 청소년이라는 용어가 의미하는 바와 같이 청소년기는 급격한 변화와 다양한 발달과제를 완수해야 하는 시기이다.

그 과정에서 청소년들은 다양한 갈등과 위기를 경험하게 된다. 대부분의 청소년들은 이 과정을 무사히 극복하지만 일단 청소년기가 되면 사회적, 심리적으로 불안한 상태에

처하게 되고, 특히 교육의 부재 혹은 경제적 기회 결여 등은 이들이 건강한 발달을 하는 데 있어 주된 장애요인이 되기도 한다.

청소년기는 연령이나 신체적 · 생리적 성숙도 및 심리적 성숙도 등에 의해 결정 되는데, 일반적으로 법률 집행과 같은 이유에서 연령에 따른 구분이 널리 사용되고 있다. 우리나라 민법 제 4조에 의하면 20세 미만을 미성년자로 규정하고 있고, 청소년 기본법 제 3조에는 9세 이상 24세 이하를 청소년으로 규정하고 있다.

또한 2020년 1월에 개정된 청소년보호법 제 2조에서는 만 19세 미만으로 규정하고 있다.

한편, 청소년기는 신체적 성숙도를 기준으로 했을 때 성적 성숙이 이루어지는 시기를, 심리적 성숙도를 기준으로 했을 때에는 자아정체감이 확립되는 시기를 의미한다. 일반적으로 청소년기는 초기(10~13세), 중기(14~16세), 후기(17~21세)의 세 시기로 구분한다. 이 발달단계는 청소년들의 성과 성적 행동에 대한 의사결정시 중추적 역할을 담당한다.

1) 청소년 초기

청소년 초기는 성장의 급등과 이차성징이 발현되는 사춘기로부터 시작되는데, 일반적으로 여아가 남아보다 1~2년이 빠르며, 초등학교 6학년에서 중학교 1, 2학년에 해당되는 시기이다.

이 시기의 청소년들은 영아기 이래 가장 현저한 신체변화를 경험하게 된다. 즉, 이차성징의 발현, 성장의 급등과 같은 급속한 신체 변화는 다양한 심리적 · 사회적 불균형 상태를 야기하고 불안과 갈등을 동반한다. 즉 신체 변화가 현저하게 진행되기 때문에 자기중심적 사고나 자아도취에 빠지기도 한다. 또한 이들의 인지발달 단계는 아직 구체적 사고기에 머물러 있기 때문에 자신의 미래에 대해 구체적인 계획이나 설계를 할 수 있는 능력이 제한되어 특정 행동에 대한 결과를 예측하는데 한계가 있다.

이와 같은 초기 청소년들의 발달특성은 이들이 자신의 행동을 조절하거나 확고한 미래의 목표를 성취하기 위해 현재의 만족을 보류하거나 연기하는 데 어려움을 갖는다. 또한 이들은 다양한 정보를 습득하고 보유하지만 이와 같은 정보들을 그들의 생활에 적용할 수 있는 능력이 부족하기 때문에 결과를 고려하지 않은 채 다양한 시행착오를 거듭하기도 한다.

초기 청소년들은 부모, 가족으로부터의 점차적인 심리적 독립을 하게됨에 따라 동료집단의 규범이 더욱 중요시되고, 집단에 대한 동일시를 하게 되며, 성적 행동에 대한 다양한 실험을 통해 정체감의 발달, 인간관계의 발달, 권위 및 즐거움을 추구하는 특성이 있다. 이 과정에서 적절한 지지를 받지 못한 청소년들은 적개심이나 불안, 갈등을 해소하기 위한 수단으로 약물남용이나 성에 대한 다양한 시도를 무방비 상태에서 선택하기도 한다.

일반적으로 초기 청소년들의 성적 행동은 성적 만족을 추구하기 위해서보다는 동료집단의 규범, 지루함, 성인과의 갈등, 자존감 저하 및 충동을 조절할 수 있는 능력의 결여 등이 원인이 되어 이를 해소하기 위한 수단으로 이루어지는 경우가 많다.

2) 청소년 중기

청소년 중기는 이차 성징이 거의 발현되어 성적 성숙이 완성되고 추상적 사고가 시작되는 시기로, 일반적으로 중학교 3학년부터 고등학교 1, 2학년에 해당되는 시기이다.

중기 청소년들은 자신이 전지전능하고 결코 멸망하지 않을 것이라는 불멸의 신념을 갖고 있다. 즉, 중기 청소년들은 자신들이 위험한 행동을 하더라도 본인만은 해가 없을 것이라는 신념을 갖고 있으며, 이와 같은 신념은 역할에 대한 다양한 실험을 발달특성으로 하는 청소년기의 발달과제와 더불어 이들로 하여금 위험이 수반되는 다양한 행동에 서슴없이 가담케 하는 원인 요소가 되기도 한다.

한편, 청소년 중기는 부모로부터의 독립 성향이 두드러져 동료집단의 소속과 인정이 더욱 중요시되는 시기이다. 이 과정에서 청소년들은 부모와 동료집단이 주는 압력 사이에서 많은 불안과 갈등을 경험하며, 남자 혹은 여자로서의 성에 대한 정체감과 자아개념을 형성해 나아간다. 때로는 동료집단의 인정을 받기 위해 혹은 동료집단의 압력에 못이겨 약물섭취나 무모한 성적 행동에 가담하기도 한다.

3) 청소년 후기

이 시기의 청소년들은 신체적 성숙과 추상적 사고가 완성됨에 따라 성인의 역할과 책임을 받아들이는 시기이다. 즉, 이제까지의 신체적인 성과 성역할 및 성에 대한 정체감이 완성되고 '나는 무엇인가', ' 과거의 나와 미래의 나는 어떻게 연결되는가?'등에 대한 답을 구하는 과정에서 자아 정체감을 형성하게 된다. 또한 이들은 점차 자신의 한계와 자신의 과거가 미래에 미치는 영향을 인식하게 됨에 따라 자신의 성을 미래 계획의 일부에 포함시키기도 한다. 이 과정에서 문제가 있는 경우 이들의 성적 행동이나 성에 대한 정서적 반응에 영향을 미쳐 성적 일탈 행동이나 성에 대한 비정상적인 개념과 태도를 형성하기도 한다.

표 2-1 청소년 발달단계별 특성

청소년 초기(10~13세)	청소년 중기(14~18세)	청소년 후기(17~21세)
• 사춘기 발현과 변화에 적응 • 신체상 확립 • 가족으로부터 독립을 추구 • 부모-자녀간 갈등 증가 • 집단에 대한 동일시 • 동료집단과의 관계가 중요시됨 • 구체적 사고기로서 추상적 사고능력을 실험하기 시작	• 가족으로부터의 독립성향 증대 • 동료집단이 더욱 중요시됨 • 인간관계나 성적행동에 대한 다양한 실험을 시도 • 추상적 사고능력의 발달	• 독립심 획득 • 안정된 신체상과 성역할에 대한 동일시 확립 • 감정이입을 통한 상호관계 • 추상적 사고 확립 • 성인 역할 규정 및 이행 • 친밀감 발달 • 안정된 성 정체감 확립

4. 청소년의 성 건강 실태

청소년기는 신체적으로 이차성징의 발현으로 시작되며, 왕성한 성적 변화와 함께 성 정체감이 형성되는 시기로서 건강한 성정체감과 성윤리관의 확립은 청소년의 자아 정체감 형성은 물론 건강한 성인으로 성장하는 데 주요한 요인으로 작용한다. 이와 같이 청소년기 성의 중요성에 대해 기성세대가 모두 동의하고 있지만 실제 청소년들에게 바람직한 성 윤리관과 가치관 확립을 위한 지도와 방향제시를 위한 교육에는 다소 모호하고 소극적인 태도를 취하고 있는 실정이다. 이는 HIV/AIDS나 성 전파성 질환, 십대 임신,

청소년 범죄 등이 지속적으로 증가하는 현상에서 단적으로 드러나고 있다.

실제 우리나라 청소년들의 성의식이나 성행동, 성문제 현황이나 연도별 추세에 대한 정확한 통계가 없어 이를 구체적으로 추정하는 데는 한계가 있지만 선행 연구 결과와 외국의 연구결과 보고를 중심으로 청소년 성 건강의 특징과 추세를 살펴보고자 한다.

1) 성 행동

청소년들의 성 행동 현황을 살펴보면 다음과 같다.

인구보건복지협회 부설 성문화 연구소 조사에 의하면, 15~19세 청소년 중 성관계를 경험한 남자 청소년은 16.2%였고, 이들 중 44%는 성 상대로 매매춘의 성격이 있는 윤락여성, 술집여자, 콜걸 등과 성관계를 한 것으로 나타났다. 또한 3.4%에서 동성애 경험이 있었다. 여자 청소년의 경우 7.5%에서 성관계를 경험한 것으로 나타났으며, 자위행위 경험은 15.2%, 키스와 애무 경험이 26.8%로 나타났다. 특히 성경험이 있는 여자 청소년의 50% 이상에서 반복적이며, 두 명 이상과 성관계를 하고 있는 것으로 나타났다.

한편, 미국의 카이저가족재단(KFF)의 보고에 의하면 15~17세 청소년 37%가 성교경험이 있으며, 이들 중 14.2%는 성 파트너가 4명 이상인 것으로 나타났다. 또한 성교경험이 있는 청소년 중 25.6%가 성교시 술과 약물을 함께 사용하고 있는 것으로 나타났다. 우리나라의 경우 이에 대한 정확한 통계자료는 없으나 우리나라도 예외는 아닐 것이다.

한편, 외국의 연구보고에서 청소년들이 주로 하는 성적 행동으로 키스(82%), 성기접촉(65%), 구강성교(26%)로 나타났으며, 특히 구강성교(oral sex)와 관련된 통계는 주목할 만하다. 즉, 구강성교를 순결유지와 성병감염 및 임신을 피하기 위한 수단으로 선택하는 청소년의 수가 급증하고 있는데, 청소년의 37.5%는 구강성교가 안전하다고 믿고 있으며, 27%는 이를 남녀관계시 일상적 행위로 생각하고 있는 것으로 나타났다. 이와 같은 연구 결과는 청소년들이 왜곡된 성 관련 지식을 갖고 있음을 반영하는 것으로, 이는 HIV/AIDS와 성 전파성 질환 감염의 가능성 증가는 물론 이들의 성 건강을 위협하는 원인이 된다는 점에서 주목할 부분이다.

이상과 같이 청소년들의 성 행동 현황을 살펴본 결과, 과거에 비해 위험을 동반하는 직접적인 성 행동이 증가추세에 있으며, 더욱 문제가 되는 것은 이들 중 상당수가 사랑이나 합의에 의한 성 행동보다는 강요나 순간적 충동, 혹은 심리 · 생리적 성 욕구를 해결하기 위한 성 행위가 공공연하게 이루어지고 있다는 점이다. 또한 성 파트너는 대부분 향락적이거나 상품화된 성을 이용하는 경우가 많고, 성 파트너 수가 2명 이상인 경우가 대부분이어서 성의 왜곡으로 인한 성적 이탈이나 비행의 가능성이 높고, 그 결과 청소년들의 성 건강을 위협하고 있음을 알 수 있다.

2) 성적 의사결정

청소년들의 성적 의사결정에 영향을 미치는 요인에는 파트너의 강요, 친구의 압력, 종교적 이유, 임신 및 성병감염에 대한 불안 등이 있다. 우리나라 청소년의 경우 대부분 강요나 성폭력에 의해서 첫 성교가 이루어지고 있으며, 외국 청소년도 예외는 아니어서 파트너의 요구, 성적 호기심 등에 의해 성행위를 선택하는 것으로 나타났다. 즉, 청소년들은 본인의 의사나 판단과는 무관한 이유에 의해 성적 의사결정을 하고 있음을 알 수 있다.

한편, 술과 약물 복용이 성적 의사결정에 영향을 미치는 요인으로 알려져 있는데, 이는 성적 흥분을 고조시키거나 임신이나 성병으로 인한 불안을 해소하기 위한 수단으로 청소년들이 널리 이용하는 것으로 보고되고 있다. 이 외에도 어머니와의 관계가 원만한 청소년일수록 성교를 일정한 시기까지 연기하는 경향이 있는 것으로 나타나 원만한 부모-자녀 관계가 성적 의사결정의 주요 영향요인으로 강조되고 있다.

3) 피임 실천 현황

2019년 한국성문화연구소에서 실시한 연구조사에 의하면, 성경험이 있다고 응답한 남자 고등학생 중 51.2%가 피임을 한 반면, 여학생은 35.4%로 나타나 임신의 부담을 갖고 있는 여자 청소년들이 오히려 피임 실천에 소극적임을 알 수 있다.

이와 같은 결과는 미국의 조사결과와 유사하다.

청소년들은 피임방법으로 콘돔을 가장 많이 사용하였고, 그 다음이 피임약, 질외사정법, 월경주기법의 순이었다.

청소년들은 피임방법을 선택할 때 임신 예방효과를 가장 우선적으로 고려하고, 그 다음으로 성병예방 효과, 파트너의 선호 및 비용의 순이었다. 카이저가족재단(KFF)에서 실시한 전국청소년 및 청년조사에 따르면 과거에 비해 콘돔 사용률은 증가하였으나 여전히 월경주기법이나 질외사정법과 같은 비효율적인 피임방법을 많이 사용하고 있는 것으로 나타났다.

이와 같은 결과는 청소년들의 원치 않은 임신이나 성병 감염 증가에 기여함으로써 피임 현황에서도 청소년들의 성 건강을 위협하는 요인이 산재해 있음을 확인할 수 있다.

한편 대부분의 청소년들은 매 성교 시마다 피임방법을 사용하는 것이 중요하다고 생각하고 있으나, 실제 성교 시에는 피임방법을 거의 사용하지 않는 것으로 나타났다. 그 이유 중 가장 큰 이유는 파트너가 원치 않기 때문인 것으로 나타나 자기 주도적인 성적 행동 판단에 제한이 있음을 시사한다. 또한 성교시 파트너가 피임에 대해 얘기하는 경우 15~24세 청소년들의 90% 이상에서 책임감, 존중, 사려깊음, 배려, 안전 등과 같은 느낌이 들고 이를 환영한다고 응답한 반면, 일부에서는 파트너의 과거 성력을 의심하거나 때로는 모욕감을 경험하는 것으로 나타나 피임에 대해 자연스럽게 이야기할 수 있는 성 건강 교육이 절실히 요구된다.

4) 성에 대한 지식

피임 방법에 대한 청소년들의 지식을 살펴보면, 임신과 성 전파성 질환 예방효과에 대해 15~24세 청소년의 86%가 콘돔이 피임예방에 효과적이라고 생각하는 반면, 성 전파성 질환 예방은 77%에서 효과가 있다고 응답하였고, 피임약의 경우에는 86%가 임신예방효과가, 21%에서 성병예방 효과가 있다고 응답함으로써 청소년들이 피임 효과에 대해 정확하고 구체적인 지식을 갖고 있지 않음을 알 수 있다.

성 전파성 질환에 대해 15~24세 청소년 중 19%는 구강성교로는 전염되지 않는다고 하였고, 3%는 성교로 전염되지 않는 것으로 믿고 있었다. 더욱이 33%에서 성 전파성 질환 감염은 암 발생이나 불임의 원인이 되지 않는다고 응답하였으며, HIV/AIDS의 원인 요소임을 모르고 있는 청소년도 33%를 차지하고 있는 것으로 나타났다. 또한 여러 명과 성교를 한 경우 성 전파성 질환 감염의 우려가 없다고 응답한 청소년도 12%였다.

대부분의 청소년들은 성과 관련된 정보를 주로 대중매체나 부모 및 친구를 통해 습득하고 있었다.

이를 종합해 보면 대부분의 청소년들은 성에 대해 정확하고 구체적인 지식을 갖고 있지 않았으며, 성과 관련된 정보 역시 정규 교육이나 체계적 과정보다는 대중매체의 영향을 많이 받고 있음을 알 수 있다.

5. 십대 임신

오늘날 사회 각 계층에서의 집중적인 노력에도 불구하고 십대 임신과 미혼모 발생은 급증하는 추세여서 사회의 주요 쟁점이 되고 있다. 특히 십대 임신은 한 사회청소년의 성 건강 수준을 반영하는 지표로서 인구보건학적 의의를 갖는다.

십대 청소년들이 신체적, 정신적으로 충분히 준비가 되어 있지 않은 상태에서 이른 연령에 성 행동에 가담하게 되는 경우 임신이나 성 전파성 질환 감염의 위험이 높고, 학업을 중단하게 되는 빈도가 높다. 또한 십대는 신체 · 정신 · 사회적 발달이 진행 중인 시기이므로 이 시기에 임신을 하는 경우 여성의 신체발달은 물론 사회생활 전반에 영향을 미친다.

1) 특성

성경험이 있는 십대 7명 중 1명은 임신을 하며 성교 동기는 동료집단의 압력이나 대중매체의 영향 및 즉흥적 충동에 의한 경우가 대부분이다.

우리나라의 경우 십대 임신이나 미혼모 발생에 대한 구체적인 통계자료가 없어 정확한 수를 파악할 수 없지만 입양아의 발생유형에 따라 미혼모의 수를 잠정 집계하여 보면, 1993년에 973명, 1997년에 1,163명, 2015년에 24,487명, 2018년 21,254명으로 나타났다 〈표 2-2〉. 미혼모 보호시설에 입소한 미혼모 중 십대가 차지하는 비율은 증가추세이며, 더욱이 십대 미혼모의 연령이 점점 낮아지고 있어 주요 사회문제가 되고 있다.

표 2-2 미혼모 및 입양아 발생추이

연도	1993	1997	2015	2018
미혼모시설 입소인원	973	1,163	24,487	21,254
미혼모 시실 수	9	8	24	33
미혼모에 의한 입양아 수	2,699	4,206	2,170	2,262

자료: 통계청, 『미혼모, 미혼부통계』, 1993–2018.

미혼모 쉼터인 대한 사회복지회 대구 혜림원에서 제시한 미혼모 통계자료를 살펴보면, 미혼모 쉼터에 입소한 미혼모의 80%는 원치 않는 임신을 경험하였고, 출산을 하게 된 이유는 아기를 낳기 위해서보다는 낙태시기를 놓쳤거나 유산에 대한 두려움, 혹은 낙태시킬 돈이 없어서 등과 같은 간접적 · 피상적 요인에 의해 영향을 받는 것으로 나타났다. 또한 임신 사실을 알게 된 시기는 미혼모의 80%에서 임신기간이 상당히 진행된 임신 3~7개월경이었다. 이들 십대 미혼모 중 미혼부와 결혼을 약속한 경우는 2.8%로 거의 대부분의 십대 미혼모들은 미혼부와 헤어지는 것을 알 수 있다. 출산 후 아기문제는 약 80%에서 해외입양이나 국내 입양을 한 것으로 나타났고, 성과 피임에 대한 지식 정도가 피상적이고 왜곡된 지식 혹은 편견을 갖고 있는 것으로 나타났다. 이 외에도 미국의 Alan Guttmacher 재단에서 제시한 십대 임신 및 임신한 십대 청소년의 특성은 다음과 같다.

- 대부분 비의도적이며, 원치 않는 임신이다.
- 성교 연령이 낮아짐에 따라 임신 연령이 점차 낮아지고 있다.
- 성 전파성 질환이나 AIDS/HIV 감염율이 임신이나 성교를 경험하지 않은 청소년들에 비해 높다.
- 임신 중절시기를 놓치거나 지연되어 생식건강을 위협하는 원인이 된다.
- 미혼부와 관계가 지속되는 기간이 짧다.
- 대부분 성 파트너가 여러 명이다.
- 대부분 학업을 도중에 포기하거나 중단한다.
- 적절한 지지체계가 결여되어 있다.
- 부모-자녀 관계가 원만하지 않다.
- 성이나 피임과 관련된 지식이 결여되어 있다.
- 성교시 피임방법 사용율이 임신이나 성교를 경험하지 않은 청소년에 비해 낮다.
- 흡연이나 음주, 약물남용의 빈도가 높다.
- 학력 수준이 낮다.
- 저소득의 불안정한 직업에 종사한다.
- 부모를 떠나 보호받지 못한 상태에서 임신을 한다.
- 성에 대해 개방적, 충동적 가치관을 갖고 있다.

2) 십대 임신의 위험요소

십대 임신은 십대라는 상황적 · 발달적 특수성에 의해 임부는 물론 태아의 건강과 안녕을 위협하며, 이들의 이후의 삶의 질에 결정적인 영향을 미친다. 따라서 십대임신으로 인한 부정적 결과를 적극적으로 예방해야 하며, 이를 위해 간호사는 청소년을 대상으로 성행위의 결과 임신을 할 수 있고, 성행위는 책임감 있게 이루어져야 함을 강조해야 한다.

(1) 임부에게 주는 위협

① 생리적 위협

청소년기는 신체적, 사회적 성장과 성숙이 진행 중인 시기이다. 특히 생식기는 사춘기에 이르러 급속한 성장이 이루어지기 때문에 임신 연령이 낮아질수록 자궁이나 골반이 성교나 임신, 분만에 적절하게 충분히 발달되어 있지 않다. 따라서 이 시기에 임신을 하면 태아성장 부진, 아두골반 불균형, 분만시간의 지연, 유산, 조산, 저체중아, 기형아 출산 등과 같은 다양한 산과적 합병증을 유발한다.

대부분의 임신한 십대는 균형 식이를 섭취할 수 있는 기회나 지식의 결여 및 날씬한 신체상을 추구하는 발달 특성 등으로 인해 영양상태가 매우 불량하다. 그 결과 체중감소나 철분 결핍성 빈혈과 같은 건강문제가 나타난다. 또한 골단 성장이 지속적으로 이루어지는 시기에 임신을 하면 혈중 에스트로겐치가 상승된 상태가 지속적으로 유지됨에 따라 골단 성장이 정지되고 키 성장률이 감소된다.

한편, 성교나 임신을 한 십대 청소년은 대부분 성적으로 문란한 성생활을 하는 경향이 높다. 특히 십대 여자 청소년의 경우 생식기 성장이 진행 중이어서 질 벽의 두께가 얇고, 질 내를 감염으로부터 보호해주는 질 분비물이 충분히 분비되지 않으며, 산도가 떨어져 감염에 매우 취약한 상태이다. 따라서 이 시기에 성교를 하는 경우 성 전파성 질환 감염율이 매우 높고, 그 결과 태아의 기형, 유산, 사산의 원인요소가 됨은 물론 여성 건강 전반을 위협하는 원인이 된다.

② 심리, 사회 경제적 위협

임신한 십대는 대부분 지식수준이 낮고, 사회적 지지자원이 적으며, 경제적으로도 많은 어려움을 갖고 있다. 더욱이 이들에 대한 사회의 부정적 인식은 이들로 하여금 건강관리 자원에의 접근성을 감소시키는 요인이 된다. 그 결과 임신한 십대는 적절한 산전 관리를 받지 못하여 임신의 결과에 부정적 영향을 미칠 뿐만 아니라, 임신으로 인해 학업을 중단하거나 직업전선에 뛰어들게 됨으로써 미래의 생에 대한 다양한 선택의 기회가 제한된다. 실제 십대 미혼모 중 학업을 지속한 경우는 극소수에 불과하며 다양한 사회 · 경제적 불이익을 경험한다.

임신한 십대들은 별거나 이혼율이 정상 부부에 비해 2~4배 높고, 안정된 가정을 이루지 못하며, 부모 역할 수행에도 많은 어려움이 있다. 즉 십대 미혼모는 청소년기의 발달과제를 충분히 성취하지 못한 상태에서 부모기에 획득해야 할 발달과제가 중복되기 때문에 정상적인 부모역할을 수행하는 데 어려움이 있다. 따라서 대부분의 십대 부모들은 부모의 역할을 함에 있어 일관성이 없고 공격적인 행동양상을 나타내며, 때로는 부모 역할을 거부하기도 한다.

(2) 신생아에게 주는 위협

십대 임신은 신생아 사망율, 이환율 및 유산, 사산, 조산, 기형아 출산의 빈도가 증가하는 경향이 있다. 특히 저체중아 출산의 경우 산모의 연령이 낮아질수록 출생시 체중이 2500g 이하의 저체중아 출산빈도가 정상의 2배에 달하고, 신생아 사망률은 정상 임신의 3배를 차지한다.

십대 임부가 분만한 신생아는 신생아 돌연사 증후군의 발생 확률이 높고, 자녀의 지적, 정서적 성장발달 장애를 초래하기 쉽다. 즉 십대 부모가 양육한 아동들은 학대나 방임의 대상이 되고, 성장 후에 학업 성취도 및 사회적응능력이 현저하게 저하되며, 교육의 중단이나 소년범죄의 발생빈도가 높다.

3) 청소년 및 부모기 발달과제

십대 임신은 청소년기 정상적 발달과제의 성취를 더욱 어렵게 만드는 원인이 된다. 특히 임신한 십대는 발달 특성상 신체상 변화에 대한 관심이 집중되고, 정서적 · 경제적 측면에서 가족 구성원에게 의존하게 되며, 임신으로 인해 경험하게 되는 정상적인 신체적 · 심리적 변화과정은 청소년의 내적 스트레스를 가중시키는 요인이 된다. 또한 이러한 스트레스는 미리 예견할 수 없기 때문에 적응과정에도 많은 어려움이 있다. 즉, 임신한 십대 청소년은 청소년기의 발달과제와 부모기의 발달과제를 동시에 감당해야 하는 심각한 위기상황에 직면하고, 이들 발달과제는 십대가 받아들이기에는 서로 상반된 경우가 많기 때문에 극도의 갈등을 경험하게 된다. 십대 임신으로 인한 발달과제상의 갈등요소는 〈표2-3〉에 요약하였다.

표 2-3 10대 임신으로 인한 발달과제상의 갈등요소

청소년기 발달과제	부모기의 발달과제	갈등 요소
• 자아도취/자기중심적 사고	• 영아와의 감정이입을 통한 관계의 확립	• 아기를 경쟁상대로 인식하여 아기의 존재를 부정
• 자아 정체감 형성	• 모성으로서의 정체감 확립과 역할의 분화	• 부모로서의 책임을 회피 • 아기에게 증오심을 갖게됨
• 신체상 및 성정체감 확립	• 임신 분만 산욕기 신체상의 변화를 수용	• 신체상의 변화를 거부 • 모유수유 거부
• 가족으로부터의 독립과 해방	• 가족역할의 재할당과 재분배	• 가족에게 심리적, 경제적 지지를 받는 것에 대해 증오심 경험 • 임신으로 인한 가족과의 갈등 경험
• 인지발달 단계가 구체적 조작기에서 형식적 조작기로 이동	• 가족간의 의사결정 및 자녀양육에 관한 미래설계	• 부모역할 장애 (아기의 발달과정 및 놀이, 안전에 관한 이해의 어려움)

4) 성행위 결정을 위한 안내

청소년기는 인지 발달 단계가 구체적 사고에서 추상적 사고로 발달해 가는 과도기이기 때문에 현실 중심적이며, 미래에 대한 예측을 하는 데 많은 제한이 있다.

따라서 성행위에 대한 결정을 할 때 다음과 같은 성행위 결정을 위한 안내도는 청소년들로 하여금 적절한 성행위를 선택하고 그에 따른 결과를 가시적으로 예측할 수 있게 도와줌으로써 청소년들의 성 활동을 안내하는 지침이 될 수 있다.

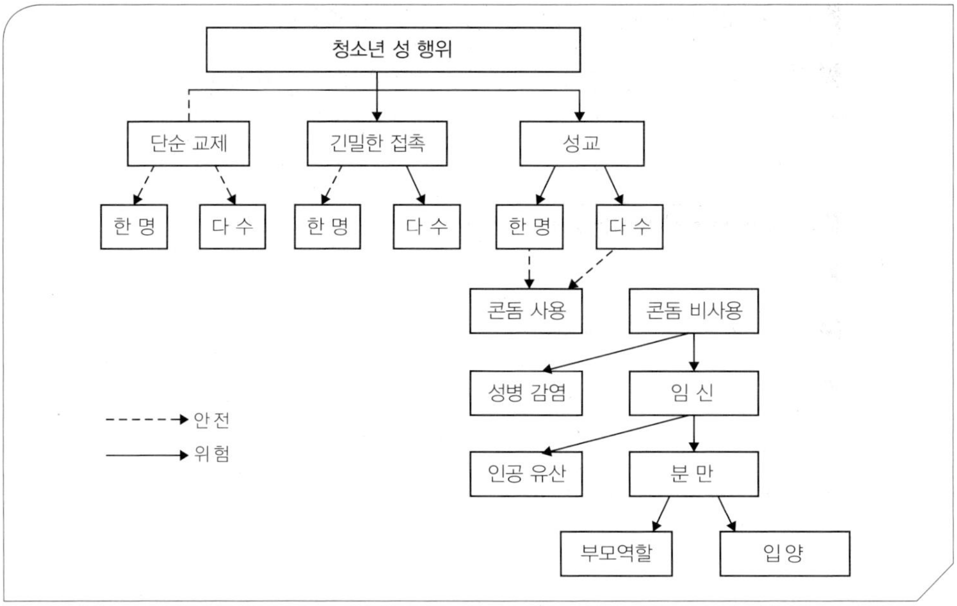

그림 2-1 청소년 성행위 결정을 위한 안내도

6. 청소년 성 건강증진

본 절에서는 청소년 성 건강 증진을 도모하기 위해 요구되는 자기관리 방법을 소개하고자 한다.

1) 성적 성숙도 사정

성적 성숙도 사정은 일명 Tanner staging이라고도 하는데, 사춘기 남녀의 2차 성징의 발달과정을 사정하는 데 널리 적용되는 방법이다. 사춘기 성적 성숙도는 여아의 경우 유방과 음모의 발달정도에 의해, 남아는 음모와 외생식기의 발달 정도에 의해 1단계에서 5단계로 구분되며, 1단계는 2차 성징이 나타나지 않은 상태를 의미하고, 5단계는 충분히 성숙된 상태를 의미한다. 각 단계별 남아 및 여아에게 나타나는 변화는 〈표2-4〉와 〈표2-5〉에 요약하였다.

표 2-4 사춘기 여아의 성적 성숙도 사정

Stage	유방	음모	기타 소견
I	• 변화없음	• 변화없음	
II	• 유방이 봉긋해짐 • 유륜의 비후 • 유두 돌출	• 치구 윗부분과 대음순에 부드럽고 긴 음모의 출현	• 질 상피세포 비후 • 질 pH가 낮아짐
III	• 유방조직의 증대 • 유륜이 넓어짐	• 음모가 검고 구불구불해지고, 양이 많아지며, 음부까지 확대된다.	• 키의 최대 급등이 일어 남 • 자궁의 증대 • 액모의 출현
IV	• 유륜과 유두가 유방 중앙에 위치 • 유방조직 발달로 유방이 돌출 됨	• 성인과 유사한 모습이지만 면적이 좁다.	• 액모가 현저히 발달 • 자궁의 증대 지속 • 질 분비물 출현
V	• 크고 성숙된 유방 • 여성의 선이 나타남	• 음모의 분포와 양이 성인과 동일하다.	• 성인 여성의 특징이 나타남

표 2-5 사춘기 남아의 성적 성숙도 사정

Stage	유방	음모	기타 소견
I	• 변화없음	• 아동기와 동일	• 아동기와 동일
II	• 음경의 기저부에 길고 약간은 착색된 직모 혹은 구불구불한 음모의 출현	• 약간의 미세한 증대	• 고환, 음낭이 증대됨 모양의 변화 시작
III	• 음모의 색이 짙어짐 • 구불구불한 음모가 치골결합까지 확산	• 증대, 특히 길이가 길어짐	• 더욱 증대됨
IV	• III과 V 사이 • 넙적다리 부분까지 확산되지 않음	• 성선의 발달과 함께 길이와 폭의 증대	• 증대의 지속 • 음낭의 표면이 짙게 착색됨
V	• 음모의 양과 질이 • 성인과 동일 • 음모가 넙적다리 부분까지 확산	• 크기와 모양이 성인과 동일	• 크기와 모양이 성인과 동일

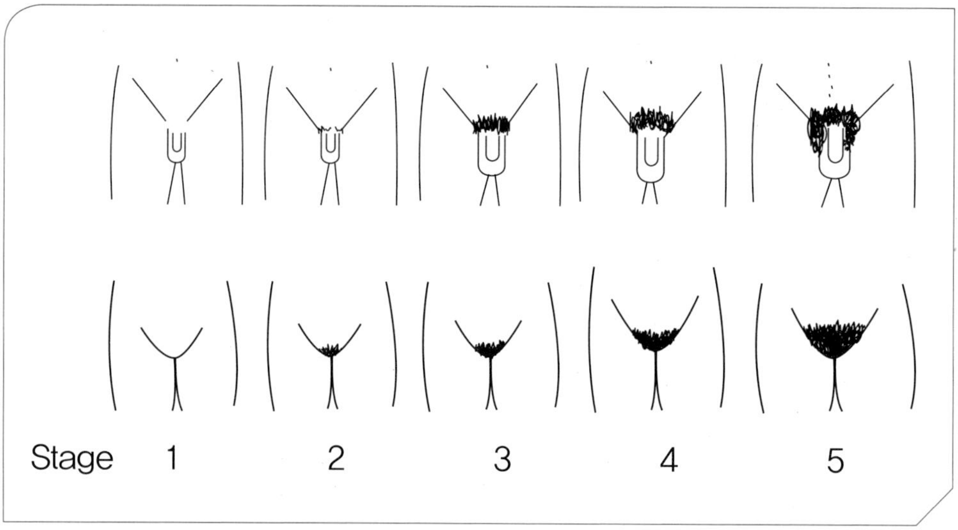

그림 2-2 Tanner Staging에 따른 생식기 변화

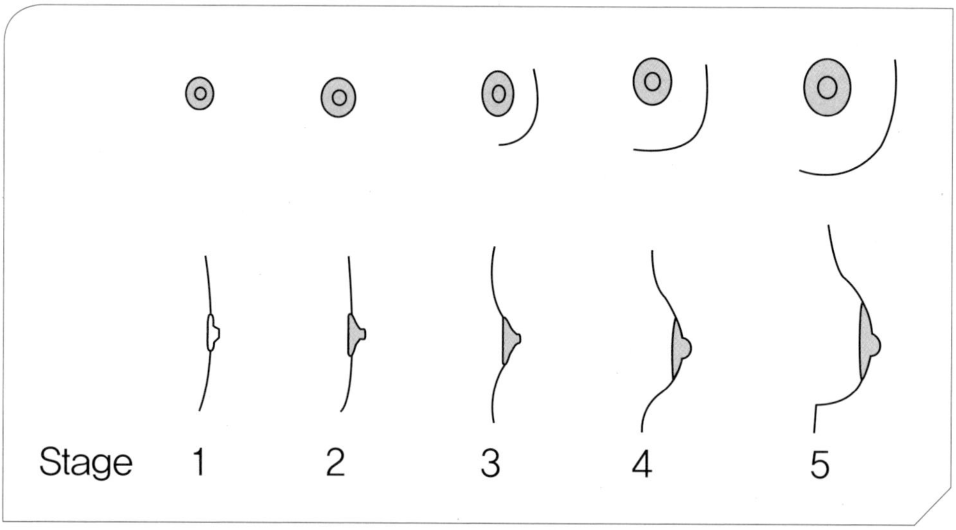

그림 2-3 Tanner Staging에 따른 유방의 변화

2) 유방 자가 검진

(1) 필요성

유방암과 자궁암은 여성 암의 1, 2위를 차지하고 최근 생활 및 영양습관의 변화로 발생률이 점차 증가하고 있으며, 발병 연령이 점점 낮아지는 추세이다. 유방암은 유방 자가 검진 만으로도 조기 발견이 가능하며, 암종이 유방에 국한된 경우 제거 및 치료가 용이한 특성이 있기 때문에 청소년기부터 유방 자가 검진의 중요성을 이해하고 이를 실천해야 한다.

(2) 실시 시기 및 준비물

월경 주기가 규칙적인 경우 월경이 끝난 1주일 후 매달 규칙적으로 실시하고, 큰 전신용 거울, 침대, 베개, 가운 등이 필요하다. 만약 월경 직전에 검진시 유방에 만져지는 덩어리가 있는 경우에는 월경이 끝난 뒤 1주일 이내에 유방 자가 검진을 다시 한 번 실시하여 덩어리 유무를 확인해 본다.

(3) 방법

① 유방 시진

옷을 벗고 거울 앞에 서서 〈그림 2-4〉의 A, B, C와 같이 3가지 체위를 취한 상태에서 팔의 위치를 바꿔가며 다음의 내용을 체계적으로 시진한다.

- 크기와 대칭성
- 색, 비후여부, 비정상적 혈관 유무
- 유두의 모양과 방향, 발적, 궤양 및 분비물 유무

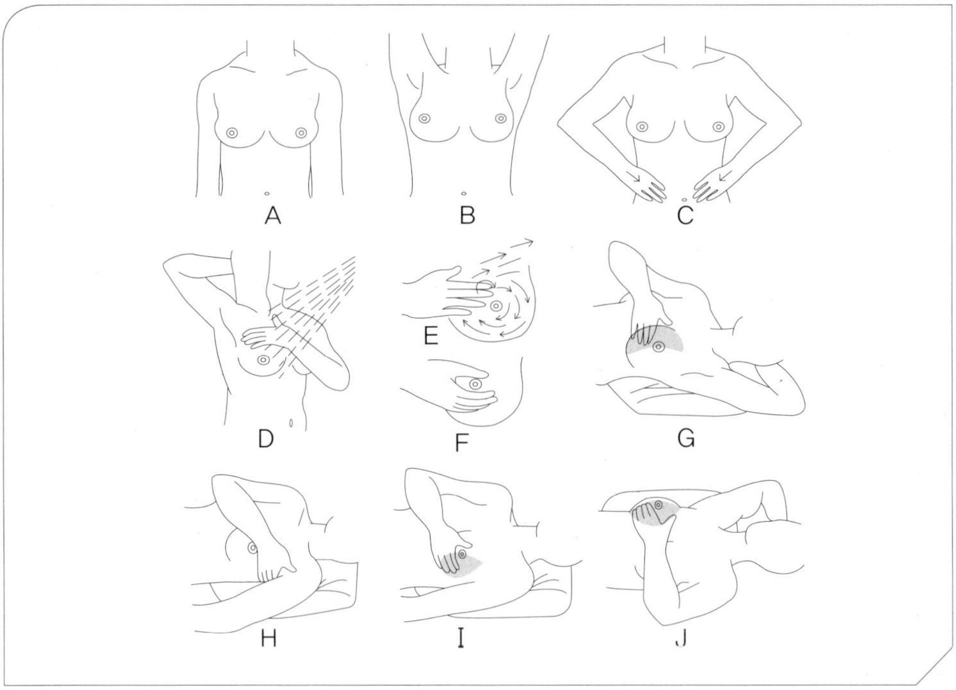

그림 2-4 유방 자가 검진

② 유방 촉진

누운 자세와 앉은 자세에서 유방의 표면을 〈그림 2-4〉의 D→J와 같이 화살표 방향으로 골고루 촉진하면서 이상 병변이나 덩어리 유무를 확인한다. 최종적으로 유두를 손가락으로 비틀어 짜서 분비물 분비유무를 확인한다.

3) 외음부 자가 검진

성교를 경험했거나 활발한 성 행동을 하는 청소년들은 한 달에 한번씩 외음부 가자검진을 실시해야 한다. 외음부 이상병변은 시진과 촉진이 용이하기 때문에 주기적인 자가 검진을 하면 생식기의 이상여부를 조기에 발견하여 치료할 수 있고, 성 전파성 질환의 확산을 예방하고, 청소년들의 생식 건강을 증진할 수 있는 이점이 있다.

(1) 대상자

이차 성징이 나타나고, 성교 경험이 있거나, 빈번한 외음 질환의 과거력이 있는 여자 청소년의 경우 외음부 자가 검진을 매달 실시하도록 교육해야 하며, 이상이 발견되는 경우에는 즉시 병원을 방문하도록 교육한다.

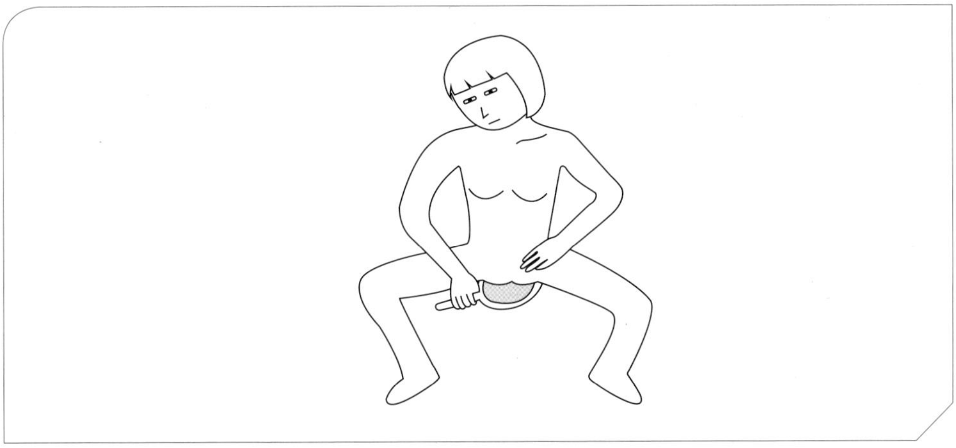

그림 2-5 외음부 자가 검진 방법

(2) 준비물 및 방법

- 손전등, 거울
- 한 손은 손전등을 외음부에 비추고, 다른 한 손은 외음부를 벌려가며 체계적으로 관찰한다.
- 치골, 음핵, 요도구, 대음순, 소음순, 회음부를 시진한다.
- 외음부를 촉진하면서 궤양, 덩어리, 사마귀, 색소변화 등을 확인한다.

4) 고환 자가 검진법

(1) 목적

최근 급증하고 있는 고환암의 조기발견과 예방을 도모하기 위해 매달 일정한 시기에 약 3분간 고환을 촉진하여 체계적으로 자가 검진하는 방법이다. 고환암은 어느 연령층에서나 발생할 수 있으며 최근에 이르러 청소년들에게도 발생율이 증가하는 추세에 있다. 유방암과 마찬가지로 자가 검진을 통해 충분히 조기 발견이 가능하고, 초기에 발견 시 치료가 용이하기 때문에 남자 청소년의 생식건강 증진을 위해 반드시 주기적으로 실시하도록 교육해야 한다.

(2) 방법

고환과 음낭이 완전히 이완되어 있는 목욕이나 샤워 직후 엄지와 검지손가락을 이용하여 고환을 체계적으로 촉진한다. 만약 비정상적인 덩어리가 만져지면 즉시 의사를 방문하여 체계적인 진단검사를 받도록 한다. 고환 자가 검진 방법은 다음과 같다.

- 거울 앞에 서서 음낭 피부의 부종 여부를 확인한다.
- 자신의 셋째 손가락은 고환 아래 부분에, 엄지손가락은 고환의 윗부분에 위치시킨 뒤, 손가락으로 고환을 돌아가며 부드럽게 촉진한다. 이상이 없는 경우 촉진 시에 통증을 느끼지 않으며, 양쪽 고환의 크기가 다른 것은 정상 소견이다.
- 부고환을 촉진한다. 부고환은 고환 뒷부분에 위치하며, 정자의 수집과 운반에 관여한다. 부고환은 부드러운 덩어리로 만져지는데, 이것은 암종이 아니니다.

고환 자가 검진시 이상 덩어리가 발견되면 비뇨기과 병원을 방문하여 정밀 검사를 받아야 한다.

고환암인 경우에는 다음과 같은 증상이 동반되므로 참고한다.

- 고환이 커지거나 크기가 현저하게 감소한다.
- 평소에 비해 고환이 무거운 느낌이 들고 서혜부나 복부에서 둔한 통증을 경험한다.
- 음낭에 갑자기 수분이 축적된다.
- 고환이나 음낭의 통증과 불편감을 경험한다.
- 배뇨시 열감이나 통증을 경험하고 소변에 혈액이 섞여 나온다.
- 피로하고 요통, 복부에 덩어리가 만져진다.

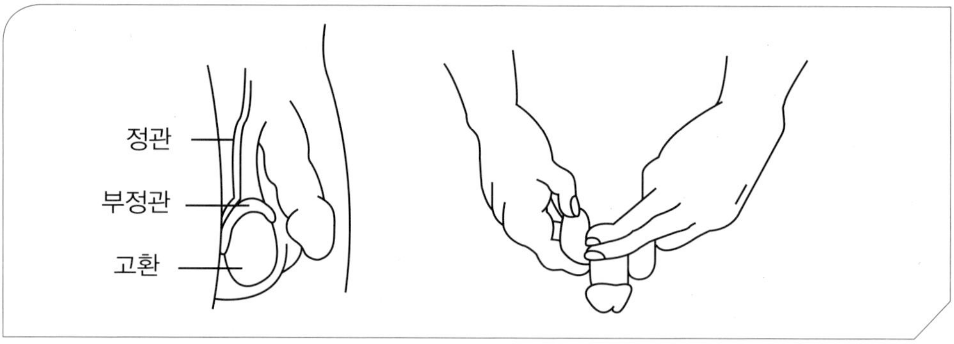

그림 2-6 고환 자가 검진

제 3 장

임신여성관리

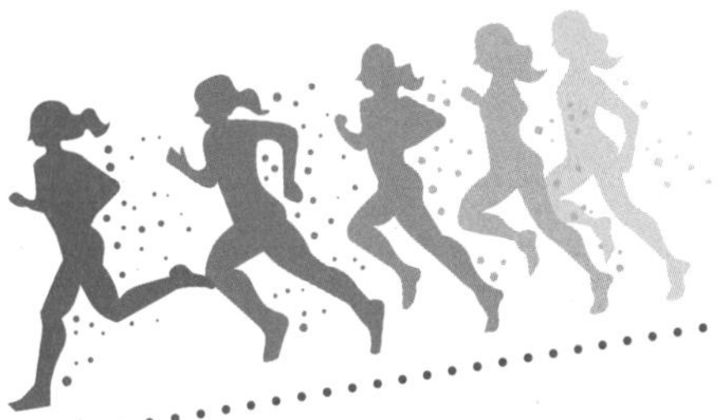

WOMAN AND HEALTH

1. 정상적인 임신여성
2. 임신여성과 산전관리
3. 임신여성에 있어 이상 관리

가임기의 여성은 어쩌면 자신의 직업을 갖거나 활동함에 있어 최전성기일지도 모른다. 이런 여성들의 사회적 활동의 증가로 출산을 거부하거나 아이를 한 명 혹은 두 명의 적은 수로 제한을 하고 있는 것이 우리나라 뿐 아니라 세계적 현상이라고 본다.

또 다른 사회 현상으로 본다면 청소년 시기의 성경험 및 인공유산 경험자의 증가로 인하여 여성의 생식기의 건강상태는 모두 건강하다고는 말하기 어려운 실정이라고 본다.

이러한 실정에서 여성이 임신을 하게 되는 것은 아주 귀중하고 자신과 그 가족의 삶에 있어서도 매우 중요한 의미를 갖게 된다.

한편 임신 전과 임신기간 동안의 영양상태의 좋지 않음이나 지나친 저체중 혹은 과체중, 운동부족 등은 태아와 임부의 건강 및 분만과정, 그리고 산후 건강상태 등에 큰 영향을 미친다.

그러므로 임신 전부터 임신기간 동안의 건강관리는 단편적이지 않고 총체적으로 제공되어야 하며, 추후 태어날 아이의 건강을 결정하는 중요한 의미와 심리적인 지지까지 포함되어야 한다. 그러므로 임신 전 관리(preconceptual care)는 여성과 그 가족의 전반적인 건강상태를 증가시키는 잠재력을 갖게 된다.

임신 전 관리의 구성요소에는 적절하면서도 지속적인 리스크 사정, 건강증진 및 교육과 의학 · 사회 · 심리적 중재가 포함되며, 태아가 발달하기 시작하는 시기에 산전관리나 중재를 시작하는 것은 너무 늦다고 본다. 건강한 아기를 출산할 기회를 최대화하기 위해서는 가임기의 모든 여성에게 미래의 생식과 관련된 정보를 적절하게 제공하여야 한다.

즉, 여기서 다루는 내용은 이러한 임신 전 여성을 포함하여 임신 중인 여성 모두에게 제공하여야 할 정보로 구성하였다.

그렇다면 여성이 임신을 하게 되었을 때 어떤 변화가 있으며 어떻게 관리를 해야 할까?

여러분은 이미 생리학적 변화에 대해서는 충분히 지식을 가지고 있다고 본다.

이에 본장에서는 임신여성이 경험하게 될 실질적인 문제를 중심으로 어떻게 관리를 해 나가는 것이 좋을 것인가를 중심으로 글을 전개하고자 한다.

1. 정상적인 임신여성

1) 임신여성의 신체적인 문제와 관리

(1) 입덧

입덧이 지나치게 심한 경우 질환을 초래하는 경우가 있다. 만약 구토를 계속 반복하여 영양부족 현상을 일으키고 신경쇠약 증세를 보인다면 모체와 태아에 있어 위험의 신호라고 본다. 즉 입덧 그 자체는 심각한 질환은 아니지만 상황에 따라 병적인 상태가 될 수 있다는 의미이다.

① 입덧과 HCG

입덧의 원인으로는 4가지를 들 수 있다. 첫째는 태반에서 나온 인간융모성 생식선자극호로몬(HCG)의 농도이다. 이는 여러 연구를 통해 가장 타당한 것으로 알려져 있다. 즉 높은 혈중 HCG농도로 인해 매슥거림이 일어나게 된다. 특히 쌍둥이 임신으로 HCG가 높은 여성들의 경우 입덧이 더 심할 수 있다.

두 번째로 태반에서 분비되는 프로게스테론과 에스트로겐을 들 수 있다. 이를 뒷받침하는 예로 프로게스테론과 에스트로겐의 혼합 경구피임약을 복용시에 입덧이 유발되는 점이다. 즉 임신을 하게 되어 태반이 배아를 넘겨받을 준비가 될 때까지 난소에서는 에스트로겐과 프로게스테론의 증가가 있게 되며 이를 통해 그 상관성을 생각할 수 있게 한다.

세 번째로 체질적인 것을 들 수 있는데, 평균 체중보다 지나치게 마르거나 뚱뚱한 사람, 혹은 위장기능이 좋지 않거나 변비가 있는 사람에서 입덧이 심하다. 보통 위장에서는 느린 파동의 전기파동이 발생하며 이는 부드러운 수축의 형태이다. 그러나 이 부드러운 수축의 파동이 어떤 이유로 방해를 받게 되면 구토나 오심이 발생하게 된다.

마지막으로 임신 초기의 갑상선 기능변화와 관련하여 생각할 수 있다. 즉 갑상선에서 분비되는 티록신이 입덧을 유발한다.

이상의 내용으로 보아 어느 하나가 입덧의 원인이라고 보기에는 문제가 있다.

이에 이를 모두 종합한 통합이론은 호르몬이 다음과 같이 작용하여 입덧을 일으키게 된다고설명한다. 즉 HCG가 위장의 근육수축을 방해하는 동안 에스트로겐과 프로게스테론이 뇌간의 뒤쪽에 작용하여 메슥거림에 노출된 소화기계에 구토신호를 보내게 입덧을 일으킨다.

② 입덧의 시기

입덧의 시작시기, 증상, 종료시기는 임부마다 약간의 차이가 있다. 이는 HCG의농도의 상승과 하락 정도와 관련이 있다. 보통 HCG농도는 임신 6주에 분비되기 시작하여 9주에 최고점에 이르고 14주 쯤에 약해진다. 그러나 정자와 난자가 만나 수정이 되는 그 순간부터 입덧의 기미를 느낀다는 예민한 임부도 있다. 전반적으로 볼 때 입덧은 임신 4개월이 되면 차츰 진정이 된다고 본다.

예외적인 케이스로 임신 전기간 동안 입덧이 있어 체중감소를 보이는 경우도 있는데 이 경우는 모체와 태아 모두에 좋지 않은 영향을 줄 수 있으므로 지속적인 관찰이 필요하다. 식이요법 전문가인 미리암 에릭은 보스턴에서 임신오조증인 임부 연구결과 입덧을 달랠 수 있는 공통적인 음식은 없다는 점을 주목하였고, 개인차가 심하다고 했다. 그러므로 각 개인에 맞는 음식을 찾아 입덧을 달래는 것이 중요하다고 본다.

③ 입덧의 관리

산전교육을 실시할 때 입덧을 가라앉히는 방법으로 도움이 될 만한 내용을 소개하면 〈표3-1〉과 같다.

표 3-1 입덧의 관리

1. 공복감을 빨리 해소한다.

입덧은 일반적으로 아침병(Morning sickness)이라 불릴 만큼 아침 공복에 심하다. 그러므로 아침에 일어나자마자 비스킷이나 크래커 등 가벼운 것을 먹는다. 아침 공복을 잘 넘기면 입덧이 덜해진다고 한다. 오후엔 식사시간 중간에 간식을 취하는 것이 좋다.

2. 쾌적한 생활과 충분한 휴식을 취한다.

임신기간 중의 기분이나 몸의 상태는 수시로 변하므로 그 리듬에 따라 순응하는 것이 가장 현명한 방법이다. 주변 환경도 쾌적하고 안정된 분위기를 유지하는 것이 좋으며 기분이 나빠지면 쉬거나 대화, 쇼핑, 산책 등으로 기분전환을 해보는 것이 좋다.

3. 조금씩, 자주 먹는다.

식사횟수에 구애받지 말고 먹고 싶을 때 먹되 한 번에 너무 많은 양을 먹지 않는다. 과식하면 신진대사가 왕성해지고 부산물인 독소가 증가하여 입덧을 심하게 할 수 있기 때문이다.

4. 입덧을 가라앉히는 음식이 좋다.

입덧하면 보통 신음식을 떠올리나 신맛에 입덧을 하는 임부도 있다. 메슥거리는 속을 달래는 음식은 사람마다 다르므로 자신만의 입덧 메뉴를 찾아 속을 달래는 것이 좋다.

5. 수분을 충분히 섭취한다.

입덧으로 토하는 일이 많으면 탈수되기 쉽다. 그러므로 물, 보리차, 결명자, 과즙, 우유 등으로 수분보충을 해야 한다. 단, 카페인은 태아에게 해로우므로 커피나 홍차는 마시지 않는 것이 좋다. 또한 마시면 속이 확 뚫릴 것 같은 청량음료도 소량은 문제가 되지 않으나 과량 섭취시 칼슘을 뺏기고 철분의 흡수를 방해하므로 피하는 것이 좋다.

④ 병원의 치료를 요하는 경우

다음과 같은 경우에는 치료가 필요하므로 병원으로 가도록 안내한다.

- 열흘 이상 음식을 거의 먹지 못하였고, 아무것도 먹고 싶지 않은 경우
- 물만 먹어도 위액까지 넘어오며 이런 현상이 하루종일 지속되는 경우
- 혼자 일상생활을 수행할 수 없을 정도로 기운이 없는 경우

어떤 임부의 경우 병원에 가면 태아에게 좋지 않은 약을 쓰지 않을까 염려를 하여 그냥 참고 버티다가 상태를 악화시키는 경우가 있다. 이런 임부를 위해 병원에서 수행하게 될 치료적 조치를 알려주는 것이 좋다. 병원에서 수행하는 치료는 약을 사용하는 것이 아니라 수액치료이며 3일 이상 먹지 못하고 체중감소가 된 경우 수액요법을 제공하

게 된다. 물론 임신오조와 같은 경우 호르몬검사와 위장검사를 할 수 있고 약물치료가 추가될 수 있다.

한 가지 강조하고 싶은 것은 입덧의 기간이 태아의 중요기관 형성의 시기와 일치한다는 점이다. 태아의 정상적인 기관형성을 위해서도 이 기간을 조심스럽게 지내도록 강조한다.

(2) 변비와 빈뇨

① 변비와 빈뇨는 왜 생기나?

임신 후 황체호르몬의 작용으로 체내 수분의 배출이 억제되고, 입덧으로 식사가 불규칙할 경우 변비가 생길 수 있다.

임신 후 융모성선자극호르몬의 분비로 골반주위에 혈액이 몰리면서 방광을 자극하게 된다. 이 때문에 아직 자궁이 커지지 않은 임신초기라 할지라도 빈뇨가 발생된다. 이후 자궁이 커지게 되면 자궁이 방광을 압박하여 방광 내 소변이 200cc정도반 축적되너라도 화장실에 가고 싶어지게 된다.

② 변비와 빈뇨 시기

이는 임신 초기와 임신 후기에 특히 더 심한 불편감으로 나타나게 된다.

③ 변비와 빈뇨 관리

변비해소를 위한 관리방법으로는 지압법과 운동, 림프마사지를 들 수 있다. 이에 대한 각각의 설명을 통해 효율적인 변비관리를 제공하여야 한다.

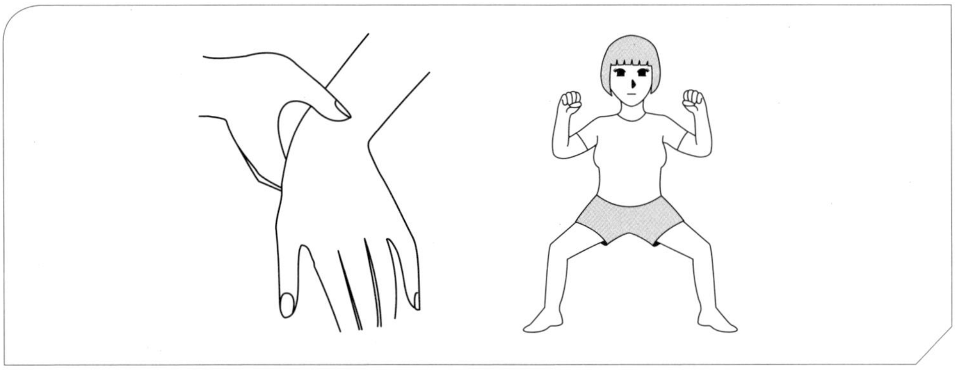

그림 3-1 변비해소를 위한 지압법과 운동

• 지압법

임부를 마주보고 앉아 왼손으로 임부의 왼쪽 손목을 오른손으로 임부의 손목을 잡는다. 이 때 엄지는 〈그림 3-1〉과 같이 새끼손가락 측면의 작은 뼈 아래의 움푹 패인 부분을 누르고 나머지 네 손가락으로는 임부의 손등 아래를 부드럽게 받쳐준다. 또 다른 방법으로, 누워서 배를 시계방향으로 문지르면서 왼쪽 아랫배를 지압하는 것도 효과가 있다.

• 운동

다리를 벌리고 쭈그리고 앉는다. 양팔꿈치를 무릎사이에 넣고 팔꿈치를 양옆으로 벌리면서 다리도 양옆으로 벌린다〈그림 3-1〉. 이 동작을 아침, 저녁으로 5회씩 반복한다.

(3) 튼살

임신주수가 경과됨에 따라 자궁의 크기가 증가하게 된다. 자궁의 증가자체는 아기의 정상적인 성장을 의미하는 것으로 임부와 가족에게 남다른 기쁨을 준다. 이때 복부에는 살이 갈라진 모습이 나타나고 보라색 선으로 연결된 것을 보이게 된다. 이는 임신 중 호르몬의 변화 가운데 부신피질호르몬의 증가 때문이다.

① 발생부위

복부와 허벅지, 엉덩이에 발생하기 쉬우며 가장 심한 곳은 복부이다.

② 튼살 예방법

임신초기에는 피부의 보습과 탄력을 유지해주는 오일 바르기 정도로 준비를 해나간다.

임신 중기에는 조금 더 적극적인 방법으로 예방을 해주어야 하며 구체적인 방법은 〈그림 3-2〉와 같다.

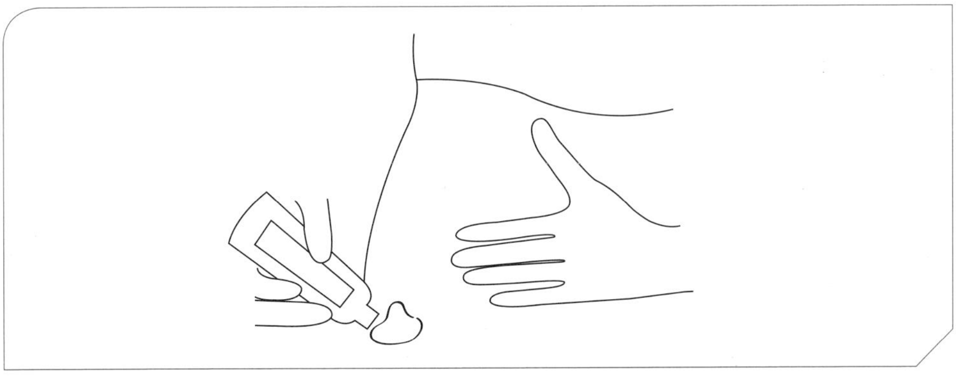

그림 3-2 튼살 예방법

- 마사지크림이나 오일을 손바닥에 충분히 묻힌다.
- 배 전체를 시계방향으로 원을 그리듯 마사지하며 배 전체에 발라준다. 허벅지와 엉덩이도 함께 발라주는 것이 좋다.
- 손가락 끝으로 뱃살을 꼬집듯이 쥐었다 놨다 하면서 마사지한다. 이 때 배꼽주위에서 시작하여 바깥쪽으로 마사지한다.

임신 말기에는 무엇보다 갑작스런 체중증가가 되지 않도록 하는 것이 살트임을 예방하는 길이다.

(4) 빈혈

임신여성의 빈혈은 임신시기에 따라 그 기준이 다르나 일반적으로 혈색소 수치가 10g/ml이하는 빈혈이 있다고 본다. 빈혈이 임신에 미치는 영향은 임부와 태아에게 공급되는 영양소와 산소 등의 부족을 초래하여 저체중아, 자궁 내 성장지연 등의 결과가 나타난다. 임부가 직접 느끼는 증상으로는 어지러움, 숨가쁨, 빈맥 등이 있다.

드물지만 세한증후군(어느 부위에 산소 공급장애가 나타나는 것)이 발생할 수 있다.

특히 분만시 불가피한 출혈 등을 고려한다면 임신시 빈혈은 반드시 교정되어야 한다.

① 빈혈제제

빈혈예방 목적인 경우 하루 30mg정도를 복용하도록 하고, 경증 빈혈인 경우 60~100mg, 중증 빈혈인 경우에는 200mg을 복용하도록 한다. 또한 적절한 식사도 중요하므로 육류나 생선, 시금치 등의 녹황색채소, 우유 등을 적당량 섭취하도록 한다.

② 빈혈제 복용시기

철분제제는 임신초기에는 복용을 권하지 않으며 임신 5개월 초부터 임신말기까지, 분만 후 1개월까지는 철분수요량을 판단하여 공급해 주어야 한다.

③ 변별사항

앉았다가 일어설 때마다 머리가 핑 돌고 눈앞이 하얘지는 것은 기립성 저혈압이다. 이는 낮은데서 높은 곳으로 이동하는 순간 혈액이동이 신속하게 공급되지 못하여 나타나는 증상이다.

(5) 통증

임신기간 동안 발생되는 통증에는 임신 3~4개월경 유방의 팽창으로 인한 유방통증과 아랫배의 뻐근한 통증이 있고, 임신 6개월경 다리에 쥐가 나는 다리 경련, 그리고 임신 후기에 엉덩이나 고관절 부위에 발생되는 고관절통을 들 수 있다. 각 시기별 통증으로 인한 불편감의 특징 및 원인을 알고 적절한 안내 및 교육을 제공한다.

① 유방 통증

임신이 되면 호르몬의 변화가 시작되며 특히 유선의 발달과 함께 임신 3개월경이 되면 유방의 팽창과 더불어 통증이 있게 되며 이는 임신 중기가 되면 다소 통증의 정도가 약화되지만 출산할 때까지 지속되기도 한다.

이를 완화하는 방법으로는 유방마사지, 찬물수건에 의한 냉찜질이 있다.

② 하복부 통증

임신 3개월경이 되면 아랫배가 뻐근하고 당기는 느낌이 들게 되며, 이는 자궁이 커지면서 나타나는 자연스런 현상이다. 그러나 평상시와 다른 통증이나 참을 수 없는 통증이라면 검진을 통해 충수염의 유무를 확인받도록 한다.

요통이 있을 경우 되도록 딱딱한 곳에서 잠을 자야 한다. 만약 푹신한 매트리스 위에서 잔다면 엉덩이 부분이 눌려 들어가 허리가 많이 젖혀져 허리의 근육과 뼈를 긴장시켜 요통을 증가시키기 때문이다. 잠은 옆으로 누워 구부린 자세로 자는 것이 허리에 부담을 덜 주며 양쪽 무릎 사이에 베개나 방석을 끼고 자는 것이 좋다.

③ 다리경련

임신 6개월경이 되면 자궁 내 아기의 성장으로 다량의 칼슘이 필요하게 된다.

이로 인해 모체 내 칼슘 부족현상이 일어날 수 있다. 칼슘이 부족할 때 다리가 너무 지쳐 있거나 힘을 주게 되면 종아리의 근육 경련이 일어나게 된다. 이 경련은 고통스러운 것이므로 종아리의 마사지를 빠르게 시행하도록 하여 고통을 경감시켜줄 필요가 있다. 또한 예방적 방법으로 칼슘을 충분하게 섭취하도록 한다. 칼슘이 풍부한 식품에는 우유, 멸치, 두부, 치즈 등이다. 칼슘이 부족할 경우에는 조산이나 난산의 우려가 있다.

④ 고관절 통증

점점 커진 자궁은 고관절이나 엉덩이의 신경을 누르기 때문에 고관절 통증이 일어나기 쉽다. 더불어 요통을 호소하는 임부도 있다. 특히 관절의 유연성이 감소된 고령임신 여성에서 이 증상이 심하므로 꾸준히 고관절 운동을 하도록 한다. 방법은 〈그림 3-3〉과 같이 책상다리로 앉은 자세 혹은 양쪽 발바닥을 마주대고 허리를 쭉 편다. 이 자세에서 양손으로 각각의 무릎을 하나 둘 하나 둘의 리듬으로 눌러준다. 이 동작을 하루 수회 하게 되면 고관절의 통증이 완화되고 간접적으로는 다리 경련의 발생도 줄여준다.

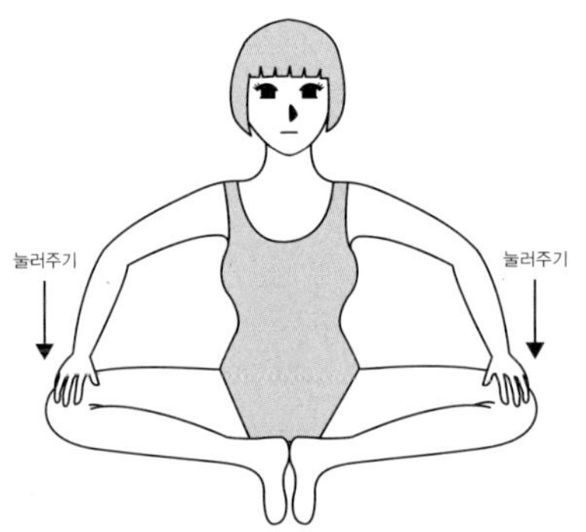

그림 3-3 고관절 운동

2) 임신여성의 일상생활

일반적으로 임신을 하게 되면 언제 무엇을 해야할 것인가에 대한 불안이 있다.

〈표3-2〉에는 이러한 불안을 없애줄 수 있도록 총괄적인 가이드라인을 제시하여 두었으므로 임부교육에 참조하길 바란다.

표 3-2 임신동안의 생활 가이드라인

임신월수	주의사항 및 생활지침
1개월	• 항상 임신가능성 염두/입덧증상을 위장증세로 오해가능 • X선 촬영하지 않도록 함. • 월경의 출혈과 유산의 출혈 구별 위해 기초체온표 만들기
2개월	• 유산하기 쉬움 – 격렬한 운동과 일 피하고 장시간 흔들리는 교통수단 피함 • 입덧시기 : 먹고 싶은 것을 먹고 싶은 때 조금씩 섭취. 입덧 심하면 병원에 오도록 지도

3개월	• 정기검진 시작 • 태아의 모든 기관 형성 시기 – 풍진, 감기 등에 걸리지 않도록 지도
4개월	• 태반완성으로 유산위험 감소 • 대하가 많아 질염 발생 우려 – 매일 목욕하도록 지도
5개월	• 복대착용시작, 16~18주경 태동가능, 첫 태동일 기록, 유방트레이닝 시작 • 안정된 시기이므로 임부체조나 산책 등 적극적 생활을 하도록 함.
6개월	• 자궁증대로 신체균형 잃기 쉬움. 넘어지지 않도록 주의(중간굽이 좋음) • 빈혈 방지 위해 달걀, 간, 해조류를 많이 섭취하도록 함.
7개월	• 임신중독증 기미 보이는 경우 많음. 부기 있을 때 식염 적게 섭취하도록지도 • 체중증가로 요통, 장딴지 경련, 현기증 등 트러블 발생 쉬움 • 적당한 휴식 필요/출산용품, 아기용품 준비 완료
8개월	• 월 2회 정기검진을 받게 함. • 엉거주춤/선 자세로 오래 있지 말기/ 무리한 자세는 조산의 원인 • 심장의 부담이 커지는 시기이므로 심장병이나 빈혈증이 있는 사람은 의료인과 상담요함. • 복식호흡을 일상적으로 연습하게 함.
9개월	• 위가 압박 받으므로 식사는 조금씩 하도록 함. • 갑자기 진통이 올 것을 대비하여 입원준비를 완료시킴. • 다른 곳에서 출산 계획인 경우 한 달 전에 출산 지역으로 옮기기 • 충분한 휴식 필요
10개월	• 정기검진은 1주 1회 실시 • 분비물이 더 많아지므로 목욕을 자주하게 함. • 출산시 체력 저장 위해 휴식과 수면 충분히 취하게 함. • 성교에 의한 자극으로 진통이 시작되거나 파수 우려 – 부부생활 금함.

임신기간 동안 어떤 생활패턴을 선택했는가에 따라 여성의 현재 및 미래의 건강에 영향을 준다. 다음은 식생활, 수면, 성 생활 및 체중관리 등에 대하여 기술하였다.

(1) 식생활 및 영양

임신하기 전부터 식사를 적절히 섭취한 산모라면 임신 중이라 해서 특별히 식사내용을 변경시킬 필요는 없다. 그러나 임신시에 비만의 정도가 심했다거나 임신중 체중이 너무 많이 증가한다면 반드시 적절한 영양섭취를 위해 적당한 식이요법이 필요하다.

칼로리는 많으나 단백질, 비타민, 무기질이 적은 식사는 적합하지 못하며 임신부의 불안정도, 수면부족 등도 영양섭취에 지장을 주게 된다. 특히 임신 10주까지는 태아의 각종 중요 장기가 형성되는 시기이므로 이 기간에 영양 섭취가 부족하면 태아의 발육상태가 불량하고 기형발생의 빈도가 훨씬 증가하게 된다. 이와 같이 여성의 영양상태는 출산결과에 미치는 영향이 크다.

① 칼로리

임신 중에는 태아와 태반 등의 새로운 조직이 형성되며 기초 대사율이 증가하고, 점차적으로 체중이 증가하게 되므로 칼로리를 추가 보충하여야 한다(Centers for Disease Control and Prevention,1997). 임신 전기간에 대략 11kg에서 13kg의 체중증가가 바람직하며 이를 유지하기 위해서는 1일에 약 300kcal가 추가되어야 한다. 필요한 칼로리는 모체의 연령, 신장, 체중 및 활동상황 등에 따라 차이가 있으며, 임신 초반기의 4개월 동안에는 매달 1kg~2kg의 정도, 나머지 6개월 동안에는 매주 0.5kg정도의 체중증가가 바람직하다.

그러나 영양상태가 좋지 않은 허약한 상태로 임신이 되었다면 체중증가를 위하여 더 많은 양질의 영양을 섭취하여야만 임신 합병증이 없이 정상 임신을 유지할 수 있다.

② 단백질

임신 중에 섭취한 단백질은 모체 조직의 형성에 필요한 것 외에 태아와 태반의 형성, 자궁과 유방의 발육, 모체의 혈액량 증가 등에도 필요하다.

단백질 부족, 칼로리 부족, 수액과 전해질 부족 등은 우선 임부에게 견딜 수 없는 고통이 올 뿐만 아니라 태아에게도 성장에 필요한 적절한 영양소가 공급되지 못하여 유산이나 조산이 될 수 있다.

과거에는 임신 오심은 임신에 따른 당연한 현상으로 생각하여 무조건 참았으나 그래서는 절대 안 된다. 구토가 멈출 때까지 지속적으로 충분한 양의 염분, 칼륨, 염소, 락테이드, 중탄산염, 당 및 수분 등을 혈관을 통하여 공급해 주도록 한다.

③ 엽산

여러 영양소 중 임신 전 엽산 보충은 신경관 결손을 막을 수 있는 가장 효과적인 방법이다. 만약 엽산을 임신 전 먹기 시작하였다면 그 가능성을 최소 50%까지 낮출 수 있다. 식사 가운데 엽산을 섭취할 수 있는 방법은 오렌지주스, 잎사귀가 있는 야채, 콩류 등으로 일일 필요량은 400㎍이 권장된다.

엽산은 열에 의해 쉽게 파괴되므로 신선한 생과일이나 불에 살짝 데쳐서 먹는 것이 가장 좋다. 엽산 부족으로 인한 대표적인 증상으로는 식욕부진, 악성빈혈, 설염, 구내염, 장염, 설사 등을 들 수 있으며, 엽산이 임부 및 태아에 미치는 영향은 〈표3-3〉과 같다.

표 3-3 엽산의 효능

- 빈혈을 치료한다.
- 구강 내 점막의 궤양 발생을 예방한다.
- 세포증식과 재생의 효과가 탁월하다.
- 장내 기생충과 식중독을 예방한다.
- 건강한 피부를 만든다.
- 진정제 작용을 한다.
- 유즙분비를 촉진한다.
- DNA합성에 작용하여 기형아 발생을 예방한다.
- 성장을 촉진한다.

④ 철분 및 무기질

임신 중에는 각종 무기질이 필요하지만, 그 중 철분을 제외한 인산, 칼슘, 요오드 등의 무기질은 별도 보충 없이 임산부의 체중 증가에 필요한 식사를 통해 자연보충이 된다. 그러나 철분을 식사만으로는 충분한 섭취가 어려우므로 보충이 필요하다. 일일 필요 권장량을 보면 철분 30㎎, 아연 15㎎, 칼슘 1200㎎이다.

결론적으로 임신시 영양과 관련된 사항을 정리하면 다음과 같다.

- 임신 전의 체중, 체질량 지수(BMI; body mass index), 혈색소 농도, 영양상태, 식습관 등을 기록하여 둔다.
- 산전진찰 때마다 체중의 변화, 식사섭취 상황을 조사한다.
- 임신 중 체중의 증가가 최소한 10~12kg이 되도록 교육한다.
- 임신 중 하루 300㎉가 추가로 섭취되도록 하고, 단백질의 섭취는 우유 등 동물성 단백질을 권유한다.
- 임신 후반부 이후에는 철분을 1일에 30~60mg씩 복용케 한다.
- 혈색소 농도와 헤마토크릿치를 28~32주 사이에 다시 검사하여 재평가한다.

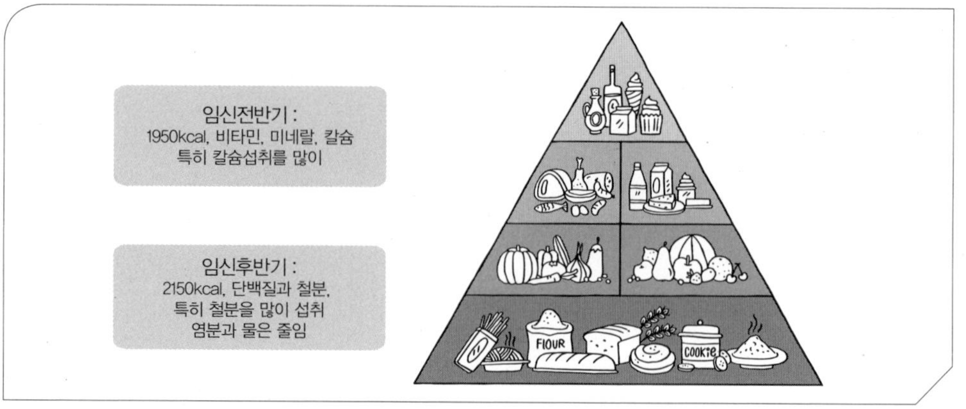

그림 3-4 임신 경과에 따른 필요 영양소

(2) 수면

미국 국립수면재단의 토머스 로스 박사의 '여성과 수면'보고서 내용을 살펴보면 여성은 임신과 생리, 폐경과 관련하여 남성에 비해 호르몬의 변화도 심하고, 그 성분 또한 차이가 많기 때문에 수면 장애가 발생할 확률이 50%이상 높다. 특히 임신 중에는 80%이상, 생리 중에는 약 50%, 폐경과 관련되어서는 36%가 잠을 설치는 것으로 나타났다. 따라서 임신 중 수면 부족이 올 가능성이 있으므로 충분한 고려가 필요하다.

(3) 성생활

섹스가 임신에 미치는 영향에 대해서는 학자들 사이에 의견이 분분하지만 임신중 성생활은 초기(13주 이전), 중기(14~26주), 후기(26주 이후)의 시기별로 다르게 생각해야 한다.

임신 초기에는 수정란이 자궁에 착상한 지 얼마 되지 않기 때문에 조심해야 한다. 유방과 골반 내에 피가 몰려 남성이 유방과 질을 자극할 때 고통을 느낄 수 있다. 배가 더 부룩하고 구토, 피로감, 빈뇨감, 변비 등이 생겨 성욕도 줄어든다. 이 시기는 장래 부모로서의 역할이나 경제적인 문제, 임신합병증에 대한 불안감으로 임신부가 심리적인 부담을 느낄 수도 있다.

따라서 초기에는 과격한 성행위는 피하는 게 좋다. 또 유산 기미가 있다든지 이미 유산이나 조산을 경험한 부부는 병원을 찾아 의사의 충고에 따라야 한다. 파트너인 남성에게도 여성의 생리적인 변화를 이해하고 가급적이면 임신부가 원하는 대로 따라줄 것을 권한다.

임신 중기에는 임신부의 몸에 편해지면서 성욕도 증가한다. 오르가즘을 느낄 때 자궁이 수축되고 태동이 감소할 수 있으나 곧 원상태로 회복된다.

그러나 임신부의 배가 불러오기 시작하면 체위를 바꿔 자궁이 압박받지 않도록 한다.

임신 후기에는 속쓰림, 다리경련, 자궁수축 등 여러 가지 이유로 임신부의 성욕이 감퇴한다.

특히 마지막 한 달은 배가 불러 거동이 불편해지고 질 주위도 부은 듯한 느낌이 들기 때문에 신체적으로 성관계를 갖기가 곤란해진다. 이 무렵에는 조그만 자극에도 질이 상처받고 자궁이 갑자기 수축하여 분만이 초래되기 쉬우므로 성생활을 피하도록 한다.

(4) 체중관리

지나친 저체중은 불규칙적인 월경과 불임을 초래한다. 또한 임신 중 저체중은 저체중아 출생과 관련된다.

한편, 비만은 당뇨, 고혈압, 이상지혈증, 심혈관계질환 등에 대한 고위험요인이 될 뿐 아니라 여성에게 있어서는 특히 불임, 유방암, 비뇨생식기계 질환의 원인이 된다. 이러한 관계는 〈그림 3-5〉와 같다.

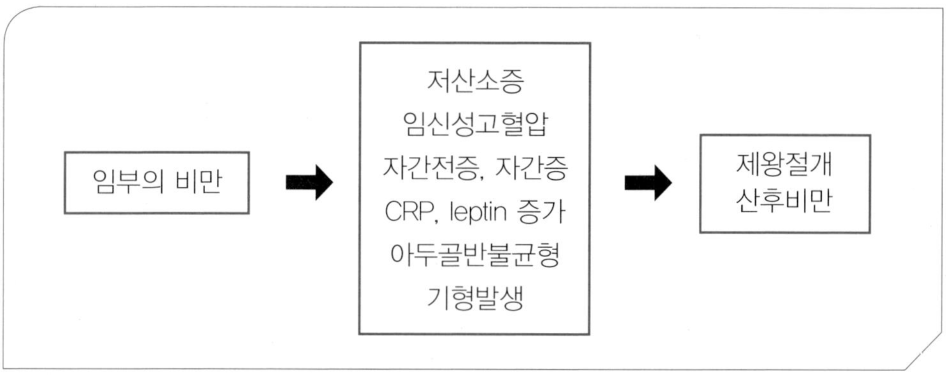

그림 3-5 임부의 비만과 그 영향

그렇다면 임신 중 적당한 체중증가는 어느 정도이어야 할까? 이에 대한 답으로 먼저 임신 전의 평소 비만도를 알아두어야 한다. 비만도는 비만도(%)= {(실제체중-표준

체중)/표준체중 }×100 과 같은 공식으로 계산하며 그 결과 판정 및 임신중 적당한 체중증가량은 〈표3-4〉와 같이 달라지므로 지표를 참조하여 체중관리가 이루어져야 한다.

표 3-4 비만도에 따른 임신 중 적당한 체중 증가량

BMI	비만도 판독	건강위험도	임신중 적정 체중 증가량
40이상	중증비만 (20% 이상)	극도로 높음	7Kg 이상
35~39	비만(10% ~ 20%)	매우높음	
30~34	과체중	높음	
26~29	약간과체중	보통	7~11.5 Kg
19.8~25	정상체중 (0 ~±10%)	낮음	11.5~16 Kg
19.8미만	저체중 (-10% ~ -20%)	-	12.5~18 Kg

① 비만이 임부에 미치는 영향

임부가 비만인 경우는 산전 진찰시에 자궁저 높이의 측정이 정확하지 않고 내진이 쉽지 않으며 일반적인 산과적 진찰로는 태아의 위치나 성장정도를 알기 어려운 경우가 많다.

또한 비만은 자궁의 비대와 더불어 횡격막 기능의 변화를 가져와 기능적 잔기용량(functional residual capacity)이 감소하고 때로 폐쇄용적이 기능적 잔기용량 보다 증가하여 저산소증이 발생하기 쉽다. 이는 앉아있을 때보다 누워있을 때 증상이 더 빈번하다.

그리고 정상체중의 임부보다 심혈관계에 영향을 미쳐 혈압상승, 자간전증을 일으킬 가능성이 높다. 이와 관련된 연구결과를 보면 비만임부의 7~46%에서 임신성고혈압, 자간증이 발생하였고, 정상체중 임부보다 고혈압 발생률은 2.2~21.4배 증가, 자간전증 발생률이 1.22~9.7배 증가된다.

비만인 경우 염증반응의 예측 인자로 사용되는 CRP가 증가되어 있으며, 지방세포와 관련이 있는 leptin농도가 정상에 비해 2배 가량 증가되어 있다. 만일 임신초기에 leptin농도가 높은 경우 임신 기간 동안 체중 증가가 많고 산후 비만이 될 위험이 크다는 지표가 된다.

임신 중 비만여성은 마른 여성에 비하여 아두골반불균형으로 인한 제왕절개율 이 증가한다. BMI(Body Mass Index)가 30kg/㎡이상인 임부는 20kg/㎡이하인 임부에 비하여 제왕절개율이 6배나 높았다.

② 비만이 태아에게 미치는 영향

임신 전 신체비만지수가 클수록 태아의 출생시 체중은 증가하며 임신 중 비만인 경우 거대아가 될 가능성은 1.5~2배 가량 증가한다. 임신 초기에 엄마가 고콜레스테롤혈증일수록 태아는 고콜레스테롤증이 나타난다. 이러한 영향은 임신 6개월을 기점으로 달라지는데 만일 임신 6개월 이전에 콜레스테롤 수준이 정상으로 회복된다면 태아에 미치는 영향은 적게 되며 6개월 이후까지 계속 콜레스테롤 수준이 높다면 태아는 정상수준으로 태어난다 할지라도 성인이 된 후 고혈압이나 동맥경화증의 위험성이 증가된다.

한편 임부가 비만인 경우 정상체중의 임부에 비해 태아기형의 발생이 약 1.8배 증가되며, 특히 이분척추, 무뇌아, 신경관결손, 배꼽탈장, 심장결손 등의 기형이 증가된다.

③ 비만이 분만에 미치는 영향

임부가 비만인 경우 모체복부의 두터운 지방조직 때문에 태아초음파를 하여도 영상이 뚜렷하게 나오지 않을 수 있다. 분만 시에는 두터운 골반 연조직으로 인하여 분만의 원활한 진행이 방해받기도 하며 태아는 거대아가 되기 쉽기 때문에 견갑난산이 될 수 있어 본인 의사와는 관계없이 질식분만보다는 제왕절개 분만방법으로 출산을 해야 되는 상황이 되기 쉽다.

④ 비만인 임신여성의 관리

비만인 여성이 임신 중에 체중을 조절할 수 있다는 것은 거의 불가능하다고 본다. 또한 얼마나 증가되어야 하는지에 대한 기준 또한 태아의 성장과 관련하여 절대적인 제시는 불가능하다고 본다. Institute of Medicine에서는 최소 6.8Kg의 체중증가를 권하고 있다. 한편 체중증가가 클수록 거대아의 출산율이 증가되며 고혈압, 자간전증, 당뇨병 등의 발생이 높아진다고 하였다. 그러므로 일주일 단위로 체중을 측정하면서 태아의 성장에 꼭 필요한 영양소를 섭취하면서 비만으로 인한 다른 문제가 발생하지 않도록 주의를 하도록 한다. 임신시기별 필요 영양소는 영양부분을 참조하기 바란다.

(5) 임신기간 동안의 전반적인 건강관리

① 휴식과 수면

- 오전, 오후 30분 가량 낮잠
- 누울 때 베개를 받치고 다리를 올린 자세
- 호흡요법, 심상요법, 명상요법 등 활용

② 운동

- 효과 : 임부와 태아의 혈액순환 증진, 예민했던 신경을 안정시킴, 식욕증진
- 햇볕이 좋고 공기가 맑은 곳 산책
- 적정 운동량 : 중등도의 강도로 30분 정도
- 태아심박동 변화 : 5~25bpm 증가 범위 내 운동허용

③ 직장

- 고려사항 : 업무의 유형, 신체적 활동의 수준, 작업환경상 위험물질, 임부의 산과적 일반적 건강 상태
- 업무의 유형 : 신체균형을 요하는 작업, 야간 근무시 계속 서 있는 작업 등
- 신체적 활동수준 : 반복적으로 몸을 굽히는 일, 사다리를 오르기, 무거운 물건 들기

④ 레크레이션 : 기분전환, 이완

⑤ 여행 : 자동차 여행시 2시간 마다 10~15분 휴식 (안전벨트는 어깨위로)

⑥ 예방접종

- 일반적으로 하지 않는다.
- 전염병이 유행하고 있는 지역으로 여행 시에도 생균은 접종하지 않는다.

⑦ 피부관리

- 한선, 피지선의 활동이 활발하므로 가능한 자주 씻는다.
- 통목욕으로 감염될 것을 우려할 필요는 없으나 에너지 소모에 유의한다.

⑧ 모유수유를 원하는 임부의 유방관리

* 모든 임부는 적절한 브래지어 사용 (컵의 크기, 끈의 넓이)

- pinch test 결과 함몰 유두인 임부는 9~10개월에 적극 관리〈그림 3-6〉

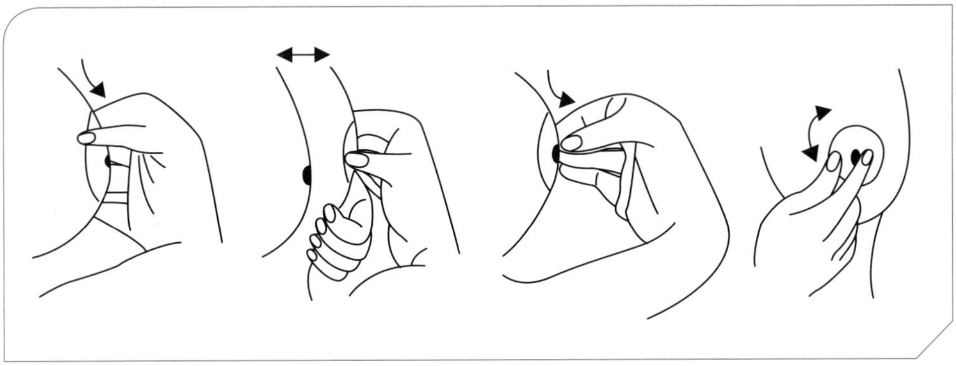

그림 3-6 함몰유두 관리

** nipple cup은 마지막 두 달간 사용하는데 사용시간을 점차 늘리되 보통 1~2시간 착용

- 따뜻한 물로 닦아 초유가 말라붙어 유관을 막는 것을 예방 (유두는 비누로 씻지 말 것)

* 유방의 자극은 자궁의 수축을 유발하므로 조산가능성이 있는 사람은 유의

⑨ 옷입기

- 조이는 옷 피하기 (스타킹, 팬티, 브레지어, 거들 등 꼭 끼는 것을 피하기)
- 굽이 낮은 구두 (굽이 없거나 높은 것은 피하여 다리의 통증이나 경련 예방)
- 복대 사용 (휴식시 착용, 조이지 말고 지지하는 정도, 아래에서 위로 지지)

⑩ 치아 관리 : 건강한 치아는 영양섭취와 연관됨, 치아검진은 임신 전에 완료하는 것을 권장함

⑪ 변비 예방 : 규칙적인 식사와 충분한 수분섭취, 규칙적인 배변으로 치질예방 가능

⑫ 성교 : 마지막 1개월과 산후 2개월은 금욕

2. 임신여성과 산전관리

1) 산전관리의 목적

자녀의 출산을 위해 계획된 임신의 전기간 동안 여성건강유지에 영향을 주는 여러가지 장애요인이 없이 건강한 태아를 분만하도록 하는 것을 목적으로 한다.

(1) 산전관리를 위한 조진의 목적

- 임신여성 및 태아의 건강상태 평가
- 태아의 임신 주령 판정
- 지속적인 산전관리의 계획수립 및 시행

2) 산전관리의 범위

(1) 산전검사

처음 방문하였을 때 산전검사는 임신의 진단 및 분만예정일을 추정하는 중요한 목적이 있다. 이 때 사정되어야 할 내용에는 다음과 같은 사항이 포함된다.

① 병력기록(history taking)

- 일반적 사항 : 연령, 직업, 월경력의 양상, 임신 전 약물 복용 여부, 흡연 및 음주여부
- 내, 외과적 기왕력
- 산과적 기왕력
- 가족력

② 진찰(Physical examination)

- 전신 : 신장, 체중, 혈압측정
- 산과적 진찰 : 외부생식기 및 회음부, 질, 자궁

③ 기본검사(Basic laboratory test)

- 혈액검사 : 혈색소, 적혈구용적률, 혈소판, 적혈구수, 혈액형검사, 이상적혈구 항체검사, 매독혈청검사, 풍진항체검사, B형간염 선별검사
- 요검사 : 당, 단백질, 현미경검사, 요배양검사

④ 부가적 검사

- 초음파검사
- 병력채취, 진찰, 기본검사 등에서 이상소견이 발견될 때, 다른 검사를 추가로 실시

  예 : 갑상선기능검사, 유전상담, 융모막 융모생검, 양수천자

임신 시기별 받아야 할 각종검사는 〈표3-5〉와 같으며 검사 상에서 비임부와 비교한 임부의 호르몬의 정상수치는 〈표3-6〉과 같다.

표 3-5 임신 중 받아야 할 각종 검사

시기	검사내용
병원 오기 전	• 생리시작 예정일로 7일이 경과해도 생리가 없을 때 소변검사를 통해 임신 확진
임신	• 생리시작 예정일로부터 2주가 경과하면 대략 임신 6주이며 초음파상 아기집이 보임.
7~8주	• 아기 심장이 뛰는 것이 초음파로 확인됨. 첫 병원 방문하게 됨.
8~11주	• 혈액검사, 혈액형검사, 소변검사, 간기능검사, 간염항원항체검사, 매독검사, 풍진검사
12주	• 선천성 유전질환이 있을 경우 융모검사
15~20주	• 모체측 혈청 AFP검사, 초음파 검사 • 기형아검사, 다운증후군, 신경관 결손판별을 위한 검사
24~28주	• 1시간 포도당 내성검사
28주~36주	• Rh(–)이면 28주에 antigen 검사 • 36주에는 자궁경관검사 및 Group Beta strep culture
36~40주	• 주1회 초음파검사 • 임신초기에 받았던 혈액검사, 심전도검사, 흉부촬영 (혈액검사는 혈액수치를 통해 빈혈수치 등을 비교하여 응급상황 및 수술에 대한 건강한 아기의 출산 및 산모의 건강을 위하여 반드시 필요)

표 3-6 비임부와 임부의 각종 호르몬의 정상치

호르몬	비임부	임부
Glucose	75~115mg/dl	60~105mg/dl
ACTH	20~100	No change
Aldosterone(Plasma)	〈 8 ng/dl	〈 20 ng/dl
Cortisol(plasma)	5~25g/dl	15~35 g/dl

Insulin, fasting	6~26U/m	8~30U/ml
parathyroid hormone	20~30 pg/ml	10~20 pg/ml
prolactin	2~15ng/dl	50~400 ng/dl
thyroxine, total(T4)	5~12 g/dl	10~17 g/dl
triiodothyronine(T3)	70~190 ng/dl	100~220 ng/dl

(2) 산전교육

① 병력기록과 진찰이 끝나면 임부에게 일반위생(식사, 휴식 및 수면, 배변, 목욕, 의복, 성교 등)에 관해 설명하고 재진 시기를 알려줌

② 즉각적인 진찰과 원인규명을 필요로 하는 위험한 증상을 알려주고 필요시 연락 취하도록 지도

(3) 정기적 산전관리

① 정기진찰일

- 임신 28주까지(7개월) : 한달(4주)에 한번
- 임신 28주 이후~임신 36주까지(8~9개월) : 2주에 한번
- 임신 36주 이후(10개월) : 매주

② 정기진찰의 목적 : 태아의 성장과 임부의 건강상태를 평가하기 위함

③ 정기 방문시 포함할 내용 : V/S
HOF(McDonald's rule)
FHS
Abd Exam(Leopold maneuver)
Lab

정기 방문시 반드시 확인해야 할 내용은 혈압상승, 체중증가, 단백뇨 검출 유무이며, 이와 더불어 급격한 자궁저부높이 상승, 복부둘레 증대 유무도 파악되어야 한다. 왜냐하면 이러한 급격한 증가는 양수과다 혹은 다태아, 거대아 등을 의심할 수 있기 때문이다.

3) 병원 방문해야 할 자각증세

임부를 교육함에 있어 다음과 같은 증세가 있을 때는 반드시 머뭇거리지 말고 병원으로 오도록 지도를 해야 한다. 왜냐하면 이는 임신오조가 심해졌거나, 임신중독증의 합병증, 태반조기박리, 양막 파수 등이 예견되는 것으로, 처치시간이 지연되었을 때는 탈수, 혈압상승으로 인한 문제 혹은 저혈압, 감염으로 인한 태아상태 위험과 임부 자신을 위험에 처하게 할 수 있기 때문이다.

- 지속적인 오심 구토가 하루종일 있을 때
- 임신중독증이 될 가능성이 있는 임부가 심한 두통, 시력장애를 호소할 때
- 갑작스런 복부통증과 함께 질 출혈이 있고 태아움직임이 줄어들었을 때
- 임신 37주 이전이지만 규칙적인 진통이 있을 때
- 소변 같은 물이 속옷을 적실 정도로 흐를 때
- 갑작스런 출혈과 더불어 현기증이 있을 때

4) 유전상담과 유전질환의 산전진단

(1) 유전상담

유전상담이란 가족력으로 보아 유전질환이 발생할 가능성이 있는 대상자 및 실제로 유전질환을 가진 태아를 임신했을 가능성이 있는 경우에 본인 및 배우자 그리고 가족에게 전문적인 유전상담을 제공하는 것을 의미한다.

신생아들이 기형으로 태어날 확률은 6~8%이며 기형의 원인은 유전적 요인(다인성 유전질환, 단일유전인자 질환, 염색체 숫자이상, 구조이상 등)과 환경적 요인(임신성 당뇨, 성전파성 질환, 감염, 약물복용, 방사선 노출 등)으로 나눌 수 있는데, 이 두 가지 요인이 복합적으로 작용하는 경우도 있다. 그러나 기형의 2/3정도는 아직도 그 원인을 밝혀내지 못하고 있는 것이 현실이다.

일부에서는 유전질환의 발생가능성이 유전질환의 가족력이 있으면 100% 발생 가능하고 유전질환의 가족력이 없으면 100% 안전하다는 잘못된 정보를 가지고 있는 경우가 있어 유전상담을 할 때 특히 원인을 추궁하는 기록을 대할 때 어려움이 존재할 수 있다.

그러므로 유전상담은 바른 정보와 함께 제공되어야 설득력을 갖게 되며 상담의 효과

를 발휘하게 된다.

여기서 유전상담이란 가족력 상 유전질환 아이를 임신했을 가능성을 확률이 아닌 출산 전 진단을 통해 유전 문제를 가진 태아에 대한 임신 유지 및 출산에 대해 결정하도록 하고 준비할 수 있게 한다. 또한 이미 유전질환이 있는 아이를 출산한 경우 두 번째 아이를 계획하고 있을 때 다음 아이에게서 유전문제가 발생할 가능성 등을 유전지식에 기초하여 상담을 해 주고 바른 판단을 할 수 있게 한다.

다른 심리 상담과 다른 점은 카운슬러가 주는 정보를 이용하여 자율적인 선택을 할 수 있도록 지원하거나, 유전에 대한 불안과 고뇌를 공유하여 해결을 지향하는 행위라는 것이다.

이상과 같이 유전상담의 목적은 내담자가 불안과 고뇌를 극복하여 임신 및 출산과 관련된 생식행동이나 치료행동을 선택하도록 돕는 것이다.

(2) 유전질환상담과 윤리 – 착상 전 진단

착상 전 진단은 수정란 진단 혹은 초기배 진단이라고 한다. 이는 수정란을 배양하여 8세포까지 분열시킨 뒤 한, 두 개의 세포를 분리하여 검사하는 것으로 만약 이상이 없다고 확인되면 나머지 초기배를 자궁에 착상시키는 것으로 아직 배분화가 되지 않았기 때문에 남은 세포군에서 정상적인 태아발생이 시작된다. 임신 12~16주에 검사하여 이상이 있을 때 임신 중절을 하는 양수검사에 비해 모체의 신체적 부담이 가볍다.

그렇다면 유전카운슬러는 이러한 착상 전 진단을 받게 될 대상자를 만났을 때 무엇이 문제라고 생각하고 있어야 하는가?

첫째, 체외수정은 불임부부에게만 한정되어 시행되어야 하나, 수정란 진단을 위한 체외수정은 불임부부에서 시행되는 것이 아니라는 점이다.

둘째, 초기배에 인위적인 조작을 하는 문제이다. 1982년 영국의 생명윤리에 관한 정부위원회(Warnock위원회)의 권고에서는 수정 후 14일까지의 배조작을 인정하였으나 어떤 의미에서는 초기배 분리 자체가 복제기술의 일부라고 생각할 수 있기 때문이다.

셋째, 질환선택의 문제를 들 수 있다. 일본에서는 Duchenne형 근이양증은 허락을 했었으나 혈우병과 취약 X증후군은 검토중이다. 그렇다고 Duchenne형 근이양증이 착상 전 진단에 적합한 질환일까? Duchenne형 근이양증은 초등학교 저학년에서 발병하여 휠체어와 산소호흡기에 의존하며 생활하나 의학이 발전된 경우 30세 정도까지 생존 가능하다. 30세 정도까지 살기 때문에 착상 전 진단을 통해 이 질환을 가졌다고 하면 유산을 시켜도 좋을 것인가? 이런 아이는 태어나면 안되는가? 에 대한 나름대로의 가치관 확립이 되어있어야 적절한 상담이 이루어진다는 점이다.

결론적으로 유전상담전문가는 수정란 진단을 개인적으로 지지하는 것과는 별도로 위와 같은 정보를 가지고 내담자의 요구에 응해 정보를 제공하거나 내담자의 입장에 서서, 내담자의 자율적인 선택을 도울 수 있어야 한다.

⑶ 유전질환의 상담사례 – 전좌보인자

내담자의 프로필 : 내담자는 35세의 여성으로 남편(회사원), 장남(10세 다운증후군), 시부모와 함께 5명과 함께 단독주택에 살고 있다. 내담자는 병약하고 내성적인 성격이다. 최근 임신 사실을 알고 유전문제로 남편 몰래 첫아이 때 상담을 해준 간호사에게 상담하러 왔다.

10년 전 첫아이를 출산했으며 전좌형 다운증후군으로 나타났다. 주치의는 양친을 검사하였고 내담자(모친)가 보인자인 사실을 모친에게만 알려주면서"전좌보인자는 보통사람과 똑같고 다음에 임신을 원하면 양수검사를 하면 되므로 걱정하지 말고 남편에게 알리는 것은 알아서 결정하시오."라는 말을 덧붙였다.

그래서 남편에게는 알리지 않았는데 이번에 임신이 된 것이다. 다운증후군이나 전좌보인자인 아이는 낳고 싶지 않고 임신중절은 강한 죄책감을 느끼고 있다. 작년에 결혼한 남동생이 있는데 이 사실을 남동생에게도 알려주어야 하는가에 대한 갈등도 있다.

- 위의 사례에서 문제는 무엇인가?

- 35세 전좌보인자로서 임신시 유전질환에 노출될 위험성은 어느 정도인가?
- 과연 출생 전 진단을 받는 것이 좋을까?
- 태아가 다운증훈군이나 전좌보인자라면 임신중절을 해야 좋은 것인가?
- 지금이라도 남편에게 전좌보인자인 사실을 알려야 할까?
- 시부모님에게 어떻게 알려야 할까?
- 남동생에게 알리는 것이 좋은가?

보통 위와 같은 문제에 접하여 문제를 해결해준다는 것은 실제로 어렵다. 이 사례에서는 문제 하나하나씩 개별적으로 대응하는 것이 원칙이다. 이때 먼저 해결하기 쉬운 문제부터 선택을 한다. 예를 들어 모친이 전좌보인자일 경우 다운증후군이 생길 재발위험률은 약 1/10이다. 이 확률을 이야기할 때 내담자는 그렇게 높은가라고 질문할 것이다. 선천성 이상의 일반적인 발생률이 5%인 점을 알려줌으로써 냉정하게 평가하도록 할 수 있다.

다음으로 출생 전 진단을 받을 것인가의 문제로 들어간다. 내담자는 10년 동안이나 비밀로 해온 상태이다. 안이한 고지는 결혼생활의 파국으로 몰고갈 수 있다.

그러나 출생 전 진단은 부부합의가 전제이므로 남편에게 알리지 않는 것은 말도 안된다고 처음부터 부정적인 태도를 보이는 것은 내담자를 궁지에 몰아넣는 길이다.

내담자가 가지고 있는 마음 속을 더 표현하도록 하고 그에 대한 반응을 보이는 것이 좋겠다.

• 내담자의 마음속에는 어떤 괴로움이 있을까?

- 내 탓으로 아이가 다운증후군이 되었어.
- 태아의 생명을 끊어야 할지 몰라.
- 다운증후군아이의 생존권을 뺏고자 하는 좋지 않은 마음
- 그러나 이번 아이까지 두 명의 다운증후군을 기를 자신은 없음

이런 괴로움이 있는 내담자에게 이제 혼자 알아서 결정하라고 한다면 내담자는 괴로워 죽음을 선택할 수도 있음을 명심하고 언제든지 불안하거든 전화하도록 하거나 다음 상담일을 정하여 두도록 한다. 다음 상담일을 정하여 두면 자살을 생각했던 사람도 상담을 받으러 오는 중재효과가 있기 때문이다.

(4) 유전질환의 산전진단

출산 전에 유전질환을 진단하는 방법에는 양수검사, 융모막생검, 모체혈청 알파피토프로테인 선별검사가 있다.

여기서는 대표적인 몇 가지를 중심으로 구체적인 예를 들어 살펴보기로 한다.

① 양수검사

임신 16~20주에 초음파를 이용하여 가늘고 긴 바늘로 임신부의 복부를 통해 양수를

뽑아 양수 내에 함유되어 있는 태아유래의 세포를 배양, 염색체 검사를 하는 방법으로 임신 중 유전질환의 산전진단에 가장 많이 이용되며 태아의 폐성숙 여부를 결정할 때도 사용한다.

최근 결혼이 늦어지면서 첫 임신연령이 늦어지고 있어 이 검사에 대한 정확한 정보는 고령임부 교육시 중요한 부분을 차지한다고 본다.

양수검사의 대상자는 다음과 같다.

- 35세 이상의 고령 임부
- 과거 다발성 선천성 기형아를 출산했던 경우
- 초음파 검사에서 태아 이상이 발견된 경우
- 과거 염색체 이상이나 출생시 결함이 있는 아이를 출산한 경우
- 부모나 가족에서 염색체 이상 특히 염색체 전좌나 상염색체 열성질환이 있는 경우
- 현 임신에서 모체의 알파페토프로테인(AFP) 수치가 상승한 경우

② 융모막검사

이 검사를 하는 목적은 임신 중 선천성 기형 및 염색체 이상의 조기진단과 예방과 유전적 이상이 있는 임부에 대한 치료 시작의 근거를 제공하기 위함이다.

대상이 되는 임부는 다음과 같다.

- 35세 이상의 고령 임산부인 경우
- 가족력에서 임산부나 배우자 또는 근친 중에 염색체 이상(유전자 질환)이 있거나 보인자(carrier)인 경우
- 원인불명의 사산아를 출산한 경우
- 염색체 이상(유전질환)을 가진 기형아를 출산한 경우
- 임산부나 배우자가 방사선치료, 항대사성물질 또는 항암제를 복용한 경우
- 인공수정에 의한 임신인 경우
- Down증후군, 신경관 결손증에 대한 선별검사를 하는 양수검사에서 비정상결과가 나왔을 경우
- 원인을 알 수 없는 습관성 유산의 경력이 있는 경우

검사는 먼저 임신 9~12주경 내진과 초음파 검사를 통해 자궁과 태아의 위치를 확인한 후 자궁경관을 통해 융모막을 채취한다.

구체적인 검사법으로는 염색체의 숫자의 이상 및 염색체 구조의 이상발견은 FISH방법에 의한 착상전 분석방법에 의해 진단되고 있으며 단일유전자의 돌연변이에 의한 유전질환은 PCR(중합효소연쇄반응)에 의한 유전자증폭방법에 의해서 분석된다. 또한 최근에 Multiple DNA probe 개발로 특정 유전자나 염색체의 숫자이상 및 구조적인 이상을 확인하는 형광직접 접합법이 확대 적용되고 있다.

이 검사의 장점은 검사가 용이하고 양수검사보다 조기진단이 가능하며 심각한 기형을 밝혀내 치료적 유산을 해야 하는 경우 임신중절의 위험 및 합병증 등을 현저히 줄일 수 있다는 점이다. 또한 염색체 이상 발견도 오진 가능성이 0.5~1%로 매우 낮은 점을 들 수 있다.

③ Triple marker test

이는 임신 16~20주에 임부의 혈청을 이용하여 태아단백질 함량(AFP), 인간 융모성 생식선 자극호르몬(HCG)과 에스트리올(uE3) 수치를 측정하여 무뇌아나 다운증후군을 진단하는 방법으로 그 발견율은 60~65% 정도이다.

간단하고 비용이 저렴한 장점이 있는 반면, 태아의 총체적인 유전적 결함을 진단하는데는 미흡한 면이 있다.

3. 임신여성에 있어 이상 관리

1) 임신여성의 내과적 문제

(1) 임신오조

임신 중 오심 및 구토가 임신 제 1기 동안에 국한되지 않고 전 임신기간에 걸쳐 지속이 될 수 있다. 임신오조(hyperemesis gravidarum)란 임신 중 오심 및 구토의 가장 심한 형태로서 입원을 요하는 탈수, 전해질 및 대사성장애, 영양결핍을 일으키는 오심 및 구토를 말한다. 임신 오조는 임신 16주 이전에 5%의 체중감소와 케톤뇨를 일으키는 심한 구토를 말하기도 한다.

(2) 임신성당뇨

① 원인

임신 중 증가하는 에스트로겐, 프로게스테론, 프로락틴은 인슐린에 대한 감수성을 약화시키고 인슐린의 분비를 증가시킨다. 인슐린의 감수성을 감소시키는 호르몬의 작용 이외에 체중과 체지방의 증가, 열량섭취의 증가, 육체적 활동의 감소는 인슐린의 저항성을 증가시킨다.

인슐린의 저항성이 증가하게 되면 췌장의 beta-cell에서 인슐린의 분비를 증가시켜 당의 항상성을 유지한다.

임신후반기 일일 인슐린 요구량은 정상적으로 30% 상승한다. 이 경우 정상임부는 적절하게 인슐린 분비를 할 수 있으나 임신 전 당뇨가 있었던 임부는 인슐린 분비를 증가시킬 수 없으므로 임신성 당뇨가 발생한다.

임신성 당뇨병의 위험인자를 가진 여성이 임신한 경우에는 빨리 혈당검사를 시행하고 정상인 경우에도 임신 24~28주에 다시 혈당검사를 한다. 임신성 당뇨병의 위험인자는 〈표3-7〉에 제시하였다.

표 3-7 임신성 당뇨병 위험인자

- 비만 (이상체중의 120%이상)
- 당뇨병의 가족력
- 이전 당뇨병 (경구피임약 혹은 임신관련)
- 이전 유산, 사산 경험
- 이번 임신기간 중 2회 이상의 당뇨
- 고위험의 민족

② 진단

100g 당부하 검사를 시행하여 확진한다. 이 검사는 100g의 포도당을 경구 투여하고 0, 1, 2, 3 시간에 채혈을 하여 4회 중 2회 이상이 상한치를 넘으면 임신성 당뇨병이라고 진단한다. 기준은 〈표3-8〉을 참조하기 바란다.

표 3-8 임신성 당뇨병 진단을 위한 100g 당부하 검사 기준

time	기준(mg/dL)	
	O'Sullivan	Carpenter& Coustan
fasting	≥ 105	≥ 95
1 hr	≥ 190	≥ 180
2 hr	≥ 165	≥ 155
3 hr	≥ 145	≥ 140

③ 고혈당의 영향

• 출산력에 미치는 영향

사춘기 이전에 당뇨가 발생된 경우 초경이 지연되거나, 과소월경이나 무월경 같은 월경 장애가 생길 수 있고 불임의 원인이 되는 다낭성 난소증후군의 발생이 높아진다. 그러나 혈당조절만 잘 된다면 생식에는 문제가 없다.

• 태아에 미치는 영향

당뇨가 있는 임부에서 태어난 아이는 선천성기형, 거구증, 자궁 내 태아사망, 양수과다를 일으키기 쉽다.

• 신생아에 미치는 영향

당뇨가 있는 임부에서 태어난 신생아는 호흡곤란증의 위험이 크며 생후 1 ~3시간 후 저혈당이 나타났다가 24시간 후 회복되기도 한다. 혈당이 50~60mg/dL까지 떨어질 수 있는데 50mg/dL까지는 잘 견디지만 만약 30mg/dL이하로 떨어지면 기면, 발작, 수유곤란 등의 증상이 나타날 수 있다. 또한 태반혈류장애로 인하여 저산소증이 발생하고 태아의 고인슐린혈증으로 인한 태아의 erythropoietin의 자극에 의해 적혈구증가증이 나타나기도 한다. 당뇨가 있는 임부에서 태어난 신생아의 20~25%는 고빌리루빈혈증이 나타날 수 있다.

④ 관리

• 임신 전 관리

자가 혈당 측정은 하루 4회 이상 측정하고 식전 혈당은 80~120mg/dL, 식후 2시간 혈당은 140mg/dL이하가 되도록 혈당을 조절하고 심한 저혈당이나 야간 저혈당이 발생하지 않도록 주의한다. 당화혈색소는 1달 간격으로 2회 이상 측정하여 정상범위에 도

달하도록 한다.

그 외에 임신을 계획하고 있다면 임신 기간 중 당뇨병으로 인한 합병증이 무엇인지, 분만시 나타날 수 있는 합병증 및 당뇨병의 유전 등에 대해 상담을 해준다. 당뇨가 있는 임부에서 발생하기 쉬운 자가면역 갑상선기능 저하증 유무를 파악하고 임신 전 혈당조절 정도를 파악하기 위하여 당화혈색소를 측정한다. 그리고 고혈압이 있다면 methyldoa, haydralazine 등 임신 중 안전한 약으로 바꿔 쓰도록 한다.

• 임신 중 관리

임신 초에는 태아의 기관형성이 일어나는 중요한 시기이므로 혈당조절을 엄격히 하고 고혈압이나 심장질환과 같은 당뇨병 합병증에 대한 선별검사 및 치료를 시행한다. 경과관찰은 2~4주 마다 실시한다.

대개 임신 중기까지는 인슐린 요구량이 증가하지 않으며 임신 3개월 동안 인슐린 요구량이 감소할 수 있다. 정상 임신 시 저혈당이 나타날 수 있으므로 빨리 발견하고 적절히 치료할 수 있도록 교육한다.

임신 초기에는 균형된 식사, 정해진 시간에 식사를 한다는 일반적인 원칙을 반드시 지키도록 한다. 혈당조절목표는 공복시 60~100mg/dL, 식후 1시간 100~140mg/dL, 식후 2시간 80~20mg/dL, 취침 전 80~100mg/dL로 삼고 당화혈색소는 정상 기준치의 1~2% 이하로 유지한다.

임신 중기에는 인슐린 감수성이 감소하여 임신 중기 이후 인슐린 요구량이 증가한다. 그러므로 자가 혈당측정법을 교육하고 인슐린 주사 용량의 자가 조절이 가능하도록 교육하여야 한다.

임신 말기에는 34~36주까지 인슐린 요구량이 꾸준히 증가하였다가 이후 감소 경향을 보인다. 초음파검사를 자주 하여 태아의 성장을 관찰하도록 하는 것이 중요하다. 태아의 과도한 성장은 태아의 머리둘레보다 복부둘레가 증가하는 것으로 알 수 있다. 그러나 당뇨병성 혈관병증이나 자간전등이 있는 경우는 태아가 복부둘레보다 머리둘레가 비대칭적으로 커지는데 그 이유는 태아의 뇌성장을 위해 간에 저장된 당원과 피하지방조직을 소모하기 때문이다. 임신 38주 이후가 되면 저혈당의 위험이 더이상 감소하지 않는다.

• 임신성 당뇨병

대부분 식사와 운동요법으로 조절되지만 약 20%의 경우 인슐린이 요구된다.

임신 전 당뇨가 있던 임부와 동일하여 공복시 90mg/dL 이하, 식후 2시간 120mg/dL 이하로 유지하도록 한다. 인슐린 요구량은 임신 말기에 증가하게 되고 특히 분만 2주 전에는 인슐린 요구량이 25% 이상 증가한다.

자가 혈당측정은 하루 4회 공복시와 매 식사 후 2시간에 시행한다. 만약 식사와 운동요법만으로도 혈당이 조절되는 경우는 측정 횟수를 줄일 수 있다.

⑤ 합병증

임신성 당뇨병인 경우 고혈당은 태아의 기관형성이 끝난 임신 중기 말에 나타나므로 임신 전 당뇨병이 있었던 임부와는 달리 선천성기형아나 임신초기 유산은 드물다. 그러나 임신 전 당뇨병이 있었던 임부와 마찬가지로 태아거구증과 이로 인한 분만시 합병증, 태아의 고인슐린혈증으로 인한 저혈당, 저칼슘혈증, 저마그네슘혈증, 적혈구증가증 및 고빌리루빈혈증의 위험은 존재한다. 또한 신생아는 향후 소아비만증으로 이어질 수 있고 제2당뇨병이 발생할 수 있다. 임신성 당뇨병인 경우 임신성 고혈압이나 제왕절개의 위험이 높다.

(3) 임신성 고혈압

임신 중 발생하는 내과적 질환 중 가장 흔한 것이 고혈압성 질환이며 산모와 신생아의 유병률과 사망률을 높이는 중요 질환이다.

일반적으로 임신 중 고혈압은 6시간 이상의 간격으로 측정하여 두 번 이상 수축기 혈압이 140mmHg, 확장기 혈압 90mmHg 이상이 나왔을 때를 말한다.

임신성 고혈압은 태반조기박리, 폐부종, 호흡부전, 범발성 혈관 내 응고이상, 뇌출혈, 간부전 및 신부전의 합병증을 일으켜 사망의 중요 원인이 된다.

표 3-9 HELLP증후군의 진단기준

Microangiopathic hemolytic anemia	
Total bilirubin	≥ 1.2 mg/dL
LDH	≥ 600IU/L
sGOT	≥ 70IU/L
Platelet	≤ 100,000/μℓ

(4) 임신과 천식

기관지천식은 임부에 가장 흔한 호흡기질환이다. 임신이 천식을 악화시키거나 천식을 발생시킨다는 확실한 증거는 없다. 하지만 임신 중 태아에게 적적한 산소공급을 하기 위해서는 임부의 폐기능과 혈액 내 산소를 적절하게 유지하는 것이 중요하다.

천식치료가 부적절할 경우 주산기 사망률이 증가하고 저체중아, 조산아 출생을 초래하며 임신오조, 자간전증, 고혈압, 난산과도 관련이 있다.

그러므로 임부가 호흡곤란을 호소할 때는 기관지 천식의 가능성을 고려하여야 하며, 진단은 기침, 호흡곤란, 천명음의 유무와 기관지유발검사, 기관지확장제에 대한 반응검사를 통해 이루어지며, 기관지의 과민성이 입증된 경우에 천식으로 확진한다.

(5) 임신과 감염

① 풍진

풍진은 미열과 홍반성구진, 림프절 종창이 특징인 급성기 감염성질환으로 임신 초기에 감염될 경우 뇌수막염, 폐렴, 간염, 자반증 및 빈혈 등의 소견을 나타내고 여기서 태어난 신생아는 지능장애를 유발할 수 있는 선천성 풍진 증후군을 갖게 된다.

주로 호흡기를 통해 감염되어 5~7일 후에 발진이 나타나고 항체가 생성되기 시작하면 사라진다. 그러나 풍진바이러스는 항체가 형성된 후에도 수일 혹은 수 주 동안 검출될 수 있다.

풍진의 증상은 가볍고 발열과 발진이 주증상이다. 발진은 흉부에서 시작하여 안면, 복부, 사지로 퍼진다. 귀 뒤, 목 뒤, 후두부의 림프절이 커지고 통증이 동반되는 특징이 있지만 25~50%에서는 임상증상이 없다.

풍진 항체검사의 결과는 다음과 같이 해석한다.

- 임신 전 검사 해석 : IgG항체가 양성인 경우는 면역성이 있으나 항체역가가 낮은 경우는 면역력이 없을 수 있으므로 임신 전 풍진검사를 하고 예방접종을 하도록 한다.
- 풍진환자와 접촉했거나 피부발진이 있는 경우 해석 : 면역상태와 관계없이 풍진환자와 접촉한 경우 즉시 검사를 하고 4~5주 후에 재검을 하며 피부발진이 있는 경우는 2~3주 후에 재검을 한다.

- 임신 중 검사결과 해석 : 임부가 풍진에 노출되고 바로 내원하여 IgG항체검사에서 항체보유를 확인한 경우는 더 이상의 검사가 필요 없다. 최초 검사에서 항체가 없었던 경우 3~4주 후에 재검사를 하여 항체농도 변화가 4배 이상 증가 시에는 최근에 감염되었다고 판단한다. IgM항체검사는 발병 후 4주이내의 최근 감염을 진단하는 데 유용하다. 산모가 풍진을 앓았을 경우 태아 감염의 빈도는 임신주수에 따라 달라지며, 8주 이내에 노출된 경우 태아의 50~80%, 2기에는 10~20%, 3기에는 드물다. 임신 중 풍진감염으로 인해 태아감염이 발생한 경우에는 태아감염이 바로 태아손상을 의미하는 것은 아니므로 충분한 상담을 거쳐 임신중절여부를 결정하도록 한다.

② 수두

임신 기간 중 특히 6~12주에 임부가 수두에 이환되면 태아가 선천성기형이 되거나 신생아가 선천성 수두를 앓을 위험이 있으므로 예방접종이 필요하다. 임신을 원하고 과거력이 없는 여성이 접종대상이 되나 생백신이므로 임신 중에는 금기이다.

선천성 수두증후군은 드물지만 임신 8~20주 사이의 산모의 수두감염에 의해 나타나고 사지형성부전증, 근위축, 피부흉터, 뇌피질위축, 눈의 기형, 저체중아등이 나타난다. 분만 전 5일 전에 수두가 발생하면 항체가 태반을 통해 태아에게 전달되고, 분만 후 2일 이후에 수두 발생시 신생아의 항체 반응이 나타나기 때문에, 경과가 양호하나 분만 전 5일 이내부터 분만 후 48시간 이내에 나타나면 태아는 충분한 항체를 받지 못하고 사망할 수 있다.

③ 거대세포 바이러스(cytomegalovirus, CMV)

선천성 CMV감염은 만성 자궁내감염에 의한 신생아 감염 중 가장 흔한 질환이다. 일차감염의 경우 15%에서 증상이 있으나 발열, 인두염, 임파선증대, 다발성관절염과 같이 감기 증상과 유사하고 이차감염의 경우는 거의 증상이 없어 진단에는 어려움이 있다. 주산기 감염에 대한 혈청학적 진단은 IgG와 IgM을 측정하는 것이다. 일차감염진단은 혈청전환으로 IgG역가가 4배 이상 증가하거나 CMV IgM을 검출하는 것이나 이차감염 시에는 IgM이 나타나지 않는다.

산전초음파를 통해 CMV감염이 의심되면 양수검사를 시행하고 정밀 초음파 검사로 태아나 태반 혹은 양수량에 대한 이상 유무를 평가하여 불필요한 임신중절은 피하도록 한다. 특징적인 증상으로는 자궁 내 성장지연, 조산, 간비종대, 황달, 혈소판감소, 점혈반, 맥락망막염, 청력장애, 소두증 등이 있다.

④ 사람면역 결핍 바이러스(HIV)

HIV에 감염된 경우 치료는 일반적인 원칙과 다르지 않다. 단지 임신 제 1기는 태아의 기관발생 시기이므로 이 시기 이후에 항레트로 바이러스제 치료를 하도록 한다.

출생 전후기 HIV전파는 출산하는 동안 가장 자주 발생한다. 현재 HIV의 수직감염을 감소시키는 것으로 잘 알려진 약제는 zidovudine이다. 임신 14주 이후부터 경구복용하고 분만 시에는 정맥주사하며 신생아에게는 6주 동안 경구 투여함으로써 수직감염을 66% 감소시킬 수 있었다. 그러나 이 제제는 발암성의 가능성이 있으므로 장기간 추적을 해 주어야 한다.

2) 임신여성의 투약문제

임신 중 혈장량이 증가하면 분포용적(volume of distribution)이 증가하여 약물의 최고 혈중농도의 감소를 초래할 수 있으며 creatinine청소율이 증가함에 따라 약물 제거율이 같이 증가한다. 또한 투여경로에 따라 흡수율이 변하는데 위장관 운동의 감소와 입덧으로 구역, 구토가 나타나 경구로 투여된 약물의 흡수에 영향을 미친다.

임부에게 사용하게 되는 약은 태아에게 영향을 미쳐 태아의 기관형성과 발달에 이상을 나타낼 수 있다. 이에 미국 식품의약품안전처는 〈표3-10〉과 같이 분류하여 태아에 대한 약물의 위험도를 제시하고 있다. 한마디로 A에 해당되는 약물은 없으므로 임부는 가급적 항생제를 피하여야 한다. penicillin, cephalosporin은 비교적 안전하게 사용할 수 있다.

Metronidazole은 B군에 속하나 임신1기는 금기이며, Aminoglycocide항생제는 D군에 속하고, 태아 제8뇌신경에 독성을 유발할 수 있으므로 주의를 요한다.

Fluoroquinolone항생제는 연골손상의 위험이 있어 임신 중 사용을 금한다.

Chloramphenicol은 임신 말기에 장기간 투여시 Gray증후군(청색증, 복부팽창, 심장혈관허탈, 사망 등 초래)이 발생할 수 있다는 점 등을 참조로 임부와 태아에게 안전하게 약물이 투여될 수 있도록 한다.

표 3-10 미국 식품의약품안전처가 정한 태아에 대한 약물의 위험도

분류	정의
A	태아에 위험 없음이 입증된 것
B	사람과 동물에서 위험이 없음
C	동물이나 사람에서 안전성에 대한 확증 없고 동물의 태아에서는 부작용이 발견되었으나 인간에서는 아직 유용한 자료 없음
D	태아위험성에 대한 근거 있으나 약물사용이 더 유익하다고 판단, 투여 가능
X	임신 중 투여금지

3) 예방접종

건강증진 및 질병예방의 가장 우선되는 과제는 예방접종이다. 예방접종을 하게 되면 임신 기간 중 발생할 질환을 막을 수 있다.

가임기에 있는 여성이 시행하여야 할 종류는 홍역, 풍진, 볼거리, 파상풍, 디프테리아, B형간염, 소아마비이다.

임부는 독감에 걸릴 경우 합병증이 발생할 위험이 크므로 독감이 유행하는 12월에서 3월에 임신 2, 3기에 해당되는 모든 임부는 예방접종을 하도록 한다. 임신 1기는 자연유산과 관련되므로 피하여야 하지만 천식, 심혈관 질환, 당뇨, 면역저하 환자는 유행 전 예방접종을 받도록 한다.

파상풍과 디프테리아는 임신 2기까지 기다려 접종할 것을 추천한다.

B형간염 환자나 만성간염보균자와 같이 살거나 직업적으로 노출될 가능성이 높은 임부는 B형간염에 이환될 가능성이 높으므로 예방접종이 필요하다.

폐렴연쇄구균은 임신 전에 예방접종을 권장한다. 특히 당뇨, 심혈관 질환, 면역저하, 천식 폐질환자는 투여의 적응증이 된다. 마지막으로 소아마비의 경우 임신중에는 접종을 피하도록 한다.

이상과 같이 임신 중 예방접종은 금기인 백신과 안전하다고 알려진 백신이 다르다. 〈표3-11〉에는 적용시 안전한 것과 금기인 것을 제시하였다.

표 3-11 임신 중 안전한 백신과 금기 백신

적용시 안전	임신 중 금기 혹은 안전에 대한 미확인	특별처방이 필요한 경우
파상풍, 디프테리아	BCG	탄저
B형간염	홍역	일본뇌염
인플루엔자	볼거리	폴리오바이러스
수막알균	풍진	장티프스(비경구용)
광견병	수두	우두 생백신
		황열 생백신

4) 내과적 문제가 있는 임신시의 영양관리

① 임신성고혈압(pregnancy induced hypertension) : 염분 섭취를 적게하여야 하나 소량씩은 섭취해 주어야 태아에게 문제가 일어나지 않는다.

② 임신성 당뇨 및 당뇨병의 기왕력이 있는 여성의 임신 : 임신 전 엄격한 당의 조절을 시행한 경우 선천성 기형의 빈도가 감소하며, 임신 중에도 엄격하게 당을 조절하여야 여러 가지 합병증을 막을 수 있다.

③ 신경관결손증(neural tube defect) 임신의 기왕력이 있는 여성의 임신 : 최소한 임신 1개월 전부터 임신 3개월까지 엽산 4mg을 매일 먹을 것을 권장한다.

④ 심한 임신 오조 : 생강즙을 복용하는 것을 권장한다.

제 4 장

산욕기 여성관리

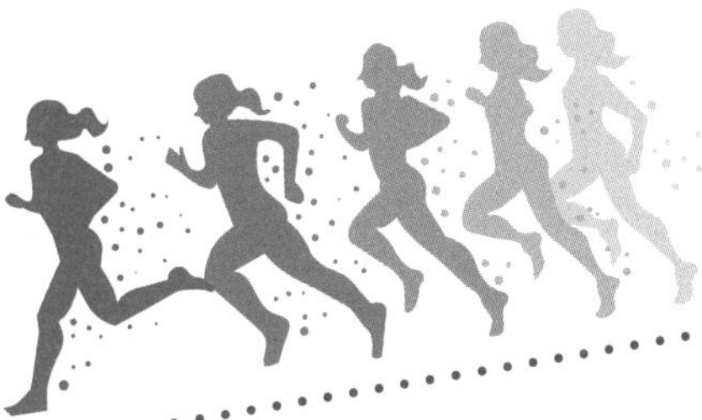

WOMAN AND HEALTH

1. 산욕기
2. 고위험 산욕여성

1. 산욕기

임신 및 분만에 의해서 발생한 모체의 생리적 변화가 임신 전의 상태로 회복되는 과정을 말한다. 그 기간은 6~8주 정도이다.

1) 생식기의 변화

(1) 자궁(Uterus)

① **자궁의 길이** : 태반 만출 후 약 11cm이지만 분만 후 12시간 후에는 다시 상승한다. 그 이유는 골반 근저의 복구와 방광과 직장 내에 내용물이 차기 때문이다. 임신 전의 자궁크기로 회복하는 데는 약 6주간이 필요하다.

② **자궁의 중량** : 자궁의 중량은 분만 직후 1,000g, 산욕 2일 째에 750g, 산후 1주일 후 500g, 산후 2주일 후에는 350g이며, 산후 8주가 지나면 임신 전의 자궁으로 돌아온다.

③ **자궁내막** : 자궁내막의 복구는 태반이 자궁점막에서 박리된 직후부터 시작되어 그 상태는 월경주기의 탈락막과 비슷하다. 이 조직들은 자궁이 치유되면서 나오는 분비물과 함께 오로의 구성요소가 된다. 자궁내막의 치유는 진 탈락막의 경우 7~10일이 소요되고, 태반이 부착되었던 부위의 복구는 6~8주간이 필요하며, 이 기간은 산욕기에 해당된다.

④ **자궁경부** : 자궁경부의 복구는 빠른 속도로 진행되며, 내자궁구에서 외자궁 구로 향해서 복구가 일어난다. 산욕 10~12일 정도에 내자궁구는 원래의 상태로 회복된다. 외자궁구는 3주 정도 소요된다.

⑤ **자궁긴장도** : 분만 직후의 자궁은 자궁인대와 골반저근이 이완되어 있기 때문에 자궁의 이완이 두드러져 보인다. 자궁은 주로 우측에 편재되어 있으며, 이것들이 완전하게 긴장도를 회복하기 위해서는 2~3주가 필요하다.

(2) 오로(Lochia)

분만 후 5~6주에 걸쳐서 자궁 및 질에서 나오는 분비물로 이는 자궁 내막이 치유 되면서 분비된다. 초기에 나오는 적색오로의 구성은 자궁내막의 분비물을 포함하여 혈액, 탈락막, 난막의 조각들, 그리고 경관과 회음부의 열상으로 분비되는 분비물을 포함하고 있다. 3~4일이 지나면 오로의 색깔은 갈색의 장액성 물질로 변하는데, 이는 혈액, 혈청, 백혈구와 조직의 조각들로 구성된다. 10여 일이 지나면 백색 오로가 분비되는데, 이는 탈락막과 상피세포, 점액, 혈청, 박테리아 등이 포함된다.

(3) 탈락막(Decidua)

탈락막의 해면층에서 태반이 박리되어 나오고 남은 해면층은 오로로 배출되며 해면층 밑의 기저층은 재생되어서 자궁내막이 형성된다. 태반 부착 부위는 초기에는 7~8cm 정도였다가 약 10일 후에는 직경 3cm 정도로 작아지다가 산욕기가 끝나면서 완전히 회복된다.

2) 전신의 변화

(1) 내분비계의 변화

① hCG : 혈중 hCG는 분만 후 급속하게 감소하여 7일째에 LH수준까지 내려간다. 소변 속의 hCG도 10~14일에는 면역학적 임신반응에서 음성으로 나타난다.

② hPL : 태반 만출 후, 급속하게 감소하여 12시간 내에 검출이 불가능하게 된다.

③ FSH, LH : 혈중내의 FSH나 LH는 산후 5주 후에는 임신 전의 상태로 회복된다.

④ prolactin hormone : 분만 종료시에 일시적으로 저하하며, 수유를 하면 상승한다.

⑤ estrogen : estriol은 산욕 24시간 이내에 임신시의 25%로 감소하며, 1주일 후 임신 전의 상태로 회복된다.

⑥ progestrogen : 소변 속의 pregnandiol의 배설은 분만 1주일 후 임신 전의 상태로 된다.

⑦ 부신피질 호르몬 : 17-KS, 17-OHCS는 분만시 증가하며, 23일 정도 지난 후 임신 전의 상태로 된다.

(2) 복부의 변화

분만 직후 이완된 복벽은 약 6주가 지나면 임신 전의 상태로 회복이 된다. 복부 근육이 잘 회복되지 않으면 다음 임신에서 자궁의 전굴이 심하게 될 수 있다. 피부는 임신 전과 같게 회복되지만 임신선은 남는다.

(3) 배설

소변의 양은 분만 종료와 함께 2~3일 정도 증가추세를 보이며(1500~2000cc), 소변의 비중은 1.010~1.025정도이고 수분이 정체되어 있다가 정상적인 수분대사가 이루어진다. 분만 시에 압박을 받았던 요도와 방광이 압박을 받아 감각력이 감소되어 있으며 분만 후 활발한 이뇨작용으로 방광이 팽만되어 있다. 분만 후의 팽만된 방광은 자궁의 수축을 저해하여 출혈의 원인이 된다. 임신 중에 확장되어 길어졌던 수뇨관은 약 6주 정도가 지나면 원상태로 회복된다.

(4) 심리적 변화

산욕기는 분만 후의 모체 회복 상태를 사정하는 것과 동시에 수유라는 일련의 양육이 시작되는 시기이다. 분만 후 심리적으로 안정이 되지만, 새로 경험하는 수유와 육아라는 불안이 생기며, 여러 가지 갈등을 겪는 시기이기도 하다. 이와 같은 이유로 정신적인 동요도 심해져, 일상에서 벌어지는 일들에 민감하게 반응을 일으키는 경우가 많다.

자신이 어머니가 되었다고 처음으로 실감하는 시기는 분만 직후보다 수유를 시작하는 때이다. 수유를 하면서 신체 접촉을 하게 되고 이는 모성애를 촉진시켜, 아기와 어머니에게 만족감을 준다. 산욕기인 이 시기에 정신적으로도 건강하게 이겨내는 것은 그 후의 정서에도 좋은 영향을 미친다. 산욕기에 신체적인 변화뿐만 아니라 심리적인 변화에 대응하는 자세가 필요하다.

① **모성의식의 형성 · 발전과 산모역할의 획득과정** : 산모가 어머니로서 아기를 받아들이는 태도는 산욕기에 갑자기 생기는 것이 아니라, 임신 중에(혹은 그 이전부터) 길러져 온 것이다. 특히 산모 자신의 건강상태가 좋은 경우는 모성의식의 형성에도 중요한 인자가 된다.

② **모성애의 심리적 적응** : Reva Rubinn은 어머니가 되어가는 과정 중 모성애의 심리적인 적응을 2단계로 분류하였다.

- 제1단계 : taking-in phase라고 불리며, 의존 · 수용적인 태도가 그 특징이다. 이 단계에서는 수면, 음식물 섭취, 분만을 되돌아보는 일 등 산모의 회복 시기로 23일 정도 계속된다. Rubinn은 '산모는 자신에게 주어진 상황들을 받아들여 주위의 자극에 대해 듣고, 타인의 행동을 주시하며, 자기 자신은 행동을 시작하지 않는

다.'고 했다.

- 제2단계 : taking-hold phase라고 불리며, 자립하기 전의 단계이다. 산모는 신생아 양육에 의욕을 강하게 나타내며, 감정의 변동이 심해지고, 그로 인해 심리적, 기술적으로 신뢰를 줄 수 있는 사람이 필요하다. 이 시기는 300일 정도 계속된다.

3) 유방의 변화

(1) 유즙분비의 원리

태생 6주경에 액와에서 서혜부에 걸쳐서 유선이 형성되어 흉부에 발달한 것이 유방이다. 유방은 15~20개의 유선엽과 그 사이에 있는 지방조직으로 이루어져 있다. 각 유선엽으로부터 하나씩의 유관이 나와 있어, 유관동을 경유해서 유두에서 개구한다. 유선엽은 몇 개의 유선소엽으로 이루어져 있고 소엽은 많은 선방으로 이루어져 있다. 선방에는 유선세포가 있어 젖이 분비된다.

(2) 모유분비의 메커니즘

임신 중 태반에서 에스트로겐과 프로게스테론이 분비되어, 에스트로겐은 유선의 분비관계, 프로게스테론은 선세포의 증식과 발육을 촉진한다. 뇌하수체 전엽에서 유즙 분비 호르몬인 프로게스테론의 분비가 시작된다. 그 밖에 부신피질 호르몬, 성장호르몬, 갑상선 등도 임신 중의 유선의 발달과 비대를 촉진하며, 소량의 유즙 분비를 촉진하지만, 본격적인 분비는 하지 못한다. 이것은 태반 호르몬이 prolactin 호르몬 반응을 억제하기 때문이다. 태아와 태반이 만출된 후 prolactin이 분비되면서 본격적인 유즙 생산 및 분비가 시작된다. 또한, 뇌하수체 후엽에서 옥시토신이 분비된다. 옥시토신의 분비를 촉진하기 위해서는 아기가 유두를 자극하는 것이 필요하다. 아기가 산모의 유두를 빨면 척수를 통해 간뇌에 전해지고 뇌하수체를 자극해서 prolactin 호르몬과 옥시토신을 분비한다. 유즙 분비를 촉진하기 위해서 수유를 통한 유두 자극은 수유에 중요한 요소이다.

(3) 모유의 성분

① 초유 : 분만 후 2~3일 사이에 분비하는 황색 또는 반투명의 젖을 초유라고 하며, 단백질을 많이 포함하고 있다. 그 중에서도 알파 albumin, 알파 globulin이 많이 함유

되어 있다. 또한 전해질은 Na, K가 많고, Ca는 거의 적다. 그 밖에 초유 속에는 면역글로빈이 많이 포함되어 있으며 그 중에서도 IgA가 80%를 차지하고 있고, IgM과 IgG도 소량 포함되어 있다.

② 성유 : 산후 7~10일 후에 흰색의 불투명한 유즙이 분비된다. 이것을 성유라고 한다. 유즙의 지방은 대부분 중성지방으로 이는 유즙이 흰색의 불투명 액체의 원인으로 보고 있다. 또한, 단백질의 대부분은 Kasein이다. Ca, Ma, Na, P, K 등의 무기질은 산욕부가 섭취한 음식에 의해 만들어지며, 인공우유에 비하면 그 양이 비교적 적다.

(4) 모유수유의 의의

신생아에게 모유는 최고의 영양식이다. 산모 자신도 모유수유의 중요성을 이해한 뒤에 모유수유를 하는 것이 중요하며, 모유수유를 못하는 경우 간호사는 산모의 심리를 충분히 이해하고 지지해 줄 필요가 있다.

(5) 모유영양의 이점

모유에는 면역 globulin의 함유량이 높아 이는 감염에 대한 저항력을 높일 수 있으며, 모유의 성분과 분비량은 신생아의 소화능력의 변화와 일치한다. 언제나 적당한 온도로 수유가 가능하며 산모의 유방의 감촉은 신생아의 심리적인 안정을 도모하며, 모자 간의 상호작용을 촉진시킨다.

4) 산욕기의 산모 및 가족 구성원의 학습의 필요성

(1) 산모학습의 필요성

산욕기는 산모의 일생 중에서 중대한 신체적, 심리적인 전환기이며 새로운 삶에 적응하는 기간이다. 이 기간에 임신이나 분만을 통해서 변화한 생식기는 임신 전 상태로 돌아간다. 산욕기에 산모의 신체에 일어나는 회복의 과정은 새로운 변화이다. 태아와의 분리, 수유, 아기를 돌보는 일 등의 새로운 역할도 추가되어, 산모에게는 적응하기 위한 많은 노력이 요구된다. 그러므로 산모는 변화에 대해 알고 싶어 하고 또 학습해야 할 것이 많아진다.

산욕기 초기에 가족들은 산모가 새로운 변화에 적응하고 원만하게 학습하도록 산모를 지지해 주어야 한다는 것을 알고(Reva Rubinn에 의한 taking-in phase) 산모를 충분히 도와주는 것이 필요하다. 산모가 분만 후 다양한 불안과 자신감을 잃어도 가족이 지지를 잘해주면 어머니 역할을 잘할 수 있게 된다. 산욕기에 산모는 어머니가 되어 가는 정확한 방법을 학습함으로써 심신 양면에 걸쳐 산모로서의 자신감을 스스로 갖게 된다.

이 시기의 산모의 학습은 신체적인 건강을 회복하기 위한 self-care와 새로운 역할인 어머니가 되어가는 과정을 학습하는 것을 들 수 있다.

① 산욕기 산모의 자가 학습의 필요성

생리적인 복구현상을 촉진함	• 자궁수축을 촉진하기 위한 자가 학습 • 오로배출을 촉진하기 위한 자가 학습 • 산후통을 완화하기 위한 자가 학습
외음부의 회복을 촉진함	• 상처의 감염을 예방하기 위한 자가 학습 • 동통을 완화하기 위한 자가 학습
전신상태가 회복됨	• 변화된 징후의 자가 학습 • 적절한 영양을 섭취하기 위한 자가 학습 • 신체의 청결을 위한 자가 학습 • 배설을 위한 자가 학습 • 적절한 운동을 하기 위한 자가 학습 • 적절한 수면과 휴식을 위한 자가 학습 • 적절한 가족계획실시를 위한 자가 학습 • 호르몬환경의 변화에 대한 심리적인 대처방법을 위한 자가 학습

산욕기간에 산모가 스스로 하는 자가 학습은 새로운 삶에 적응하는 첫걸음이다. 그러므로 이 시기의 학습은 매우 의미 있는 일이다.

② 산모 역할획득의 필요성

산모가 되는 과정을 학습하는 데 필요한 중요한 요소가 네 가지가 있다. 그 중 첫 번째는 먼저 자신이 체험한 분만의 과정을 산모가 받아들이는 것이다.

두 번째는 산모의 신체가 순조롭게 회복되는 것이다. 신체적인 고통이 심한 경우에는 아기에게 감정을 표현하는 일이 곤란하다.

세 번째는 지금까지의 성장과정과 경험이 산모가 되어가는 과정에 큰 영향을 준다. 산모가 처한 상황과 능력에 맞게 진행할 수 있는 학습이 필요하다.

네 번째는 남편의 정신적인 지지를 얻고 있는가 하는 점이다. 산모가 남편의 적극적인 지원을 받고 있다면 산모가 되어가는 과정을 순조롭게 학습할 것이다.

산모역할의 긍정적인 학습	• 아기의 출생을 기뻐함 • 유아에게 관심을 가짐 • 유아의 욕구에 순응함
모유영양을 확립하기 위한 자가학습의 필요성	• 모유영양의 이점에 관한 자가 학습 • 모유분비를 위한 자가 학습 • 직접수유의 방법에 관한 자가 학습 • 유방에서 생긴 문제점에 관한 자가 학습
육아행동의 학습	• 유아와의애착관계를발전시키기위한학습 • 육아지식의 학습 • 육아기술의 학습 • 사회자원의 활용에 관한 학습 • 사회지원 네트워크의 활용에 관한 학습

⑵ 가족학습의 필요성

신생아가 출생하면 아버지는 사회적, 심리적, 행동적으로 다양한 변화에 직면한다.

신생아의 존재는 아버지에게 중대한 책임을 부여한다. 아버지가 되는 과정 초기에는 산모의 지지자가 되어야 하며, 새롭게 태어난 아기의 보호자이며 또한 양육자가 된다. 그 때문에 산모와 동일하게 아버지에게도 자신의 역할을 학습하는 일이 필요하다. 더욱이 아기의 출생에 따른 가족 내에서의 역할과 관계는 더 큰 변화를 요구한다.

부모라는 책임감이 커지고, 부부의 다양한 관계에 순응해야 한다. 또한, 가족 구성원들에게 아기를 자신의 생활의 일부로 받아들이는 것을 인식시키고, 새로운 상황에 적응하고 새로운 역할을 긍정적으로 받아들이는 과정이 필요하다. 새로운 가족 상황에 적응하고, 가족상호의 역할이 재통합되기 위해서는 새로운 학습체험이 필요하다.

① 아버지 역할획득의 필요성

아버지가 된 기쁨을 느낄 수 있으며 아기에게 더 많은 관심을 갖게 된다.

② 아버지 행동의 학습

아버지 행동의 학습내용으로는 모자관계를 촉진하기 위한 학습, 아기와의 상호작용을 발전시키기 위한 학습, 육아지식의 학습, 산모의 협력자로서의 육아기술의 학습을 포함하여 사회자원활용과 사회적인 지원네트워크의 활용을 할 수 있는 학습을 내용으로 한다.

2. 고위험 산욕여성

산욕기는 급격히 생리적인 변화가 일어나는 시기이지만 임신, 분만의 영향이 남아 있으므로 산모는 비정상적인 증상을 일으키기 쉽고, 생리적인 상태에서도 이탈하기 쉬운 상태가 된다. 더욱이 육아라는 새로운 역할이 추가되어 심리적인 이동기이기도 하다. 대부분의 산모는 생리적 · 심리적인 일탈에서 회복하지만, 신체적인 장애가 나타나면 진행이 되는 위험성도 있으며 동통을 동반하는 일도 많다. 정신적으로도 많은 영향을 받으므로 모자간의 관계형성에 장애를 줄 위험성이 있다.

산모의 분만 후에 나타나는 비정상적인 증상을 완화하고, 정상에서의 일탈을 예측하고, 이상증세를 조기에 발견하고, 양호한 상태로 회복하도록 돕는 것은 산욕기 간호의 중요한 역할이다.

1) 불쾌한 증상

(1) 배뇨장애

• 원인

산욕초기에 방광의 긴장이 저하되고 분만 중에 태아의 머리가 말초신경과 요도괄약근을 압박하며 복벽이 이완되어 복압이 저하됨으로써 발생한다.

• 증상

뇨의가 감소되고 배뇨시간이 지연되는 등의 배뇨곤란증이나 방광 내에 소변이 축적되는 현상인 잔뇨현상 등이 산욕 24시간 이내에 일어나기 쉽고, 통상 2~3일 정도 지나면 소실된다.

• 증상 악화에 영향을 미치는 요인

난산이나 장시간의 분만으로 증상이 악화되거나 외음부의 동통으로 배뇨를 참아서 방광에 영향을 미치기도 한다.

• 모체에 미치는 영향

방광 내에 축적된 소변이 자궁수축을 방해하고 방광염 등 요도감염의 원인이 된다. 이러한 증상들은 불쾌감과 요통을 유발하며 심적인 스트레스로 파급된다.

• 판단 포인트

자연배뇨가 시작되는 시기와 양을 관찰하고 방광팽만을 관찰하며 소변의 누수감과 배뇨장애와 방광염을 감별하여 간호수행을 하여야 한다.

• 간호중재

회음절개부의 동통과 수유시의 유방통증이 모체의 안정을 방해하는 경우도 있다. 또한, 봉합부위가 예민한 경우나 외음부에 혈종이 발생할 때에도 동통이 심해진다. 결국, 원인을 조사하지 않으면 안 된다.

기좌위로 자세를 취할 경우 외음부 봉합에 직접 물이 닿지 않게 앉도록 지도한다. 또한, 냉습포와 같이 환자에 직접적으로 불쾌감을 주는 요소를 제거한 후 연고용 진통제를 바른다. 염증이 없는 한 동통은 며칠이면 해결되는 점을 잘 설명하여 안심시킨다.

⑵ 회음부 봉합 통증

• 원인

회음열상이 없이 자연스럽게 질 분만을 한 후에는 회음부의 고통을 경험하지 않는다. 그러나 분만 시에 회음절개를 하고 봉합술을 하거나 또는 열상이 있는 경우, 특히 회음부의 순환이 장해를 받아 부종이 생기고 봉합부위에 혈종이 생긴 경우에 통증이 발생한다.

• 증상

동통과 부종이 있다.

• 증상 악화에 영향을 주는 요인

봉합술을 시행한 대부분의 산모는 어느 정도 회음부 통증을 경험한다. 창상의 범위와 봉합의 정도, 봉합부위의 압박자극과 긴장상태는 증상의 정도에 영향을 미친다.

• 모체에 미치는 영향

분만 후에는 회음부 절개로 인한 통증 때문에 배뇨를 참게 되고 자세 변경이 어려워지며, 분만 중에 다량의 출혈을 하여 저항력이 저하되고 오로 등에 의해 봉합부 주위에 감염의 위험성이 높아진다.

• 판단 포인트

동통을 완화시키며 봉합부 주위의 치유상태를 평가하고, 발적과 미란 등의 감염증후가 없는지를 확인한다.

• 간호중재

산욕기에는 분만의 영향으로 배뇨장애가 나타나는 경우가 있다. 방광 주변에 온습포 등을 적용한 후 4시간이 경과해도 자연적인 배뇨를 할 수 없을 때는 방광을 사정한 후 도뇨를 하고, 방광기능이 회복되기를 기다린다. 또한, 분만후 회음부에 동통과 함께 배뇨장애가 있을 때는 안정을 취하도록 하여 정신적인 지지를 하면서 배뇨를 촉진할 수 있도록 노력한다.

2) 산후 감염

출산 후 산도 내의 모든 세균성 감염을 말하며 생식기계와 비뇨기계, 유방의 감염을 포함한다. 산욕기 감염의 요인으로는 분만 전에 양막이 파막된 상태로 지속된 시간과 빈번한 질 내진, 태반 용수박리, 회음절개 등의 원인에 의해서 발생한다.

산전요인으로는 조기 파막과 조기 분만, 조기 진통과 양막이 파막된 상태로 성교를 한다거나 산전관리의 결여 등이 원인이 될 수 있으며, 빈혈이나 영양상태의 불량 등이 산후 감염의 직접적인 원인이 될 수 있다는 확신은 없으나, 이러한 요인들은 분만 전에 교정이 되어야 한다.

분만 중 요인으로는 분만 중 질내에 있는 세균들이 상부 생식기로 유입되는 것과 회음부나 자궁 등의 생식기계의 외상으로 조직이 괴사될 경우, 그리고 직접적인 원인은 될 수 없으나 태반 용수박리나 제왕절개 수술과 같은 출혈이 동반된 외상이나 조직의 괴사는 감염의 원인이 될 수 있다.

(1) 산욕열 (puerperal fever)

산욕기간 중 생식기에 세균감염이 일어난 질환이다. 임상학적으로 산욕 24시간 이후 10일 동안에 38℃ 이상의 발열이 2일 이상 유지되는 경우를 말한다. 산욕열은 산욕기에 발병하기 쉬운 감염의 총칭이지만, 유선염, 요도감염은 포함하지 않는다. 산욕열의 발생은 임산부 관리의 향상과 항생물질의 발달과 함께 격감했다.

• 원인

산욕기 감염의 주된 원인은 생식기의 감염이며 이외에 호흡기 감염이나 신우신염, 유방울혈, 혈전성 정맥염 및 창상농양을 들 수 있다. 원인균으로는 대장균 등의 gramme 음성 간균이나 박테리아 등의 혐기성균이다. 감염경로는 내부감염과 외부감염이 있다.

• 증상

심한 발열을 주로 호소한다.

• 증상 악화에 영향을 주는 요인

자궁 복구가 느리거나 모유수유를 중지하여 오로가 정체된다. 또한, 심한 노동이나 체력저하와 빈혈, 영양불량 등으로 전신의 저항력이 저하된 경우나 의료종사자의 불결한 의료행위로 인해 발생한다.

• 모체에 미치는 영향

병의 진행에 따라서 달라지며 심해지면 패혈증이 되거나 쇼크나 DIC로 악화되며 예후가 불량하다. 증상이 악화되면 산모는 심리적으로 불안해지며, 산욕열이 중증일 경우 수유를 중지해야 한다.

• 판단 포인트

병의 증상을 파악해야 하며 전신상태, vital check, 혈액 검사소견으로 백혈구의 증가, ESR, CRP의 결과를 확인한다. 오로 배양을 하여 요도감염, 유선염, 상기도감염 등을 감별한다.

• 간호중재

임신, 분만기에 조기파수가 있었을 경우, 자궁 내 감염을 일으키지 않도록 균조작을 엄격하게 하도록 한다. 질염과 같은 염증성 질환은 치료해 둔다. 배뇨 후 소독을 하며 청결한 손으로 돌본다. 속옷도 청결한 것을 입는다. 회음절개부의 동통과 치핵 등이 있으면, 깨끗하게 닦고 충분하지 않을 경우에는 소독을 하여 청결하게 한다. 또한 신생아에게 감염되는 것을 막고 다른 산모에게 감염되는 것을 방지한다.

(2) 산욕기 요로 감염증

산욕기에 요로계 감염이 생긴 것으로 방광염과 신우염이 있다. 발생빈도는 방광염이 높다.

① 방광염

• 원인

대장균이 가장 많고, 포도상구균이 그 다음, 연쇄상구균은 극히 적다. 감염경로는 요도에 감염되어 방광까지 염증을 유발한다.

• 증상

빈번한 뇨의와 배뇨통 등의 일반적인 방광염과 같은 증상을 보이지만, 자각증상의 발견은 늦은 경향이 있다.

• 증상 악화에 영향을 주는 요인

방광이 마비되거나 분만 중에 도뇨를 자주 하거나 지연분만으로 방광이 압박을 받거나, 방광요관 역류현상 및 산욕열로 인해 증상이 악화된다.

• 모체에 미치는 영향

신우염을 일으키기 쉽다.

• 판단 포인트

배뇨 중에 자각증상을 확인하고 활력증후와 소변 검사 결과 등을 확인하고, 신우염과 감별하기 위해 소변 배양검사를 하여 확인한다.

• 간호중재

도뇨는 가능한 한 피하고, 부득이 도뇨를 시행할 경우는 무균조작으로 하여 점막에 상처를 주지 않도록 한다. 배뇨 후 소독을 하고 수분을 충분하게 섭취하여 배뇨를 촉진한다. 소변 검사시 무균적으로 채뇨하고 원인균의 특성에 대한 약물을 투여한다.

② 신우염

• 원인

대장균이 가장 많고, 포도상구균, 연쇄상구균은 극히 적다. 감염경로로는 상행성으로 주로 발병한다.

• 증상

산욕 5~7일에 증상을 보이는 경우가 많다. 급성기는 오한 증상을 동반한 39~40℃의 불안이장열, 계류열이 발생하고 오심, 구토를 동반하는 일도 있다.

요통, 압통, 동통을 호소하고 때로는 방광염 증상을 보인다. 만성기는 증상은 가볍고 두통, 권태, 식욕부진, 쇠약 등이 나타나며, 증상이 일정하지 않다.

• 증상 악화에 영향을 주는 요인

방광염과 동일하다.

• 모체에 미치는 영향

악화되면 신부전으로 이행한다.

• 판단 포인트

배뇨시와 환부의 자각증상을 확인하고 전신상태와 활력증후와 소변의 검사소견을 확인한다. 급성기에는 뇨혼탁, 단백뇨, 백혈구, 세균 등의 증가를 확인하고 소변 배양을 실시한다. 산욕열의 초기에 패혈증과 감별한다.

• 간호중재

수분을 다량 섭취하도록 하며 항생제를 투약한다. 충분한 영양과 휴식을 하도록 도와주고 혈뇨 유무와 소변검사를 한다. 비뇨기계의 감염은 산욕기에 자주 발생하므로 초기에 감염 여부를 파악해야 한다.

③ 유선염

유선조직에 세균감염이 일어나서 나타나는 급성염증이다.

• 원인

대부분은 포도상구균이거나 연쇄상구균이며, 실질조직의 유선염은 유관에서 역행하여 세균이 침입한다. 간질성 유선염은 유두균열로 세균이 침입한 상태로, 증상은 중증이다. 유륜의 농양은 유륜 피하에 농이 형성되는 것으로 경증이 많지만, 방치해 두면 심부의 유선조직까지 파급하여 흉근 근막과의 사이에 유선하 농양을 형성한다.

• 증상

산욕 34주 경에 발생하는 경우가 많고, 국소의 발적과 부종, 동통이 현저하며, 12일 후에 오한과 전율을 동반한 38~40℃의 고열을 보인다. 또는 전신의 권태감을 호소하거나, 빈맥이 있거나 환부의 임파선이 붓거나, 압통이 생긴다. 농양이 형성되면 유즙에 농이 섞인다.

• 증상 악화에 영향을 주는 요인

유두균열이나 유방을 불결하게 다루거나 유아의 구강 안에 감염이 되었을 때 아기에게 직접 수유할 경우에 자주 발생한다.

• 모체에 미치는 영향

유방에 염증 증상이 나타나면 산모는 수유를 중지해야 한다. 유선에 생긴 농양은 절개 후 천자를 하여 배농시킨다. 농이 배출되어도 드물게 봉와직염으로 확대되는 일도 있다.

• 판단 포인트

유방의 이상 증상을 관찰해야 한다. 활력 증후와 CBC, CRP 등을 확인한다.
유즙을 배양해 보고, 산욕열과 감별해야 한다. 유방염은 증상이 나타나는 시기가 늦다.

• 간호중재

유방의 유즙 분비는 산욕 2~3일부터 시작된다. 젖의 분비를 촉진시키기 위해서 간호사는 산모가 분만 후에 피로를 잘 회복하고 수면을 충분히 취할 수 있도록 도와준다. 가능한 한 조기수유을 도와주어야 하며 유방 마사지를 미리 실시하여 유즙 생성을 촉진한다. 또한, 산모가 양질의 단백질과 수분을 섭취하고 심리적인 안정을 유지할 수 있도록 도와준다.
유즙의 분비를 촉진하기 위해서는 유두와 유방을 청결하게 유지해야 하며 이를 위해 유방 간호를 할 때는 비누와 흐르는 물로 손을 닦는다. 임신 중에 유두와 유륜의 마사지를 실시하여 피부의 탄력성을 유지하고, 수유를 마칠 때 유두에서 입을 열게 한 상태에서 떼어 놓는다. 유두균열이 있을 때는 수유를 중지하고 유방에 열이 있을 경우에는 얼음주머니 등의 냉요법을 사용한다.

❖ 모유영양을 가능하게 하기 위해 점검해야 할 요소들은 다음과 같다.

모친	• 모유영양을 희망하고 있는가? • 임신기의 모유영양을 위한 준비를 하고 있는가? • 과거에 모유영양의 경험은 어떤가? • 유방, 유두의 타입은 어떤가? • 유방 감염은 없는가?
신생아	• 포유능력은 어떤가? • 구토는 하지 않는가? • 구강에 이상은 없는가? • 배설은 했는가? • 일반적인 상태(체위, 활동)는 양호한가?

3) 산후 출혈

산후 출혈은 출산 후 처음 24시간 동안에 출혈된 총량이 500cc 이상인 경우를 말한다. 자궁 이완과 산도의 열상이 산후 출혈의 가장 흔한 원인이다. 산욕기 출혈은 집중적 출혈을 하며 매우 심각한 출혈을 하여 모성 사망의 주요 원인이 된다.

(1) 자궁복구부전

임신 중에 비대해진 자궁근 세포는 산욕기를 통해서 원래의 크기로 돌아가지만 그 회복과정이 늦어진 상태를 말한다.

• 원인

자궁 내 태반의 조각과 난막의 조각에 의한 것이 많지만, 자궁의 형태적인 이상이나 자궁의 과도신전 등도 원인이 된다. 또한, 이것은 자궁근 섬유의 수축을 방해하는 여러가지 원인에 의해서 발생한다.

• 증상

산욕기간에 비해서 자궁이 크고 유연하게 감지되어 자궁저가 깊고, 자궁경관의 폐쇄도 지연된다. 혈성 오로가 오래 분비되고 양도 많이 분비된다. 잔류 태반 조각이나 난막 조각은 자연적으로 배출되는 경우가 많다. 특히 대량출혈을 보이는 경우도 있으며, 적색오로의 분비를 방치하면 감염을 일으키고, 산욕열의 원인이 되기도 한다.

• 증상 악화에 영향을 주는 요인

산욕기 감염이 있거나 방광과 직장의 팽만과 오로가 정체되면 증상을 악화시키며 절대안정 등으로 움직이지 않을 때나 모유수유를 하지 않아서 유두의 자극이 부족할 경우에 증상은 더 악화된다. 또한, 조기 활동으로 피로감을 느끼며 충분한 음식물 섭취를 못하므로 영양 상태가 불량할 경우에 더 심해진다.

• 모체에 미치는 영향

오로의 정체 때문에 산욕열이 발병할 가능성이 있고, 전신상태가 악화되는 경우도 있다. 방치하는 경우 자궁에서 다량의 출혈을 할 가능성도 있다.

• 판단 포인트

촉진으로 자궁의 크기, 경도 및 오로의 상태를 산욕기간과 대조하면서 종합적으로 판단한다. 내진으로 산욕일수와 대조하고, 복구상태를 종합적으로 판단한다. 출혈이 멈추지 않는 경우 초음파 단층법으로 태반의 잔류나 오로 정체를 확인한다.

• 간호중재

자궁복구부전의 원인을 파악한 후 원인 제거를 한다. 활력증후를 측정하고 출혈량과 수분 섭취량, 배설량 등을 측정한다. 출혈로 인한 저혈량 증상을 조기에 파악한다. 배뇨, 배설이 원만하게 이루어지도록 하여 방광이나 직장의 팽만을 피하도록 한다. 산욕초기에 자궁저 마사지를 하고 조기이상을 장려한다. 되도록이면 빨리 직접 수유를 개시하고 아기의 흡입자극에 의해서 자궁의 수축을 촉진한다. 산욕체조를 하며 충분한 수면과 영양을 섭취한다.

(2) 자궁내번증

주로 분만 3기의 잘못된 관리로 비롯되며 태반이 만출된 직후 일어나는 경우가 빈번하다. 자궁이 내번되는 경우 매우 위급한 상황이다.

• 원인

출혈의 원인은 주로 자궁 근육의 견축과 수축이 이루어지지 않아 자궁 내막에 노출된 혈관들이 이완되기 때문이다. 태반을 만출시킬 때 제대를 지나치게 잡아당기거나 자궁저부를 압박하는 경우에 자궁이 내번한다. 또는 제대가 짧거나 태반의 용수박리를 할 때도 발생한다.

• 증상

거의 대부분 출혈을 동반하여 자궁이 내번되는 증상이다.

• 증상 악화에 영향을 주는 요인

제대 만출이 순조롭지 못할 경우 시간을 두고 태반을 박리해야 하는데, 제대를 인위적으로 당기게 되면 출혈량이 증가하여 증상이 악화된다.

• 모체에 미치는 영향

산모는 의식이 있는 상태이므로 분만 진행이 원만하지 못하다는 것을 알게 되어 불안하게 된다. 시간이 지나면서 공포심도 느낄 수 있으며 심하면 사망할 수 있다. 출혈이 멈추지 않으면 자궁을 제거해야 하는 일도 벌어질 수 있다.

• 판단 포인트

태반을 분리할 때 나오는 출혈인지 기타 원인에 의한 것인지 감별해야 하며, 분만 중이나 산욕기에 자궁내번의 증상이 있는지 판단해야 한다.

• 간호중재

출혈을 최소화하는 간호를 해야 한다. 자궁 수축이 원활하게 이루어지지 않을 경우 자궁수축제를 사용하고 만약 출혈성 쇼크 증상이 나타날 경우에는 수혈과 필요에 따라 산소를 준비해야 한다. 자궁저부가 내번된 경우 자궁을 원상태로 복구하고 재발의 우려가 있을 때는 거즈로 패킹을 하여 다시 내번되는 것을 막아야 한다.

(3) 산도의 열상

분만 중에 흔히 발생하는 것으로 경한 자궁 경부의 열상은 저절로 치유되는 경우가 많으나 깊은 열상을 사정하지 못한 경우 자궁동맥이나 자궁동맥의 분지까지 열상을 받아 많은 양의 출혈을 초래할 수 있다.

• 원인

중앙회음절개나 아두골반 불균형과 기계분만, 감염이나 산모가 허약한 경우 자주 발생한다.

• 증상

열상의 정도에 따라 출혈량이 다르다. 열상이 발생했을 때에는 통증과 함께 부종도 심하게 유발된다. 출혈로 인해 빈혈이나 쇼크에 이를 수도 있다.

• 증상 악화에 영향을 주는 요인

배변과 배뇨의 원활하지 못한 배설은 산도의 열상을 더 가중시킨다. 또한, 경부열상을 과다 봉합하는 경우 경부협착을 초래할 수 있다.

• 모체에 미치는 영향

회음체에 열상이 발생하면 산모는 이동이 부자연스러워지며 통증으로 인해 정서적으로 날카로워지고 안정을 찾지 못한다. 또한, 외상의 정도에 따라 회복이 지연되는 경우 2차 감염의 우려와 통증으로 인해 신생아와의 애착이 결여되는 경우가 많다. 심한 경우 성교통을 가져올 수 있다.

• 판단 포인트

산도 열상의 정도를 면밀하게 파악하여야 한다. 열상이 깊이 생긴 경우 출혈을 우려해야 한다.

• 간호중재

출혈의 원인을 신속히 찾아서 제거해야 한다. 열상이 심한 경우 봉합을 해야하며 분만 후 배뇨의 어려움을 중재해 주어야 한다. 부종과 함께 동통완화를 위해서 간호사는 간호중재를 해 주어야 한다.

4) 기타 산욕기 질환

(1) 빈혈

• 원인

대부분은 철분 성분의 부족에 의한 빈혈이다. 임신 중에 계속된 만성빈혈이거나 분만 중에 대량의 출혈이나 혈성오로의 증량, 혹은 산욕기에 대량의 출혈로 오는 급성빈혈이 대부분이다. 이는 자궁복구부전 등의 합병증으로 올 수 있다.

• 증상

얼굴과 손톱에 청색이 나타난다. 움직일 때 현기증이 나타나거나 귀가 울리거나 어깨 결림 등의 증상도 있다.

• 증상 악화에 영향을 주는 요인

자궁복구부전이나 봉합부위에서 다시 출혈하는 상태로 악화될 수 있다.

• 모체에 미치는 영향

빈혈 증상이 있는 산모는 쉽게 피로하며 유즙 분비가 부족하다. 감염에 대한 저항력이 저하되며 자궁의 복구지연 현상이 나타난다.

• 판단 포인트

산욕 3~5일에 Hb가 11g/L 미만인 경우나 대량의 출혈 시에는 분만 후 첫째 날에 검사한다. 백혈병과 재생불량성 빈혈 등과의 감별진단이 필요하다.

• 간호중재

고단백식이와 철분을 충분히 섭취하며 철분제제의 투여를 병행한다. 철분제제를 복용할 때에는 철분의 흡수를 높이기 위해서 공복 중이거나 차나 커피 등의 복용은 피한다.

(2) 정맥류

정맥류란 국한된 정맥이 확장된 것을 말한다.

• 원인

임신시 자궁의 증대로 인해 하대정맥계의 정맥압이 항진되고 황체호르몬의 증가로 정맥관벽이 이완되어서 생긴다.

• 증상

임신 중에 대퇴, 외음, 하지에 많이 나타나며, 때로는 국한된 동통을 호소하는 경우도 있다. 분만 후 그 원인이 제거되기 때문에 빠른 속도로 소실되는 경우가 많다.

• 증상 악화에 영향을 주는 요인

임신 중의 정맥류의 상태 정도에 따라 분만 후에 정맥류가 혈전을 형성할 수 있다. 조기이상이나 조기보행이 지연되는 경우에도 증상이 악화된다.

• 모체에 미치는 영향

분만종료 후 자연적으로 개선되는 경우가 많지만 완치되지는 않는다. 분만하는 과정에서 파열에 의해서 다량의 출혈이나 혈종을 동반하는 경우도 있다.

산욕 3주 후 임신 중의 정맥류 부위에 혈전이 생기고, 표재성 혈전성 정맥염으로 진전되어, 염증이 호전된 후에도 드물게 수술치료를 하는 경우도 있다.

• 판단 포인트

임신과 분만 시의 정맥류의 유무를 확인하고, 산욕기의 혈전성 정맥염과의 감별진단이 필요하다.

• 간호중재

염증과 동통이 있는 경우는 정맥류용의 탄력스타킹을 사용하고, 하지를 베개 위에 올려놓고 휴식을 시킨다. 거들 등의 사용은 금한다.

(3) PIH 후유증

PIH는 분만이 종료하면서 증상이 개선되는 경우가 많지만, 산욕 1개월 이상이 경과되어도 고혈압과 단백뇨가 잔존하는 것을 말한다.

• 원인

환자가 임신시 PIH 과거 병력과 임신력에 의해 위험도가 높은 산모를 예측한다.

• 증상

PIH 증상 중에서도 대부분 고혈압 경증이 남아 있으며 단백뇨도 검출된다.

부종은 산욕 3주 후에 사라진다.

• 증상 악화에 영향을 주는 요인

분만의 피로도가 높은 경우에 회복이 더 지연되며, 급히 일상생활로 복귀하는 경우 불면과 수분 및 염분의 과다섭취 등도 증상에 영향을 미친다.

• 모체에 미치는 영향

중증의 경우 분만 후 48시간 이내에 경련을 일으키는 경우가 있다. 망막의 세동맥경화나 고혈압성 변화를 초래하고 장기간에 걸쳐 만성화가 되는 경향이 있어, 다음 임신에 영향을 크게 미친다.

• 판단 포인트

산욕 1개월 후에 증상을 확인하고 다른 질병으로 인해 고혈압과 단백뇨, 부종을 초래한 환자와 감별을 해야 한다.

• 간호중재

산욕기에도 연장된 PIH의 증상을 관찰하고, 고혈압이 지속되는 경우는 안정을 시킨다. 식이요법도 함께 병행한다.

⑷ 산후 우울

산욕 3일째 경부터 일과성의 가벼운 억압상태가 나타나는 경우를 말하며, 산모의 10~30%에서 나타난다.

• 원인

원인은 아직 분명히 밝혀지지 않았지만, 분만 후 급격한 내분비계의 변화와 관련이 있는 것으로 보이며, 이와 같은 신체적인 요인으로 심리적, 사회적인 요인이 추가되어 증상이 나타난다고 본다.

• 증상

자주 울고, 억압된 감정으로 의기소침해지며 기분의 변화, 불면증, 식욕저하 등의 증상이 주로 나타난다.

• 증상 악화에 영향을 주는 요인

모유영양이 서툴거나 신생아를 돌보는 데 어려움이 있을 때 증상이 악화되며 부부간의 갈등이 있거나 산후 조리에 남편과 가족이 비협조적일 때 더 심해진다.

• 모체에 끼치는 영향

증상의 경과는 일과성으로, 통상 2주 정도 지나면 증상은 소실되지만, 일부는 산욕기에 발병하여 산욕기의 정신적인 장애나 정신분열증으로 이행하는 경우도 있다.

• 판단 포인트

산후 우울이 나타나는 시기와 증상을 관찰하여 산욕기에 일어나는 정신질환과 감별해야 한다.

• 간호중재

분만 후의 기분이 침체되는 것을 지지해 준다. 산모의 이상 증상을 하나라도 가볍게 보지 말고 확인하며, 산모를 격려하고 부정적인 시각과 언어를 피한다. 산모가 피로해하거나 잠을 자지 못하는 경우 도와주어야 한다.

(5) 치핵

항문과 직장의 정맥들이 압박을 받아 혈액 순환이 원활하지 않아 치핵으로 변화된다. 산모의 반 이상이 보유하고 있다.

• 원인

임신 중에 자궁의 증대와 황체호르몬의 영향으로 치핵이 형성되고, 분만할 때 아이의 머리가 누르는 압력에 의해서 형성된다. 치핵이 유발되는 원인으로는 임신과 분만, 특히 태아 만출 시의 압력이 가장 큰 영향을 주고 있다.

• 증상

출혈과 동통 및 탈항이며 경산부보다 많고 분만 직후에는 극심한 통증을 동반하는 경우가 많다. 산욕기에는 분만 후 자궁의 수축과 함께 하대정맥계의 순환이 개선되어, 대다수는 증상이 호전된다.

• 증상 악화에 영향을 주는 요인

국소적 순환부전이나 항문부에 오염이 있거나 변비 등에 의해서 악화된다.

• 모체에 미치는 영향

증상이 있을 때 완치를 하지 않고 다시 임신을 하면 악화된 상태로 재발한다.
중증일 경우 수술치료를 해야 한다.

• 판단 포인트

임신과 분만 시에 치핵의 유무를 확인하고 항문부의 증상을 관찰한다.

• 간호중재

배뇨를 촉진하기 위해서는 규칙적으로 식사를 권유한다. 배설을 규칙적으로 시키고 배설 후 항문 부위의 청결을 유지하고 젤리나 연고 등을 바른다. 동통이 있을 때는 더운 찜질을 한다. 측와위의 자세로 복압을 금하고 구강호흡을 시켜 호흡을 일정하게 유지하게 한다. 좌약을 사용할 경우에는 항문 부위의 속까지 깊이 삽입하고 바로 누른다.

제 5 장

출산조절 및 불임

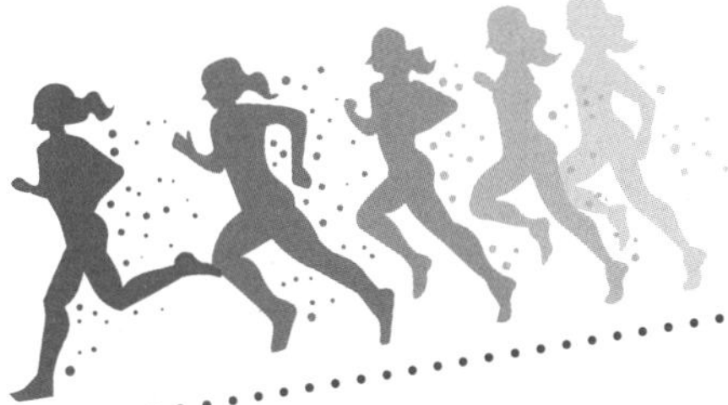

WOMAN AND HEALTH

1. 출산조절
2. 불임(Infertility)

1. 출산조절

1) 가족계획의 의미

가족계획이란 부모의 건강, 가정의 경제적 능력과 자녀를 양육해 낼 부모로서의 책임을 감당할 수 있는 능력에 알맞게 계획을 세워 출산하는 것을 의미한다. 즉 분만의 시기, 자녀의 수, 터울을 미리 계획하는 것으로 가족계획과 수태조절과 같은 뜻으로 사용되기도 한다. 수태조절이란 가족계획을 실천하기 위한 효과적인 피임 방법들을 의미하며 중요한 건강관련 의사결정이다. 피임은 개인적, 사회적 관련성을 가지고 선택적으로 임신을 예방하는 것이다.

우리나라는 1962년 대한가족계획협회(현 인구보건복지협회)를 설립하여 산아제한 사업을 대대적으로 실시한 결과, 출산율이 현저히 낮아져 근래에는 세계에서 유래를 찾아볼 수 없을 정도로 가장 낮은 출산율을 보이고 있다. 2021년 현재 합계출산율 0.84명으로 세계에서 가장 낮은 수준을 보이고 있어 가족계획사업의 방향이 적극적인 출산장려정책을 강구해야 할 상황에 직면해 있다.

2) 가족계획시 고려할 점

생리적으로 이상적인 분만연령은 20~25세로 본다. 만일 이 시기에 부모될 준비가 되지 않았다면, 적어도 30세 이전에 초산할 것을 권장한다. 그 이유는 20세 이전은 생식기가 미성숙하고 정서적으로도 부모역할 획득에 어려움이 있으며, 35세 이상은 기형아 출산과 모체의 합병증 발생 위험이 증가하기 때문이다.

이상적인 터울은 자궁의 충분한 휴식기간을 고려하여 3~4년이 적절하다. 또한 결혼 후 적어도 6개월~1년 이후에 임신할 것을 권장한다. 결혼에 적응할 기간이 필요하고 부부의 애정을 깨닫고 부모로서의 역할이 준비될 필요가 있기 때문이다.

3) 피임

피임이란 임신되어 착상되는 과정 즉 성세포의 생산, 수정부위까지 성세포의 수송, 수정, 수정란의 자궁 내 운반 및 착상을 안전한 방법으로 방해하는 것을 의미한다. 따라서 이러한 과정 중 한 단계를 안전하게 방해하면 피임의 목적을 달성할 수 있다. 우리나라의 유배우자의 피임 실천율은 높으나 혼전관계, 특히 10대 피임 실천율은 상대적으로 저조하다. 그러므로 청소년 초기부터 성교육에 적절한 피임방법을 포함시킨다면 원치 않는 임신과 10대 임신을 어느 정도 줄일 수 있을 것이다.

(1) 피임방법의 원리

① **성세포생산 억제** : 고환이나 난소제거는 영구적인 성세포 생산을 중지시킬 수 있다. 피임방법이라기 보다는 거세(castration)라 할 수 있다.

② **성세포 수송 억제** : 일시적인 방법으로 배란을 억제하는 경구피임약, 배란 억제 주사약, 피하이식용 배란 억제제가 있으며, 영구적인 방법으로는 정관절제술, 난관결찰술, 난관절제술 등이 있다.

③ **수정저지** : 생리적 방법으로 질내사정을 피하는 성교중절법, 배란기를 피하여 성관계를 갖는 안전기 성교법(점액관찰법, 월경주기법, 기초체온법)이 있으며, 기구나 약물을 사용하는 방법은 콘돔, 페서리, 캡, 질세척법, 살정제 사용 등이 있다.

④ **수태(착상)저지** : 수정란이 자궁강 내로 운반되어 자궁내막에 착상하는 과정을 방해하는 자궁 내 장치 피임법, 수정란이 착상하였다 하더라도 조기에 자궁 탈락막을 박리시키는 방법으로 월경조절법 및 성교 후 응급복합피임약이 있다.

(2) 피임방법의 조건

피임방법의 선택 조건은 부부의 개인사정 및 선호도, 사용능력, 지식수준 및 분만경험, 사회문화적 조건, 피임성공률 등에 따라 다양하다. 여러가지 피임방법에 대한 정확한 정보를 접한 다음 부부의 개인사정과 피임방법이 갖추어야 할 조건 등을 고려하여 피임방법을 선택하도록 한다. 피임방법이 갖추어야 할 이상적인 조건은 다음과 같다.

- 피임효과가 확실해야 한다. 피임법의 효과는 어느 정도의 효과만으로는 목적을 달성하기 힘들다. 따라서 그 효과가 절대적이고 확실하여야 한다.
- 인체에 무해해야 한다. 피임법은 인체에 적용시키는 물리적, 화학적 방법으로서 부부 어느 한쪽이라도 건강에 지장을 주어서는 안 된다. 혹시 부작용이 있다 하더라

도 곧 회복 가능하거나 아주 경미해야 한다.

- 피임효과가 일시적이고 복원 가능한 것이어야 한다. 피임의 효력발생기간을 예측할 수 있어 계획적인 임신도 가능해야 한다.
- 성교나 성감을 저해해서는 안 된다. 피임법이 성행위를 불편하게 하거나 성행위 본래의 목적을 훼손해서는 안 된다.
- 사용방법이 간편하여야 한다. 효과가 탁월하다 하더라도 사용방법이 불편하거나 복잡하면 사용도가 저하된다
- 경제적이어야 한다. 효과가 확실한 피임방법이라 하더라도 경제적인 부담이 크면 소수에게만 적용될 수 있기 때문에 대중적인 보급을 위해서는 비용이 저렴해야 한다.
- 부부가 서로 합의하고 선호하는 방법이어야 한다. 부부의 피임에 대한 지식과 경험, 경제적인 여건과 선호도를 고려했을 때 부부가 서로 합의할 수 있는 방법이 좋다
- 피임에 실패했다 하더라도 태아에게 악영향을 주지 않아야 한다. 아무리 효과가 탁월한 피임방법이라 하더라도 어느 정도 실패율은 있다. 따라서 피임에 실패하여 임신했을 때 낙태를 해야 하거나 태아에게 기형을 유발한다면 안전한 피임방법이라고 할 수 없다.
- 성 접촉에 의한 성병감염과 인간면역결핍바이러스의 감염을 예방하는 효과를 지녔다면 피임효과 못지않게 중요하다.

(3) 자연피임법

자연피임법이란 물리적 차단이나 화학적인방법이 사용하지 않는 달력피임법, 경관점액관찰법 그리고 기초체온 및 증상관찰법을 이용하여 수태가능시기를 알아내어 이 기간 동안 금욕하는 방법을 의미한다. 질외사정법도 자연피임법에 포함시킬 수 있다.

① 달력법(Calendar rhythm method)

적어도 6개월간 계속해서 각 월경주기를 달력에 기록해두어야 한다. 임신 가능시기는 가장 짧은 월경주기에서 18을 뺀 날부터 가장 긴 주기에서 11을 뺀 날까지이다. 가령, 가장 짧은 주기가 26일, 가장 긴 주기가 30일 이라면 가장 짧은 주기인 26일에서 18을 빼면 8일 째, 가장 긴 주기인 30일에서 11을 빼면 19일 째가 된다. 그러므로 임신 가능 시기는 월경주기 제 8일에서 19까지가 된다.

② 기초체온법(Basal body temperature, BBT)

기초체온이란 체온을 변화시킬 수 있는 모든 인자들을 제외하였을 때 측정한 체온을 말한다.

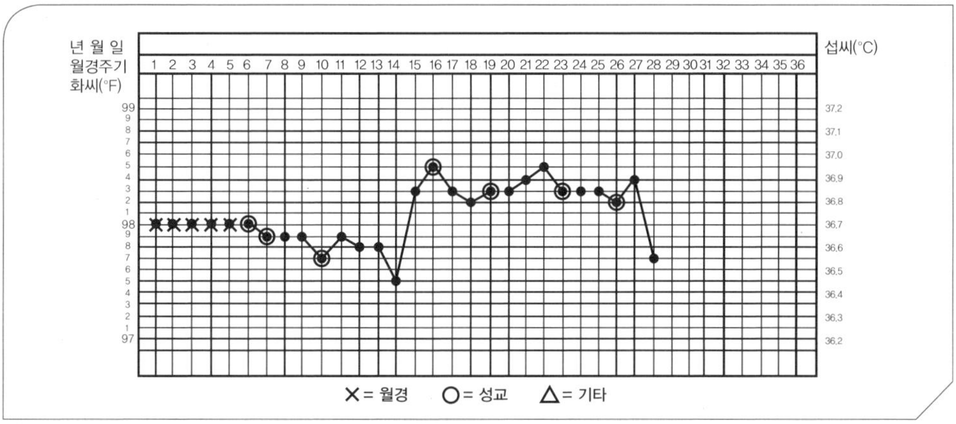

그림 5-1 기초체온법

건강한 여성은 배란주기에 따라 체온이 변화된다. 기초체온법이란 배란이 일어나기 전과 후의 체온의 자연적인 변화에 의해 배란을 예측할 수 있는 방법을 말한다. 각 월경주기의 6일 째에서부터 매일 아침 거의 같은 시각에 눈을 떠서 침상에서 일어나기 직전에 구강으로 체온을 재서 기록해야 한다. 기초체온은 월경주기 동안과 이후 5~7일간 36.2~36.3℃를 나타내지만 배란 후 황체 초기에 프로게스테론의 증가로 약 0.2~0.4℃의 상승을 가져와 월경주기 시작 전 2~4일까지 일정한 상승상태를 지속한다. 임신이 되면 상승상태가 지속된다. 즉 배란 후 3일 저녁부터 월경이 시작될 때가지가 안전기간이다.

③ 경관점액관찰법(Cervical mucous test, Billings법)

점액관찰법이란 혈액 내 에스트로겐과 프로게스테론의 양이 증가할 때 경관 점액의 분비량과 양상이 달라지는 현상을 관찰하여 배란시기를 추정하는 방법이다.

월경이 끝난 후 2~3일 동안은 분비물이 거의 없이 건조하며 3~4일 후부터 점액이 분비되기 시작하여 점차 양이 많아지고 배란 전 에스트로겐이 우세할 때에는 물처럼 맑고 엷은 분비물이 점점 많아진다. 손가락 사이에서 5㎝ 이상 늘어난다.

(최고의 수정확률). 배란 후에는 점액의 점도가 높아져서 진득진득하며 흐리고 몽글몽글하다가 월경주기 마지막 날까지 건조해진다.

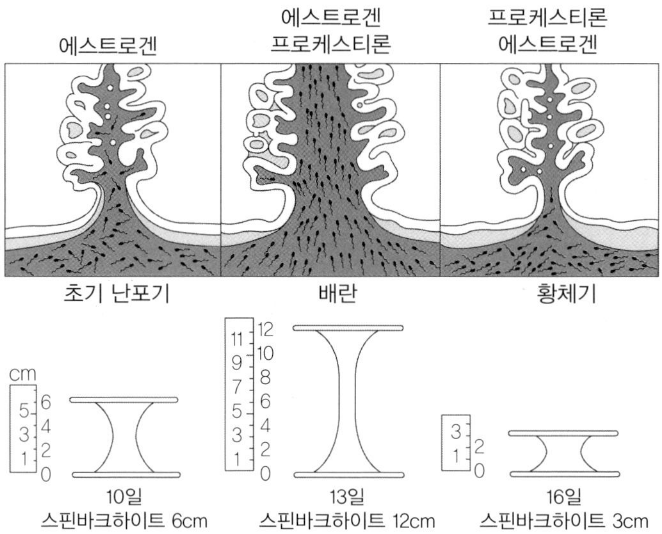

그림 5-2 경관점액 관찰법

④ 증상체온법(Symptothermal method)

월경주기 동안 이차적으로 나타나는 증상, 즉 성욕증가, 주기중간 출혈, 배란통, 골반 충만감 또는 압박감, 외음 충만감 등을 인지하면서 기초체온과 경관점액관찰 법을 병용하는 것이다.

⑤ 배란예측 검사법(Predictor test in ovulation)

배란 12~24시간 전에 발생하는 황체형성호르몬의 급격한 분비증가를 탐지하는 것으로 색깔이 변하는 기구로 황체호르몬의 분비증가를 알아낼 수 있다.

⑥ 질외 사정법(Withdrawal)

남성이 사정하는 순간 질 내나, 질 근처가 아닌 생식기 외부에 사정하는 것이다.

성병예방이 불가능하며 남성이 사정하기 전에도 수정 능력이 있는 정자가 배출될 수 있기 때문에 엄밀하게 판단해서 피임방법이라고 보기 힘들다.

(4) 차단 방법 (Barrier method)

정자와 난자 사이에 벽을 형성하여 임신을 예방하는 방법으로 피임효과는 물론 어느 정도의 성병예방 효과도 있다.

① 경관 차단방법

- 다이아프램 : 경부를 씌울 수 있는 직경 50~95㎜의 얇고 볼록한 모양의 고무로 된 기구이다. 사용 전 맞는 부인과 검진을 받아 잘 맞는 사이즈를 결정해야하며 살정제와 병용하면 보다 효과적이다.
- 경부 캡 : 22~31의 컵 모양의 부드러운 고무제품으로 다이아프램과는 달리 경부에 꼭 씌우는 피임도구이다. 살정제가 있어 48시간 동안 효과를 발휘하고, 마지막 성관계 후 적어도 6시간 동안 그대로 두어야 한다.
- 피임스폰지 : 1g의 노녹시놀-9라는 살정제를 함유한 일회용 폴리우레탄 스폰지로 경부에 꼭 맞게 끼울 수 있도록 되어 있고 고리가 달려 뺄 수 있게 되어 있다.

② 콘돔(Condom)

얇고 탄력성이 좋은 라텍스 고무제품으로 정자뿐만 아니라 성병도 차단할 수 있다. 그러나 외음부를 통해서 전파되는 성병까지 예방하는 것은 어렵다. 성교 시마다 새로운 것을 사용하고 여성 성기에 삽입하기 전에 발기된 음경에 잘 씌워 사용한다.

③ 페미돔(Female condom)

남성용 콘돔과 같이 여성의 질에 맞게 제조된 콘돔으로 폴리우레탄 재질이다.

성병예방 효과가 있고 여성이 조절할 수 있다.

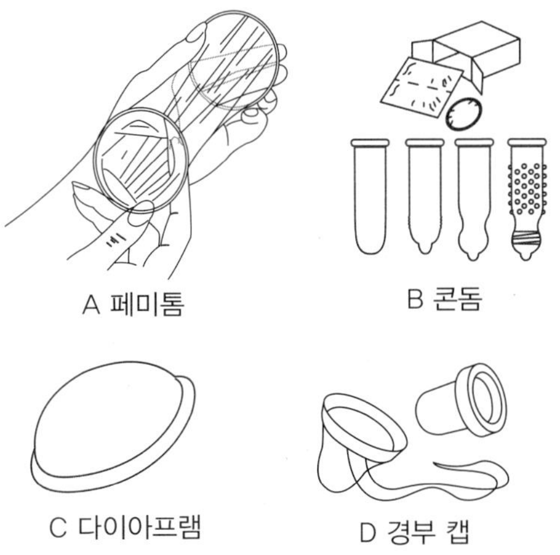

그림 5-3 차단방법

⑸ 살정제(Vaginal spermicides)

화학적 방법으로 정자에게 작용하여 정자의 통과를 방해하는 차단방법이다. 살정제는 거품형, 젤리형, 크림형 혹은 정제형으로 정자를 죽이는 노녹시놀-9 제제의 화학물질이다.

질 내에 삽입하면 질 점액에 의해 용해되어 효능을 발휘한다. 용해 후 효능을 발휘하는 데는 5분 정도의 시간이 소요되며 효능의 지속시간은 1시간 정도이다.

⑹ 경구피임약(Oral contraceptives)

합성 에스트로젠과 프로게스틴의 복합제 또는 프로게스테론 단독 제제로 경구용제제와 피하에 심는 방식의 두 가지 형태가 있다.

① 복합에스트로겐과 프로게스틴 경구피임약

시상하부와 뇌하수체 전엽의 기능을 억압하여 난포자극호르몬과 황체형성호르몬의 분비를 저하시켜 난포의 성숙과 배란을 억제한다. 자궁내막이 복용 1~4일 후 물렁해지며 월경량은 적고 기간이 짧아진다(2~3일). 프로게스틴의 영향으로 경관점액이 끈적거려 정자가 통과하기 어려워진다. 매일 일정한 양을 먹어야 효과가 유지된다.

- 복용방법
  - 월경주기의 첫 7일 중 어느 하루에 복용하기 시작하거나 분만이나 유산 후 3주 이내에 복용하기 시작한다. 단 복용 첫 주는 다른 피임법 병용한다.
  - 4주일 중 3주 동안 매일 복용하고 1주간 복용 중지한다.
- 장점
  - 성 활동에 영향을 주지 않는다.
  - 출혈량이 적어 철결핍성 빈혈의 경향이 낮아진다.
  - 월경경과다, 월경곤란증, 월경전 증후군 등의 빈도가 낮아진다.
  - 난소암, 난소종양, 자궁내막선암, 난관임신, 유방암 등의 빈도가 낮아진다.
  - 폐경 전 · 후기 여성이 복용할 경우 규칙적인 월경주기, 규칙적인 호르몬 양상, 그리고 피임효과 외의 건강상 이점이 있다.
- 단점
  - 에스트로겐 과다 부작용 : 오심과 구토, 현기증, 부종, 다리경련, 유방크기의 변

화, 기미, 시각변화, 고혈압, 혈관성 두통

- 에스트로겐 부족 부작용 : 조기 점적출혈(월경주기 1~14일), 과소월경, 신경과다, 성교통을 유발하는 위축성 질염
- 프로게스틴 과다 부작용 : 식욕증가, 피로감, 우울 유방압통, 질내 효모감염, 지성피부와 두피, 조모증 그리고 복용중단 후 무월경 등
- 프로게스틴 부족 부작용 : 후기 점적출혈, 비정상적 출혈(월경주기 15~21일), 덩어리가 있는 많은 출혈, 유방크기의 감소 등

- 금기증
  - 혈전색전증, 혈전생성 가능성이 큰 경우(장기간의 부동)
  - 유방암 및 에스트로겐 의존성 종양
  - 임신 및 산욕기 수유 6개월 미만
  - 간기능 저하 및 간종양
  - 35세 이상의 흡연자(하루 2개비 이상)
  - 국소적 신경증상을 가진 두통
  - 고혈압, 그리고 심혈관질환을 가진 당뇨병(20년 이상된)
- 경구피임제와 병용 사용시 효과가 감소되는 약물
  - 항경련제 : phenytoin sodium, carbamazepine, primidone, topiramate
  - 항균제 : griseofulvin
  - 항생제 : rifampicin
- 경구피임제가 효과를 감소시키는 약물 : 인슐린, 경구 항응고제

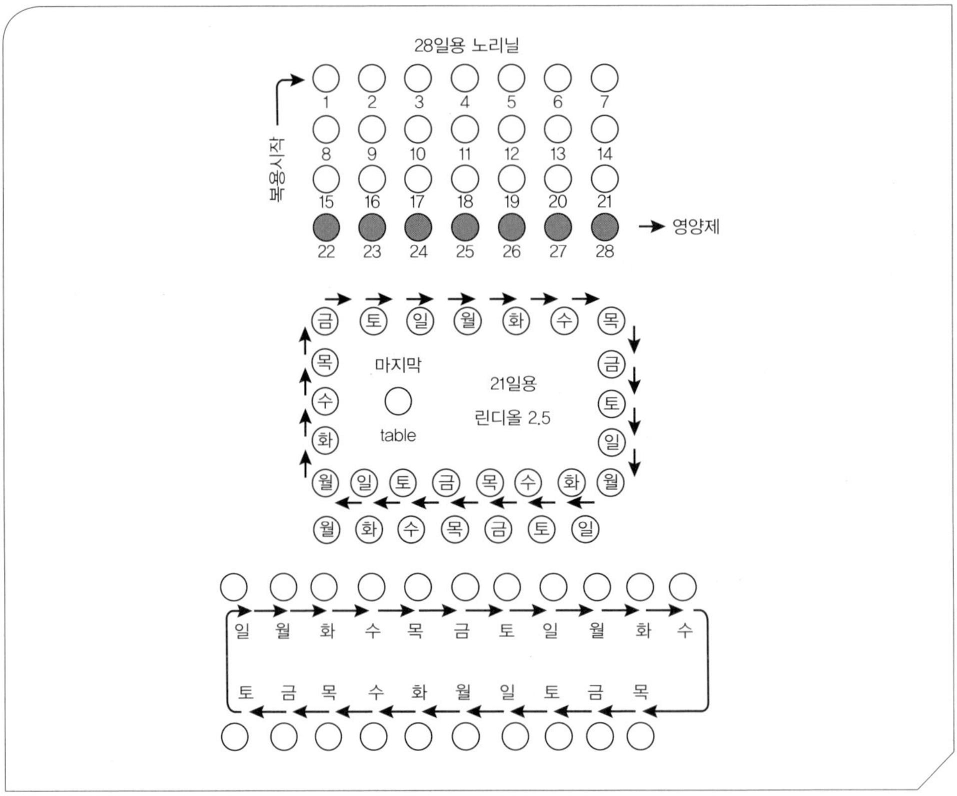

그림 5-4 경구피임약

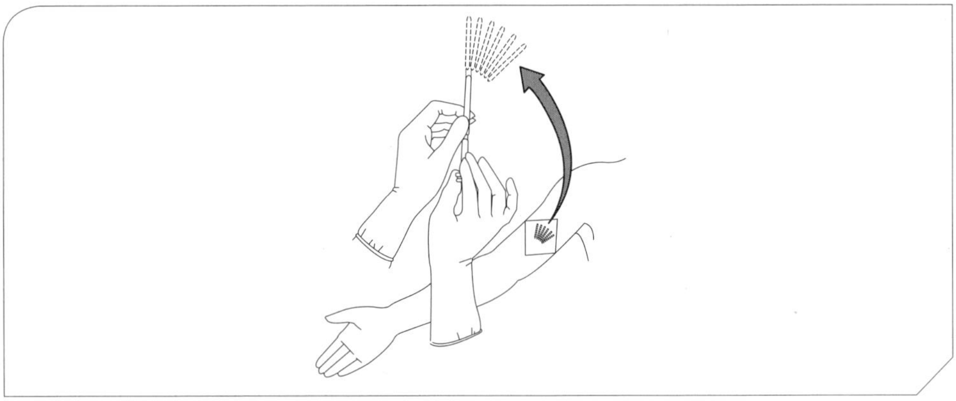

그림 5-5 이식용 노르플란트 피임법

② 프로게스틴 피임약

배란을 방해하고 경관점액을 두껍게 하며 점액량을 감소시키고 자궁 내의 성숙을 변화시킨다.

- 경구 프로게스틴
- 프로게스틴 주사약 : 150㎎을 삼각근이나 대둔근에 근육주사한다. 12주 마다 주사를 맞아야 한다.
- 이식 프로게스틴(Norplant) : 6개의 유연하고 생물분해성이 없는 실라스틱 캡슐로 되어 있고 5년까지 피임되는 프로게스틴을 함유하고 있으며, 국소마취나 봉합이 필요없는 작은 절개를 하여 상완의 안쪽에 피하로 삽입한다. 복귀가 가능하고 장기간 피임 가능하다.

③ 응급피임약

고량의 에스트로겐과 프로게스틴 제제로 무방비의 성관계 후 72시간 내에 사용하며 두 번째 용량은 12시간 후에 사용한다. 배란과 착상을 예방하기 위해 고량의 복합 경구피임약이 사용된다. 임부에게는 비효과적, 복용 후 21일 이내에 월경이 시작되지 않으면 임신검사를 받아야 한다. 구리를 함유한 자궁 내 장치도 또 다른 응급피임법이다.

응급피임약 복용으로 인한 오심을 감소시키기 위하여 복용 후 1시간 전에 진통제를 복용하도록 한다. 성병의 예방은 불가능하며 피임의 효과는 75% 정도이다.

(7) 자궁 내 장치(Intra uterine device, IUD)

T자 모양의 약물이 첨가된 기구를 자궁강 내로 삽입하는 것으로 지속적인 화학 작용으로 경관점액과 자궁내막의 성숙에 효과를 나타낸다.

월경주기 동안 아무 때나 삽입이 가능하며 분만이나 유산 후에 즉시 삽입 가능하고 흡연여성, 35세 이상, 고혈압이나 다른 혈관성 질환이나 당뇨가 있는 여성에게 적합한 방법이다. 골반감염성 질환의 내력이 있거나 임신 시에는 삽입을 금기한다.

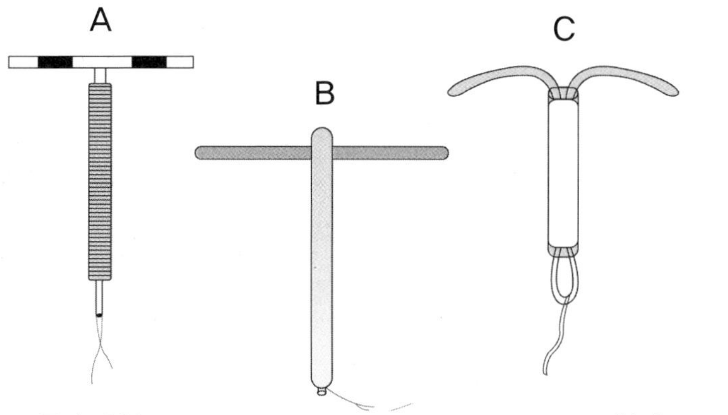

그림 5-6 자궁 내 장치들

⑻ 불임술(Sterilization)

여성의 난관이나 남성의 정관을 수술하여 난자나 정자의 이동을 막는 피임법이다.

① 여성불임술

- 난관폐쇄(tubal occlusion) : 난관결찰, 난관전기응고법 또는 밴드나 클립을 사용하는 경우 작은 개복술을 시행한다.
- 난관복원술 : 난관 연속성 재개와 기능은 기술적으로 복강경 난관 전기응고법 후를 제외하고 가능하며. 비용이 많이 들고 어렵다. 효과는 불확실하다.

② 남성불임술

- 정관절제술(vasectomy) : 가장 손쉽고 가장 흔히 시행되는 남성불임술, 국소마취하에 음낭의 양측에 작은 절개 후 양쪽 정관의 일부를 전기소작으로 폐쇄 시키거나 잘라내는 방법이다. 약 2일간 수술부위 통증으로 휴식하도록 권장하고 있으며, 남아있는 정자 때문에 수술 후 6회 정도는 콘돔 사용 권장한다.
- 정관복원술 : 현미경수술로 정관재문합술. 성공률 98%이나 임신율은 낮은 편이다.

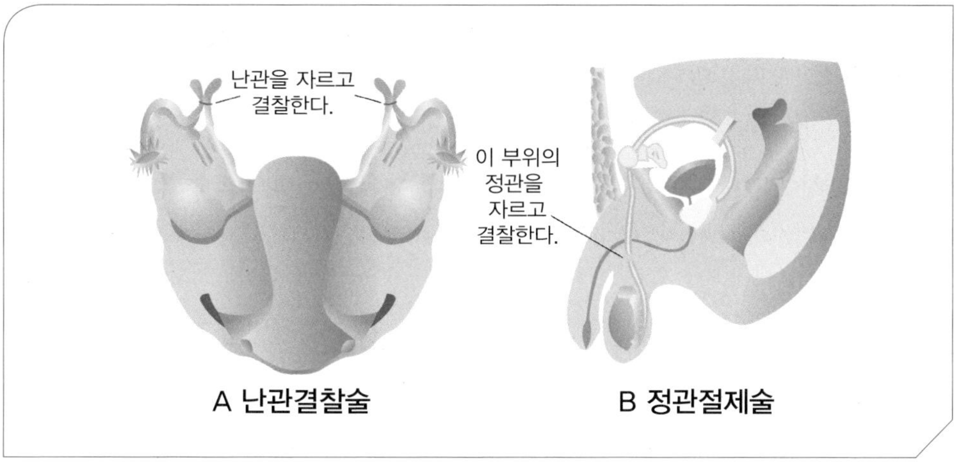

그림 5-7 불임술

2. 불임(Infertility)

불임(不姙)은 '아이나 새끼를 배지 못하는 상태'를 일컫는 용어이다. 불임은 약 1년간 어떠한 장애없이 정상적인 부부관계를 하였음에도 불구하고, 임신이 되지 않는 상태를 말한다. 과거에 한 번도 임신을 해본 적이 없는 상태로 계속 임신이 되지 않는 것을 일차성 불임이라 하고, 과거에 한 번 이상 임신을 해본 기왕력이 있는 상태로 현재 임신이 되지 않는 것을 이차성 불임이라 한다.

결혼 후의 임신율은 부부의 연령, 결혼기간, 성교 횟수 등에 의해 결정된다. 수태능력(fecundability)은 한 번의 임신주기 동안에 임신을 할 수 있는 확률을 말하며, 가임력(fecundity)은 한 번의 임신주기 동안에 정상적으로 건강한 태아를 출산 할 수 있는 확률을 말한다. 정상적인 한 부부의 수태능력은 약 20~25% 정도이다.

부부들의 약 90% 정도는 12개월 안에 임신을 하게 된다.

불임의 발생빈도는 연구 보고마다 약간의 차이는 있으나 가임기 여성의 약 10~15%에서 볼 수 있다. 미국의 경우 정상부부의 약 15%가 불임증이며 우리나라는 산부인과 외래 환자의 8%가 불임증이고 이 중 일차성불임과 이차성불임의 비율은 6 : 4 정도이다.

최근 불임 치료법과 보조 생식술의 발달로 불임부부들의 고민이 점차 해결되고 있긴

하지만 여러가지 피임방법의 확산에 따른 생활수준의 향상과 늦은 혼인이 불임환자의 수를 크게 증가시키고 있다. 불임치료의 가능한 방법이 많다는 것을 환자 스스로가 잘 알고 있음에도 불구하고, 단지 불임부부들의 43%만이 치료를 원하고 있으며, 게다가 24%에서만 특별한 치료를 요구하고 있다. 2% 미만의 불임부부들이 체외수정이나 기타 다른 보조생식요법을 사용하고 있다.

1) 역학적 특징(Epidemiology)

연령과 사회경제적 지위 등 많은 인구 통계학적인 변수들이 불임과 관계가 있다. 최근 우리나라에서 여성의 사회진출이 증가하고 혼인연령이 연장되면서 불임부부가 증가하고 있다. 불임치료를 원하는 사람들이 대개 사회적으로 여유있는 계층임에도 불구하고, 불임은 상대적으로 사회적 지위가 낮은 계층의 사람들에게서 나타난다. 경제적인 여유가 있으면서 많은 교육을 받은 대상자 가운데 불임 서비스를 잘 이용한 사람들은 자신들의 의학적 문제점을 잘 해결하고 있다. 불임은 인종, 민족간의 유병률에 큰 차이가 없다.

남성과 여성에서 임신능력이 최대인 연령은 24세이며 이후 매 5년이 경과될 때마다 임신에 걸리는 기간이 두 배 길어져 35세 이후부터는 임신능력이 현저히 감소된다. 따라서 30세 이상의 불임환자에 있어서는 가능한 한 신속하고 자세하고 불임검사를 하는 것이 바람직하다. 여성의 나이와 수태능력의 감소 사이의 관계는 이미 잘 알려진 바 있다. 수태능력의 감소는 30대 초반에 나타나기 시작해서, 30대 후반과 40대 초반에 가속화된다. 여성 배우자의 나이가 35~44세인 부부의 대략 30% 정도가 불임이다. 평균 1명의 여성이 7.9명을 출산하는 세네갈의 한 지방의 자료에 따르면, 25세 때 임신율이 최고에 이르며, 35세 이후로는 임신율이 급격하게 감소함을 나타낸다. 이러한 결과는 다른 여러 나라의 조사 결과와도 비슷한 양상을 나타낸다.

(1) 난자 고갈(oocyte depletion)

나이에 따른 임신능력의 저하는 난자세포의 고갈에서 기인한다. 여태아의 생식세포는 체세포분열에 의해서 임신 16~20주 사이에 600~700만 개의 난세포를 형성한다. 이때부터 생식세포는 난소 내에서 비가역적으로 감소하기 시작하여 사춘기가 되면 생식세포는 약 30만 개로 감소하며 사춘기 이후 약 35~40년간의 생식 생활 동안 생식세포의 소실은 계속되어 폐경이 되면 난소 내에는 수백 개의 생식세포만이 존재하게 된다.

난포의 소실이 가속화하기 시작하는 30대 후반기(37~38세)가 되면 난소 내에는 약 25,000개의 난포만이 존재하게 되며 inhibin의 감소와 난포자극호르몬 상승이 일어난다. 난포자극호르몬의 분비가 약간 증가하는 것은 난포의 수와 난포의 기능에 미세한 변화를 일으켜서 임신능력의 저하를 초래하게 된다. 난포자극호르몬이 증가한 폐경기여성은 임신 성공률이 훨씬 감소하게 된다. 낮은 임신성공률과 관련된 난포자극호르몬 농도가 15mIU/ml 이상인 부인에서 체외 수정시 임신성공률이 감소하게 되고, 난포자극호르몬이 25mIU/ml 이상으로 더 많이 분비되거나 나이가 43세 이상이 되면 임신성공률은 훨씬 더 낮아진다. 이러한 변화는 갑자기 시작되는 것이 아니라 30대부터 난소기능이 저하되기 때문이다. 그러나 난포자극호르몬의 분석법에는 많은 차이가 있기 때문에 사용된 방법에 따라 그 결과가 달라질 수 있다. 자궁내막의 연령보다는 난세포의 연령이 여성과 임신능력과 관련이 있다는 것이다.

(2) 자연유산(spontaneous abortion)

고령의 가임기여성에 있어 가임력의 감소에 영향을 주는 또 다른 요소로는 임신 초기 자연유산의 위험도가 증가한다는 점이다. 임상적으로 밝혀진 자연유산율은 20세와 40세를 비교하면 약 두 배의 차이를 보인다. 감소되는 임신율과 더불어 이런 증가하는 자연유산율로 인해 40세 이상의 여성은 정상적인 출산의 기회가 현저하게 줄어들게 된다.

(3) 남성요인(male factor)

여성의 연령이 증가함에 다라 가임력이 감소한다는 것은 확실하다고 생각되는 반면, 남성의 나이가 증가함에 따라 임신율이 감소한다는 것은 아직 논란의 대상이 되고 있다. 남성의 임신율은 약 25세 때에 가장 높고, 45세 이후로 현저히 감소하는 것으로 알려져 있다. 하지만, 보고에 의하면 80세에도 임신이 성공된 적이 있다. 또한 남성의 나이가 많아질수록 염색체 이상의 가능성도 높아진다. 최근 연구에 따르면 남성의 나이가 35세를 넘게 되면 2세에게 있어 상염색체성 열성 질환의 이환율이 증가하게 된다는 것이 밝혀졌다. 이것으로 여성에서 보다는 미묘한 감소이긴 하지만 남성에서도 나이에 따라 생식능력의 질적 저하가 나타남을 알 수 있다.

2) 불임관련 요인

불임은 여성측 원인이 40~50%, 남성측 원인이 35~40%, 원인 불명이 5~10% 정도이며 남녀의 복합적인 요인도 상당하다. 여성측 요인은 배란 장애 요인이 30~40%, 난관 및 복강요인이 30~40%, 자궁요인이 5~10%, 나머지는 자궁경관요인 5%, 명역학적 요인, 감염 등이 원인으로 알려져 있다.

(1) 여성 불임

① 선천적 혹은 발달적 요인

외부생식기 기형은 교정하기 쉬우나 내부생식기가 없을 경우에는 수술로 교정이 불가능하다. 기능적 자궁이 만들어질 수 있다면 임신이 가능하다.

② 난소요인

- 일차적 무배란 : 시상하부, 뇌하수체 장애 또는 선천적 부신장애로 인하여 배란이 전혀 일어나지 않는 것을 의미한다.
- 이차적 무배란 : 정상적으로 배란이 일어나던 난소에 질병이 발생하여 배란이 중지되는 것을 의미한다.

③ 난관 · 복강요인

감염, 유착, 상흔, 혹은 종양에 의해 난관과 난관채 끝의 운동성이 감소되거나 결여될 수 있다. 난관 내부, 난관 밖 혹은 난관채 끝의 염증이 불임의 주요 요인, 골반염(충수돌기 파열, 성병)으로 인한 난관유착이 수정을 방해한다.

④ 자궁요인

자궁의 기형은 예상보다 많다. 자궁유착 혹은 상흔조직으로 인한 Asheman 증후, 과격한 소파술도 불임을 초래할 수 있다. 자궁내막염은 난관이나 경관의 염증이 원인이며 다수의 성파트너를 가진 여성이 감수성이 높다.

⑤ 질 · 경부요인

질과 자궁의 염증은 질점액의 산도를 낮추고 경관점액의 알칼리도를 높일 수 있다. 질염은 경관을 통과하기 전 정자를 파괴하고 그 수를 감소시키며 심각한 정서적 스트레스, 항생제 치료, 당뇨병도 점액의 산도를 변화시킨다.

(2) 남성 불임

① 해부학적 요인 : 잠복고환, 요도하열, 음낭의 정맥류 등이 수정과 사정능력을 저하시킬 수 있다.

② 내분비적 요인 : 남성호르몬 분비 수준이 낮을 경우에 정자의 생성이나 수정능력에 이상을 초래할 수 있다.

③ 물질남용

- 음주 - 발기부전을 초래할 수 있다.
- 흡연 - 정자 기형 및 정자 수 감소를 일으킬 수 있다.
- 헤로인과 마리화나 - 정자 수와 운동성을 감소시키며 정자기형을 초래한다.
- 항우울제 - 정자생성에 영향을 미친다.
- 오르가즘지연 약제 - 정자생성에 변화를 초래할 수 있다.
- 헤로인, 메타돈, 세로토닌 재흡수억제제와 수면제 - 성욕을 감퇴시킨다.
- 항고혈압제 - 발기부전을 초래하기도 한다.

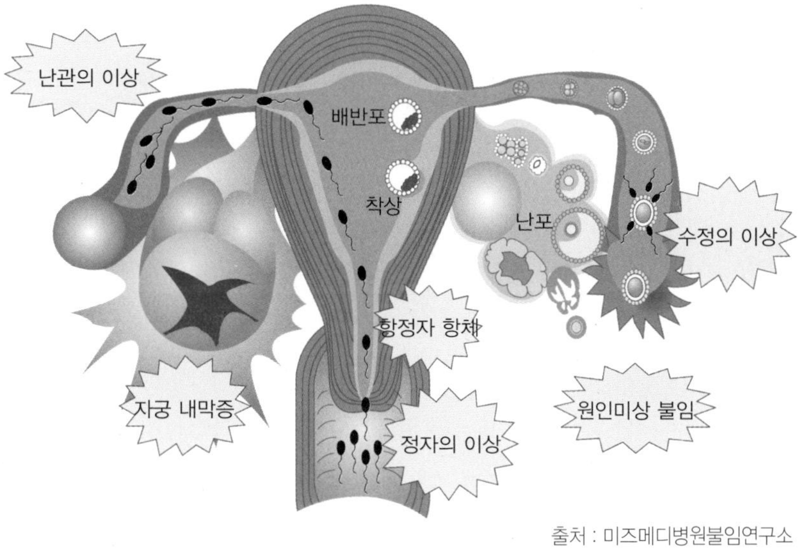

출처 : 미즈메디병원불임연구소

그림 5-8 불임의 원인

3) 불임 사정

불임부부의 면담과 신체검진을 통하여 수정과 관련된 자료를 수집하여 사정에 참여할 수 있다. 사정자료에는 종교적, 문화적, 윤리적 자료도 포함되어야 하며 사생활의 보호가 고려되어야 한다. 많은 불임부부들이 이미 다양한 정보를 접했으므로 그들이 가진 정보의 깊이와 양을 조사해야 한다. 또한 그들의 임신과 불임에 대한 신념, 가치관을 사정하는 것도 필요하다. 또한 부부의 문제해결능력과 의지 정도를 파악해야 한다.

(1) 문진

문진은 일반적인 사항부터 불임기간, 성생활, 직업, 과거병력, 월경력, 산과력, 성병력까지 세밀한 내용까지 철저하게 이루어져야 한다. 성별에 따른 문진 내용은 다음과 같다.

표 5-1 불임부부의 문진 내용

여성	남성
연령	불임기간
임신노출기간	임신력(현재 및 과거 성관계 여성)
생활습관(흡연, 음주, 약물 등)	생활습관(흡연, 음주, 약물 등)
성생활(성교빈도, 성기능장애, 파트너 수)	성생활(성교빈도, 성기능장애, 파트너 수)
직업적 위험요인 (중금속, 방사선, 스트레스)	직업적 위험요인 (중금속, 방사선, 스트레스)
내외과적 병력 (내분비 이상, 수술)	내외과적 병력(볼거리, 고환염, 정계정맥류, 제 1형 당뇨, 탈장)
월경력 (초경, 월경주기 및 기간, 월경곤란증)	
산과력	
생식기 기형 및 질환	생식기 기형 (잠복고환, 요도하열, 정관결손)
성병	성병력

(2) **신체검진 :** 생식기계와 내분비계에 대한 세밀한 검진을 실시한다.

(3) 진단적 검사

표 5-2 여성 불임검사

	검진	시기 (월경주기)	근거
배란사정	황체퇴화에 대한 초음파진단	배란	배란 후 퇴화하는 황체가 관찰됨
	혈중 프로게스테론의 분석	20~25일	황체기 중반(분비기 중반) : 황체의 프로게스테론 생산을 검사
	기초체온 검사	전체 월경주기	프로게스테론으로 인해 체온이 상승하는 것이 배란의 증거
경관점액 사정	경관점액 사정	여러 시기에, 배란	경관점액의 점도는 낮고 견사성을 높아야 함
난관 및 복막 사정	자궁난관조영술	7~10일	황체 후기, 초기 증식기 : 수정된 난자를 방해하지 않는다. 배란 전 난관을 개통시킬 수 있음
자궁내막 생검	자궁내막 생검	26~27일	황체기후반(분비기후반): 프로게스테론과황체기의 적합성에 대해 평가
부부사정	성교 후 검사	배란 1~2일 전	증식기 : 경관점액에서 정상적 활동성이 있는 정자를 발견
면역학적 사정	정자 부동성 (항원 · 항체반응)	여러 시기에, 배란	정자와 경관점액의 상호작용에 대해 면역학적 검사
정자투과 검사		금욕 2일 후 1주일 이내	정자가 난자를 투과하는 능력을 사정

① 배란 검사

배란을 예측하는 검사들은 월경력과 기초체온을 측정 · 기록하고 경관 정맥검사, 혈중 또는 요중 난포호르몬과 황체호르몬과 황체화 호르몬의 측정, 황체기의 자궁냉막 검사, 초음파 검사 등을 실시한다. 이런 검사들은 월경주기를 따라 체계적으로 계획을 세워 실시한다.

- 기초체온법

기초체온은 아침에 잠에서 깨어 활동하기 전의 체온을 말한다. 기초체온 곡선은 배란이 되는 경우에는 24시간 이내로 체온이 상승(0.2~0.4℃)하여 저온기와 고온기를 보인다. 고온상태는 다음 생리 24~36시간 전까지 지속된다.

그러나 이러한 곡선을 보인다 해도 모두 배란이 일어난 것은 아니며 이러한 곡선을 보이지 않아도 20% 정도는 배란이 일어난다고 보고되었다.

〈기초체온 측정을 위한 대상자 교육〉

- 기초체온이란 아침에 잠에서 깨어 활동하기 전의 체온을 말한다.
- 기초체온 기록표는 배란의 여부와 성교 후 검사일이나 자궁내막 검사일을 정하거나 수정 결과를 확인하는 등 불임환자의 관리 계획 및 수정 결과를 판정하는 데 중요하다.
- 체온 측정 기록은 3~4개월간 매일 하며 처음 시작일은 월경 시작 첫 날을 1일로 한다.
- 체온은 3~4시간의 숙면 후 아침잠에서 깨어나 활동하기 전에 잠자리에 누운 채로 잰다.
- 체온 측정 전에는 말하거나 먹거나 담배를 피우지 않는다.
- 체온계를 혀 밑에 넣고 3~5분간 측정하여 기록그래프에 표시한다.
- 매일 측정한 것을 연결하여 곡선을 그린다.
- 체온계는 부인용 기초체온 측정 체온계를 준비한다.
- 체온계는 항상 잠자리에 들기 전에 수은주를 털어서 머리맡에 준비해 둔다.
- 체온 변화에 영향을 주는 특기사항, 즉, 성교일, 감기, 몸살, 소화불량, 불면증, 정신적인 흥분, 긴장, 하복통, 유방통 등을 해당날짜에 기록해 둔다.

- 혈청 에스트로겐 및 프로게스테론, 황체화 호르몬

  배란 24시간 전 무렵 황체화 호르몬의 파동성 급증이 있다. 황체기에 혈청 프로게스테론 농도가 2.5ng/*ml*이상이면 배란이 있었다고 추정한다. 이 검사의 결과는 성교일을 정하거나 수정 시기를 결정하는데 중요한 참고자료이다. 월경주기가 없거나 불규칙할 때 시상하부-뇌하수체-난소 축의 내분비 기능을 조사하기 위해 이루어진다.
- 골반초음파 : 난포의 성장과 파열을 관찰하여 배란을 확인할 수 있다.

② 경관점액검사

경관점액 검사는 점액량과 점조도, 양치엽상(aborization), 견사성(spinnbakeit), 세포성분 등을 평가하여 각 항목 당 1~3점을 주어 점수의 합이 10점 이상이면, 적합한 경관 점액이라고 평가한다. 검사시기는 에스트로겐 농도가 최고조이며 황체화 호르몬의 파동성급증(surge)이 있어 점액량이 많고 정자의 투과성이 가장 좋은 배란기에 시행한다.

에스트로겐 분비가 많으면 경관점액이 생계란 흰자처럼 맑고 투명하며, 견사성도 커서 8cm이상 늘어나며, 현미경 검사상 양치엽상이 뚜렷하게 나타나고 세포나 세균이 별로 없다.

배란기 무렵의 경관점액을 사정하여 양이 적고, 투명하지 못하며 견사성과 양치엽상 등의 변화가 없다면 배란에 장애가 있다고 판단할 수 있다.

표 5-3 경관점액 사정척도

	특징			
	0	1	2	3
양(ml)	없음	0.1	0.2	0.3이상
점조도	약간 점성	약간 점성	약간 묽음	축축하게 젖을 정도로 다량
견사성(cm)	1cm 미만	1~4	5~8	9cm 이상
양치엽상(분지)	없음	선모양(양치모양)	부분적 양치모양	완전 양치모양
세포 수	11이상	10~6	5~1	없음

③ 난관 및 복막 사정

- 자궁난관 조영술

경관을 통하여 조영제를 주입한 후 X-선으로 자궁강과 난관을 사정하는 검사로 Rubin(1920)이 고안한 방법으로 캐뉼라를 통해 CO2 가스를 주입하여 난관의 소통 여부를 검사한다. 적어도 한쪽 난관이 소통되어 있다면 자궁내압이 100mmHg까지 상승하였다가 60~80mmHg 정도로 하강되고 대상자가 견갑통을 호소한다. 양쪽 난관이 모두 폐쇄되었다면 압력이 계속 상승하는데 200mmHg에 도달하기 전에 가스 주입을 중단한다.

수정된 난자가 자궁강을 통하여 복강으로 흘러들어갈 위험 때문에 월경 후 2~5일 후에 실시한다. 이 검사는 진단의 목적 외에도 가벼운 폐쇄와 꼬임의 치료의 효과를 볼 수도 있다.

- 복강경 검사(Laparoscopy)

작은 내시경을 전 복벽의 작은 구멍으로 삽입하여 내부 골반구조의 이상 여부를 관찰한다. 검사 전 8시간 동안 금식하고 검사 직전 입원한다. 전신마취 후 쇄석위를 취하고 개복술의 가능성 때문에 회음부를 면도하고, 투관침을 주입한 후 CO2 가스를 복막으로 주입하여 복벽이 장기로부터 상승되게 하여 관찰 공간을 확보한다. 난관통기 사정 및 경관으로 염료(메틸렌블루)를 주입한다. 작은 병변 및 유착을 제거할 수 있으며 난소생검을 위한 검체물을 수집할 수 있다.

- 질초음파 촬영(Vaginal ultrasonography)

  골반구조를 관찰할 목적으로 시행한다. 기형, 난포의 발달과 성숙상태, 자궁 내 혹은 자궁외 임신을 확인할 수 있다.

④ 자궁내막 생검

정상적으로 배란 후에는 자궁내막이 분비기로 변화한다. 내막 조직에서 분비선의 발달이 관찰되면 배란이 있었을 것으로 추정한다. 만일 자궁내막선의 적절한 발달이 없다면 황체기의 결여로 판단할 수 있다.

- 남성 불임의 사정

  철저한 문진과 신체검진으로 시작하며 여성 불임사정과 마찬가지로 비침습적 방법부터 실시한다.

  - 정액분석(Semen analysis)

    남성불임의 기본 검사로서 매우 중요한 의미를 내포하고 있다. 검사하기 전 2~3일 동안 금욕기간을 갖도록 교육한다. 정액은 자위행위로 받으며 이 때 윤활제를 사용하지 않는다. 검체물은 체온과 같은 온도로 유지하여 채취 시간을 기입하고 1시간 이내에 검사실로 보낸다.

    정액의 양, 난자 투과 능력, 정자의 운동성 사정한다. 정액 분석 결과 정상생식능력은 1회 사정량은 2~5ml이며, 사정 후 정액은 실온에서 대개 20~30분 내에 완전히 액화되고, 정사의 수는 최소 2,000만/ml 이상으로 그 미만이면 정자희소증(oligospermia)으로 판단한다. 정자의 운동성은 사정 1시간 후에 활발한 운동성을 갖는 정자가 60% 이상, 2시간 후에는 50% 이상이 되어야 한다. 정자의 60~70%가 정상적인 형태를 갖추어야 하고 백혈구나 세균 등이 없어야 한다. 만일 백혈구나 미생물이 발견되면 불임의 원인이 될 수 있는 전립선염으로 볼 수 있다.

- 부부의 사정

  - 성교 후 검사(Sims-Huhner test)

    Sims-Huhner 검사는 불임 부부가 성교 후 여성의 경관 점액을 흡인하여 정자와 경관점액과의 상호 관계를 분석하는 검사로서 경관점액의 정자 수용성과 정자의 경관점액을 통과하는 침투력과 운동성을 확인하는 방법이다.

예정 월경일 15~16일 전에 실시하며 1~2일 동안 금욕 후 검사하기 12시간 전에 성교를 하도록 한다. 성교 시에는 어떠한 윤활제도 사용하지 않아야 하며 검사 48시간 전부터는 통목욕이나 질세척 및 질정 사용을 금한다. 또한 성교 후에는 10~15분 동안 침대에 그대로 누워있어야 한다.

튜브로 경관의 점액을 흡인하여 육안으로 점액의 양과 질을 평가한 후 현미경으로 정자의 활동성과 백혈구 및 세균 유무, 경관점액의 양치엽상을 관찰한다.

- 면역학적 사정

면역학적 사정은 남여불임의 기본검사, 내분비 및 대사 검사 등에서도 원인 규명이 되지 않고 성교 후 검사에서 반복적인 이상 소견을 보일 때 부부에게 항정자 항체(female and male antisperm antibody)를 확인하기 위하여 실시한다.

혈장, 정액, 질과 경관분비물에서 발견할 수 있는 이 항체는 남성에게는 정자손상을 일으키고 여성에게는 정자를 응집시켜서 정자의 운동성을 방해하며 경관점액으로의 침투를 방해하여 수정과 착상을 방해하는 역할을 한다.

불임부부의 5~10% 정도가 항정자 항체를 가지고 있다. 정관결찰술 후 복원수술 경험이 있는 남성에게 발생빈도가 높다.

정자의 부동화 항체의 존재 유무를 검사하는 항정자/항체검사와 경관점액 중의 정자응집항체의 존재를 검사하는 경관점액 침투검사가 실시된다.

정자-점액 교차접합 슬라이드 검사법은 유리 슬라이드 위에 불임여성의 경관점액과 공여정액(정상적인)을 접촉시켜서 정자가 점액으로 침투하도록 하고 덮게유리를 덮고 고배율현미경으로 관찰한다. 이 때 살아서 정자가 활기차게 30mm 이상 전진 운동력이 있는 정자가 관찰되면 경관점액은 정상이며, 만약 운동성 있는 정자가 발견되지 않으면 여성 쪽에 부적합이 있는 것으로 판단한다.

이와 반대로 공여 경관점액(정상적인)에 불임남성의 정액을 침투하여 고배율 현미경으로 관찰하여 살아서 활기차게 30mm이상의 전진 운동력이 있는 정자가 발견되면 정자는 정상이며, 만약 운동성 있는 정자가 없으면 남성 쪽에 부적합이 있는 것으로 평가한다.

4) 간호중재

(1) 불임부부의 지지 간호

① 불임 부부의 심리적 반응

대부분의 결혼한 부부는 당연히 그들 자신이 수태능력이 있다고 생각하며 부모가 될 것이라 기대한다. 그러므로 자신들의 불임 사실이 인지될 때는 불임 그 자체만으로도 큰 충격을 받으며, 여기에 불임 원인 규명을 위한 진단적인 처치나 불확실한 진단과 치료 결과로 인한 불안이나 가족간의 관계, 경제적인 문제 등의 복합적인 문제들이 심리적 부담감을 가중시킨다.

불임은 겉으로 확연하게 드러나는 신체장애가 아니기 때문에 부부는 불임이라는 사실을 쉽게 인정하기 힘들다. 시간이 흐르면서 불임이라는 사실을 깨닫게 될 때, 부부가 느끼는 자존감에 대한 상처는 매우 크다. 부부의 대처 기전에 따라 다르기는 하지만 대부분의 불임부부는 자녀가 있는 다른 부부들에게 열등감을 느끼고 대인관계에서도 위축된다. 또 어떤 불임부부들은 자신들에게 관심을 갖고 문제를 함께 해결하려는 타인들에 대해 부담감과 불쾌감을 표현하기도 한다. 배우자와 가족간의 관계 및 주위 사람들의 인식과의 관계에서 자기비하, 죄의식, 원망, 좌절감, 슬픔, 소외감, 위축감 등의 심리 반응을 보이며 가족과 친지 사이에서도 감정적으로 고립되고, 자녀가 있는 동료와의 관계도 멀어지는 경우가 있다.

불임 여성의 스트레스 근원에 대한 연구 결과 크게 5가지 범주로 나타났다. 첫째는 경제적 부담감으로 불임 검사와 치료법들이 대부분이 보험 적용이 되지 않는 높은 의료비 때문이었다. 둘째는 남편과 주위 사람들에 대한 죄책감으로 부부관계에서의 대화의 단절을 경험하였고, 성관계가 임신을 위한 의무화된 느낌이며, 가족과 주위 사람들과의 관계 등에서 느끼는 감정 등이다. 셋째는 치료 과정에서 겪는 긴장감 및 과민성으로 빈번한 혈액 검사, 많은 주사량, 질식 초음파 사용에 대한 불편감, 치료과정 중에 겪는 통증 등이며, 넷째는 치료 후 임신을 기다릴 때까지의 기대감과 우울감으로 치료 결과에 대한 불확실성, 실패에 대한 두려움 등이었으며, 다섯째는 치료에 임했을 경우에 겪는 좌절감 등이었다. 그 외에도 불임 진단에 따른 부부관계는 매우 고립되고 소원한 관계였으며(65%), 이혼을 고려한 경험(10%), 죄의식은 여성이 인공유산 경험이 있을 때와 남성은 외도경험이 있을 때 가졌다.

우리나라의 연구에서는 첫째, 불임을 본인의 탓으로 생각하는데서 오는 좌절감, 자긍심 저하, 둘째, 시부모와의 갈등에서 오는 위축감, 셋째, 의무적인 성생활, 넷째, 남편이 무정자증임을 알고 난 후 남편에 대한 원망, 다섯째, 반복되는 치료에 의한 경제적 압박감, 여섯째, 시술 과정 중의 육체적 통증, 일곱째, 치료 과정 중 겪는 스트레스를 해결하지 못한 데서 오는 불안감, 여덟째, 임신을 하지 못할 것 같은 두려움, 불확신감 등의 결과가 나타났다.

이와 같은 감정과 정신적 스트레스를 가진 불임부부의 간호전략은 그들의 심리, 정신상태를 파악하고 이해해주며, 진단과 치료 과정에서도 좌절하지 않고, 임신에 대한 적절한 방안을 의료진과 함께 능동적으로 모색하고 삶을 가치 있게 살아가도록 이끌어 주어야 한다.

② 심리적 지지 간호

불임부부는 처음에는 불임이라는 사실을 숨기고 싶어 하지만 어느 정도 관계형성이 되면 그들의 마음을 열고 가까워진다. 이러한 관계형성은 그들이 가지고 있는 문제를 간호사가 충분히 수용하고 있다는 확신이 섰을 때 가능하다. 불임부부의 지지와 치료에서 가장 중요한 첫 단계는 신뢰적 관계를 형성하는 것이다.

불임 사실을 받아들이는 단계가 지나면 원인규명을 위한 진찰을 부부가 함께 하게 되며, 검사 결과에 따라 치료를 실시하는 것이 불임문제 해결의 중요한 요소이며, 이렇게 확진을 내리고 또 임신에 이르기까지는 긴 시간이 소요된다는 것과 치료비가 준비되어야 한다는 것에 대한 이해와 치료 과정에서 중도에 포기하지 않는 인내가 필요하다. 불임 간호를 담당하는 간호사는 생식기의 구조와 생리, 임신에 대한 생리와 불임의 진단적 검사에 대한 목적과 처치법 및 치료법에 대한 정확한 지식과 교육자 및 상담자로서의 자질을 갖추어야 한다. 간호사의 역할은 불임부부에 대한 상담자와 정서적 지지자 및 각종 검사와 치료법에 대한 교육과 정보 제공자의 역할을 담당한다. 이와 같은 여러가지 측면을 고려하여 사회 · 정신적, 지지적 간호의 전략을 아래와 같이 세울 수 있다.

첫째, 불임부부의 입장을 충분히 표현할 수 있도록 좋은 청취자가 되어준다. 첫 방문을 했을 때 의료진과 신뢰성 있는 치료적 관계 형성과 부부가 함께 진단적 처치와 치료 과정에 참여하도록 권유하는 것이 중요하다. 그러므로 그들과 대화할 때는 우선 그들의 입장을 충분히 표현할 수 있도록 좋은 청취자가 되어주며, 불임은 부부와 의료진이 함께 협조하여 문제를 풀어가는 것이 최상의 치료 효과를 가져온다는 것을 강조하여 설명한다.

둘째, 진단적 처치와 치료과정에 대해 사전에 충분한 정보를 제공하고 필요한 교육을 한다. 각종 진단적 검사와 처치 및 치료를 실시하기 전에 방법과 주의사항을 다시 설명하여 불임부부로 하여금 어떠한 의문점도 없게 한다. 불임의 원인과 생활습관, 영양섭취와의 관계, 월경과 배란주기, 수정과 착상 등의 기본적인 원리를 알 수 있도록 교육하고 상담하는 것이 필요하다.

셋째, 불임 부부가 가지고 있는 각종 스트레스를 해소해 준다. 부부나 가족 특히 부모와의 관계 및 사회생활 속에서 불임으로 일어나는 스트레스와 그들이 갖는 감정을 충분히 표현하도록 편안한 분위기를 조성하고 여유 있는 태도로 충분한 시간을 배려한다. 장기간의 힘든 검사와 치료과정을 경험한 후에 충분히 격려해 주고 경제적 손실과 정신적 소진을 정서적 지지와 상담으로 감소시켜 준다. 부부가 원한다면 같은 비슷한 입장에 처한 사람들과의 자조 모임을 결성하여 함께 어려운 일에 대하여 대화를 나누는 기회를 제공하는 것도 매우 의미 있다.

넷째, 부부의 성생활이 단지 임신을 위한 의무적인 성생활이 되는 것이 바람직하지 않다고 설명하고 인격적인 교류이며 화합의 과정이며 결과라는 것을 설명한다. 자녀가 어떤 의미를 갖는지 부부간에 대화를 하게하고 서로 화합하여 노력하게 한다. 또한 기초체온 측정이나 의사가 지정한 날짜에 성관계를 갖는 것에 지나친 강박 관념을 갖지 않도록 한다.

다섯째, 불임 여성은 임신에 강박적으로 매달리는 경향이 있는데, 불임 치료와 더불어 생산적인 활동을 하도록 권유하고 배우자와 가족들로부터 지지와 배려를 받도록 장려한다.

여섯째, 정신적 요인이 불임을 초래할 수 있으므로 부부 중 한 사람 또는 두 사람 모두의 정신과적 상담이나 치료가 실질적인 도움이 된다. 정신요법을 필요로 하는 부부에게는 감정적 장애가 신체의 유기적 병소를 치료하는 것처럼 심리 · 정신과적인 요법이 가치 있는 결과를 가져온다는 것을 설명해 주고 도움을 받을 수 있도록 격려한다. 또 정신적으로 도움을 받는다는 것에 대해 수치스럽다거나 죄가 된다는 느낌을 갖지 않도록 격려하여 인내심을 가지고 가능한 한 모든 치료를 받을 수 있도록 지지한다.

끝으로 임신을 위한 많은 시간과 경제적 투자를 하고 신체적 고통을 감수하고 인내하였으나 모두 임신에 성공하는 것이 아니므로 실패할 경우에 대비한 좌절감, 슬픔 등을 위한 특별한 간호 중재가 필요하며, 임신이 성공되었을 때도 집중적인 추후 간호가 필요함을 인식시키고 간호한다.

5) 불임의 치료

(1) 여성불임의 치료

① 내과적 치료

- 배란장애 치료

  배란유도에 의한 치료는 특별한 원인이 없거나 시상하부-뇌하수체-난소 축의 장애가 원인일 때 클로미펜과 고나도트로핀으로 배란유도를 할 수 있다.

  그러나 난소의 기능부전이 뚜렷할 때는 효과적인 치료법은 없다. 클로미펜 싸이트레이트(cpomiphen citrate)는 병소가 없는 완전한 뇌하수체와 정상적인 난소를 가진 환자에게 가장 효과적이다. 갑상선 기능항진증(hyperthyroidism)이나 갑상선 기능저하증(hypothyroidism)은 갑상선 기능을 억제하거나 갑상선 호르몬을 투여한다. 프로락틴 분비 과다일 경우에는 브로모크립틴(bromocriptine)을 투여한다.

- 경관점액 이상의 치료

  경관의 점액양이 적거나 질이 나쁜 경우에는 월경주기 제 5일부터 12일까지 에스트로겐 또는 배란 유도체를 투여하거나 두 방법을 동시에 시행할 수 있다. 경관염이 있으면 임질, 마이코플라즈마 등에 대한 배양검사를 하고, 적절한 항생제를 투여한다. 산성점액인 경우에는 에스트로겐을 투약하거나 알카리성 질세척제로 질을 세척하면 도움이 된다.

- 자궁내막 이상 및 황체기 결핍의 치료

  황체기 결함은 황체 호르몬을 질좌약이나 근육주사로 투여하며, 배란 유도제를 사용하여 효과적으로 치료할 수 있다. 프로게스테론 12.5mg을 예정 배란일 후 2일

안에 시작해서 월경기가 시작될 때까지 매일 투여하는 것이다. 이렇게 투여하는 프로게스테론의 양은 황체기의 결핍증을 보충해 줄 수 있으나 정상 월경시 분비되는 충분한 양은 못 된다. 프로게스테론 치료를 받는 동안 자궁내막 조직 검사를 해 보면 황체기 결핍증이 치료되는지의 여부를 알 수 있다. 만일 12.5mg의 프로게스테론의 양이 부족하다면 월경예정일 2~3일 전까지 매일 투여한다.

- 면역학적 요인의 치료

면역학적 요인에 의한 불임증 치료는 약 3개월간 성교 시에 콘돔을 사용하고 후에 혈청과 경관 점액의 항체 역가를 측정하여 치료 효과를 추적하는 경우가 있다. 이것은 생식기계에 대장균에 의한 감염이 있으면 이 균에 대한 항체가 형성되고 이 항체는 정자와 교차반응을 한다. 따라서 콘돔을 사용하면 정자가 대장균 속의 항체에 노출되는 것을 줄일 수 있다.

② 외과적 치료

난소종양이 있을 경우에는 기능적인 조직은 남기고 외과적으로 절제한다. 난관 폐쇄가 있거나 폐쇄물을 배출시킬 때 자궁난관 조영술을 실시한다. 유착된 조직을 분리하거나 제거할 때 복강경수술을 시행한다. 손상된 난관을 광범위하게 복원 시킬 때 개복수술과 미세수술을 병행하며 만성적인 염증조직을 제거하기 위하여 방사선 화학소작법, 열소작, 냉동요법 또는 원추절제술을 실시할 수 있다. 또한 자궁 내 종양이나 섬유종이 있을 때 종양을 제거해야 한다.

⑵ 남성불임의 치료

① 일반적 대증 요법

남성불임치료는 먼저 체질 개선과 일반적인 개인위생이 대단히 중요하다. 즉 배와 술을 제한하고, 식사에 관심을 가지고 주의를 기울이며, 적당한 휴식을 취하고 정신적 긴장을 피해야 한다. 그리고 원인적인 요인, 즉 만성질환이나 신진대사의 장애 등을 치료한다.

② 내과적 치료

남성의 임포텐스나 조루증은 대개 심리적인 요인에 비롯된 것이 많으므로 정신과적 치료가 필요하다. 이런 장애들이 약물(안정제, 진정제, 교감신경 억제제)복용으로 온다면 약물 복용을 중지하면 대개 치료된다. 그러나 신경학적 장애나 대사성 이상 등으로 오는 임포텐스는 장기간의 노력이 필요하다.

성선자극호르몬 분비 부족에 의한 불임은 먼저 퍼고날(human menopausal gonadotrophin : hMG)을 투여하고 그 외에 테스토스테론, 황체화호르몬, 난포자극호르몬의 분비가 정상인 경우에는 클로미펜(C.C), 타목시펜(tamoxifen), 고나도트로핀(gonadotropin), 성선자극 관련 호르몬(gonadotropin releasing hormone, GnRH)을 투여하는 경우도 있다. 고프로락틴혈증이 있을 때, 브로모크립틴을 투여하면 좋은 결과를 보인다.

역행성 사정으로 불임이 된 경우에는 방광이 찬 상태에서 성관계를 갖도록 하고 방광경부를 수축시키는 약물을 투여할 수 있다. 이 방법으로 실패하면 탄산수소나트륨(sodium bicarbonate)을 복용하고 성관계를 가진 직후에 소변을 모두 받아 원심 분리하여 인공 수정하는 경우도 있다.

③ 외과적 치료

선천적으로 구조에 이상이 있거나 정관이 폐쇄된 경우는 외과적 수술로 교정한다.

(3) 생식대안

① 인공수정(artificial insemination)

인공수정은 남편의 정자를 가지고 하는 법(AIH)과 공여자의 정자를 가지고 하는 법(AID)이 있다. 남편정자에 의한 인공수정은 정자의 수와 운동성이 정상보다 약간 저하되어 있을 경우에 한다. 공여자 정자에 의한 인공수정은 남편이 무정자증이거나 유전적 질환이 있을 경우와 원인 불명의 불임 등이 있을 때 유용하게 사용된다.

인공수정은 남편과 공여정자, 양측 모두가 정액을 직접 경관입구에 넣어주는 방법을 취한다. 플라스틱 카테터를 이용하여 직접 자궁강 내에 주입하거나 경관입구에 주입한다. 수정시술은 배란기에 실시한다. 기초 체온 기록표 또는 가정에서 하는 배란예측 도구들을 이용하여, 배란되기 바로 전부터 인공수정계획을 세운다.

인공수정은 배란되기 전부터 배란될 때까지 하루씩 건너서 한다. 과거에는 공여자 인공수정시, 후천성 면역 결핍증에 감염될 가능성이 희박하였으나, 최근에는 감염의 가능성이 높아져 있으므로 공여자에 대한 검사를 세밀히 해야 한다. 정액은행에서도 매 정액

수집물에 대해 검사를 실시한다.

여성의 월경주기가 규칙적일 경우 성공률은 3개월 내에 50%, 6개월 내에 90% 정도이다. 인공 수정시 중요한 점은 정액을 기증하는 사람의 선정이다. 즉 선천적인 질환이 없어야 하고, 정액이 보통 이상으로 수정 능력이 있어야 하고, 혈액형과 여러 조건들이 남편과 어울리는지 조사해 본 후 인공수정을 시도한다.

② 체외수정과 배아이식(in vitro fertilization, IVF, embryo transfer, ET)

시험관 아기 시술 프로그램이라고 한다. 이것은 난자와 정자의 수정을 모체가 아닌 시험관에서 수정시켜서 수정란을 자궁내막에 이식하여 착상을 돕는 보조생식술이다. 적용대상은 난관 이상, 이유를 설명할 수 없는 불임증, 배란장애, 정자항체증, 남성 불임증, 자궁내막증, 인공수정에 실패한 경우 및 자궁경관 요인 등이다. 3개 정도의 배아를 자궁내에 이식하며 성공률은 10~40% 정도이다.

- 배란유도

  배란유도는 배란 직전의 충분히 성숙된 난자를 채취하는 것이 중요하다. 자연적인 생리주기에서는 한 개의 난자만을 얻을 수 있고, 정상인 환자도 스트레스로 인하여 무배란이 되거나 난자 채취시 난포의 과립막 세포(granulosa cell)가 많이 흡수된다면 황체기에 황체호르몬의 분비가 감소되어 황체기 결함을 일으킬 수 있다. 따라서 체외수정을 위한 배란유도는 과배란 유도법(ovarian hyperstimulation)을 이용한다. 배란유도제는 다양한 약제가 있으나 대체적으로 클로미드와 퍼고날을 투여하여 유도한다.

- 난자 채취

  난자 채취는 복강경, 또는 미니랩에 의해 채취할 수 있으며, 그 외 자궁경을 이용하면 쉽고 시간도 5분 정도 걸리고 손상도 덜하다.

- 생식세포의 준비

  난자 준비는 흡인된 난자를 현미경을 사용하여 난자를 확인하고 분류한다. 배란직전의 성숙된 난포는 딸기색이고 pH는 7.2~7.4이며, 성숙된 과립막세포는 크고 조밀하지 않게 모여 있으며 약간 황체화 되어 있다. 반대로 미성숙 과립막 세포는 작고 밀집되어 있으며 세포질이 거의 없이 작은 덩어리로 떨어져 있다.

  정자의 준비는 여러 가지 방법이 있다. 대개는 남편을 3~4일간 금욕시킨 후 시술

2시간 전에 수음에 의해 정액을 채취하여 폴리에칠렌 용기에 무균적으로 모은 후 실온에서 정액이 액화되면 희석하고 원심분리한 후에 운동성이 있는 정자를 선택한다.

- 인공 수정 및 자궁 내 이식

인공 수정은 배양액이 담긴 시험관을 멸균 상태로 준비하여 난자와 정자를 수정시킨다. 수정 후 8~16 세포기로 배양되면 멸균 피펫으로 수정란을 흡인하여 환자의 자궁 속에 이식한다. 시술 후 4일 째부터 자연 황체호르몬 12.5mg/day를 근육 주사한다. 착상과 태아의 성장 발육의 확인은 초음파 검사로 한다.

③ 생식세포 난관 내 이식(gamete intrafallopian transfer, GIFT)

복강경을 통해 난포에 난원세포 흡입한 다음, 난자와 정자를 한쪽 난관으로 이식하여 자연적인 수정과 난할과정을 거쳐 임신성공률을 높이는 것이다. 적어도 한쪽 난관이 정상적이어야 실시할 수 있다.

④ 접합체 난관이식(zygote intrafallopian tranfer, ZIFT)

접합체 상태의 난자를 난관에 넣는 것으로 성공률은 생식세포 난관 내 이식과 비슷하다.

⑤ 미세 수정법(microinsemination sperm transfer : MIST)

최근 남성 불임 치료에 미세난자조작술(miciromanipulation)에 의한 미세 수정법을 시술하며 적응증은 심한 희소정자증, 정자무력증, 기형정자증, 또는 이 모두가 복합되어 투명대를 통과하지 못하거나 난자와 결합하지 못하는 정자일 때 한다. 시술법은 미세조작기를 이용하여 난자의 투명대를 뚫어 주어 정자를 직접 주입시키는 방법인데 운동성이 있는 정자의 수가 상대적으로 많이 필요하며, 다수의수정이 일어날 가능성이 있다.

시술 방법은 3가지가 있는데, 첫째는 난자의 투명대를 부분적으로 찢어서 열려있는 상태로 정자가 난자 내로 들어가도록 도와주어 수정을 돕는 PZD법으로 운동성 정자의 수가 적거나 약간의 기형정자인 경우에 적용되며, 다정자수정(polyspermy)을 방지할 수 있다. 둘째는 투명대 아래의 위란강 내에 정자를 넣어주어 정자와 난자의 결합을 촉진시켜 주는 투명대하 주입법(subzonal insertion: SZI)인데 정자의 수가 아주 적고 심한 기형정자인 경우에 적용된다. 셋째는 정자의 난자의 세포질 내에 직접 주입하는 ICSI

법이다. 최근에 ICSI 시술로 원인 불명의 불임부부와 많은 남성 불임 환자에게 희망을 주고 있으므로 이 방법이 미세 수정술의 대표적 방법으로 시술되고 있다.

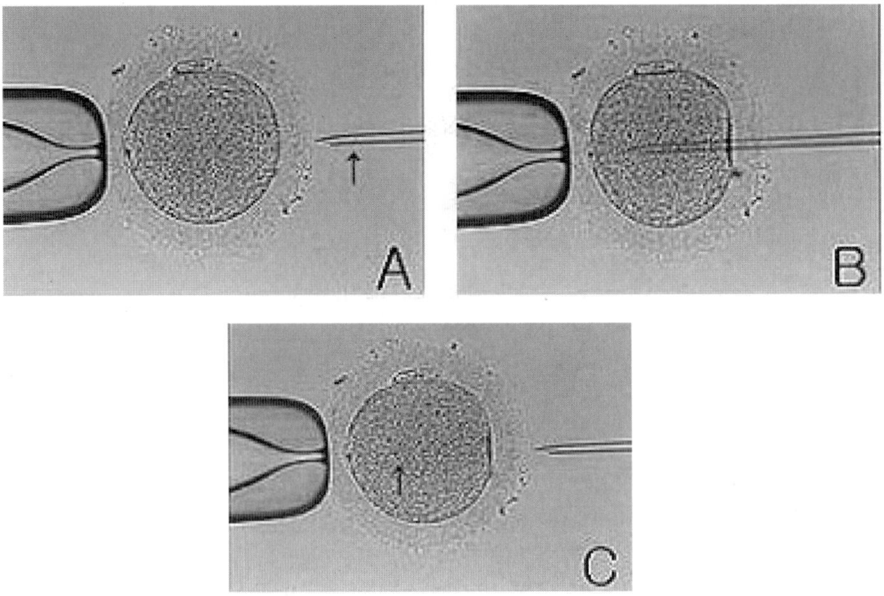

그림 5-9 ICSI(정자직접주입법)의 과정

⑥ 난자공여

여성이 난소절제술을 한 경우이거나 유전적 결함이 있을 경우에 적합한 방법이다.

35세 이하의 건강한 공여자를 모집하여 동의를 구한다. 난소자극과 난자회생에 대한 비용 지불 수혜자 측에서 부담하고 여성 수혜자는 호르몬 자극을 받아 자궁내막을 발달시킨다. 그 후 배아가 이식된다. 난자 공여자는 자녀에 대해 권리와 책임을 가지지 않는다. 임신 불능으로 간주되던 여성 불임환자에서 임신을 가능케 하는 체외수정 시술의 영역을 획기적으로 확대하였다. 난자 공여자는 철저한 병력 청취와 이학적 검사, 염색체 질환, 감염증의 유무 확인과 정신과적 이상여부를 검사한 후에 실시한다.

그 적응증은 다음과 같다.

- 조기난소 부전증 · 구조적으로 문제가 있는 난소
- 성선 기형 · 방사선 조사

- 항암 화학요법 등에 의한 난소 손상 · 난소적출술
- 체외수정의 반복 실패 · 원인 불명의 반복되는 임신 소모
- 유전적 질환 : X 염색체 또는 상염색체 우성 질환

⑦ 배아 공여(donor embryo)

배아를 냉동 보관하였다가 다른 불임부부에게 공여하는 것이다.

⑧ 입양(adoption)

입양은 생물학적으로 부부의 것이 아닌 아동을 입양하여 그들의 가족으로 포함 시키는 것이다.

- 입양부모가 신중히 고려해야 할 점들 (Hahn, 1992)
  - 자녀의 배경에 대한 정보가 없는 것을 어떻게 처리할 수 있는가?
  - 이후에 임신이 된다면 어떤 느낌이 들 것인가?
  - 학령기의 아동 또는 다른 국적을 가졌거나 다른 인종의 아동을 받아들일 수 있는가?
  - 자녀에 대해 자랑스럽게 생각하는가?
  - 차이를 극복할 수 있는가?
  - 자녀가 부모를 닮는 것이 중요한가?
  - 재능, 기술, 취미 등을 계발해 줄 수 있는가?
  - 아이를 분만한 부모를 아는 것에 대해 어떻게 생각하는가?
  - 입양자녀에 대해 가족들이 어떻게 생각하는가?

⑨ 대리모(surrogate mothers)

대리모에는 두 가지 유형이 있다. 첫째는 불임여성의 배우자로부터 정액을 얻어 대리모에게 주입한 후 분만까지 유지한 다음 공식적으로 불임부부에게 입양하는 것이며 둘째, 불임여성으로부터 난자를 회생시켜 배우자의 정자와 수정시키고 대리모의 자궁 안으로 삽입하여 분만하게 하는 방법이다. 이 방법에도 난자 공여와 같은 윤리적인 문제가 야기될 수 있으므로 동의서를 받아야 한다.

(4) 의료인의 윤리적 의무

불임부부의 치료법으로 보조 생식술 특히 타인의 정자 또는 난자를 이용한 인공수정이 선택되어야만 할 때는 의사나 간호사는 시술에 앞서 이 방법이 유전적 질환이나 기형

아 출산, 자녀 출산 후의 정신적인 갈등, 전통적인 혼인과 출산, 친자관계 및 가족제도에까지 영향을 미칠 수 있다는 것을 고려하여 의학적 후유증은 물론, 윤리적, 법적인 후유증을 방지하기 위하여 다음 사항을 주지하도록 한다.

첫째, 인공수정을 받는 불임부부에게 시술 방법과 시술 과정을 설명한 후에 이에 대한 동의서를 서면으로 받는다. 만일 그렇지 않으면 간음이 성립될 우려가 있다.

둘째, 인공수정(AID)은 남편에게, 난자공여는 여성에게 인공수정으로 태어난 어린이와는 법적인 부모관계가 성립되며, 특히 부양의 의무가 있다는 것을 설명 확인한 후에 동의서를 서면으로 받는다. 대리모인 경우에는 대리모에게 출생한 어린이와는 법적인 부모관계가 성립되지 않으며, 부양의 의무가 없으며, 출산과 동시에 어린이의 양육권을 포기하고 어린이를 양도한다는 동의서를 서면으로 받는다.

셋째, 정자 또는 난자의 제공자로부터는 그 사용의 대상자에 대하여는 일절 의사에게 위임할 것이며, 후일 태어날 어린이의 부모가 누구인가를 확인하기 위하여 절대로 노력하지 않겠다는 서약을 서면으로 받는다.

넷째, 제공자에게 배우자가 있는 경우는 반드시 그 배우자로부터 제공에 대한 동의와 피술자가 누구인가를 확인하지 않겠다는 서약서를 문서로 받는다.

다섯째, 의료진은 제공자를 선택할 때 유전병, 또는 전염병 등이 없는 건강한 사람을 선발해야 할 의무가 있으며, 제공자의 신분을 피술자에게 알리면 안 된다.

제 6 장

성교육

WOMAN AND HEALTH

1. 성교육에 대한 이해

1) 정의

성교육은 일생동안 지속되는 과정으로 흔히 인간관계 교육이라고도 한다. 성교육이란 교육 대상자들에게 그들의 성장발달에 적절한 성과 관련된 정보를 제공해 줌으로써 성적 판단과 의사결정에 도움이 되는 다양한 기술과 능력을 증진시켜 주고, 성에 대한 바람직한 태도와 가치관을 형성하도록 돕는 일련의 과정이다. 또한 성교육은 인간의 성적 욕구를 승화시키고, 건전한 사회인으로 성장하여 행복한 생활을 할 수 있도록 도와준다. 아울러 여성과 남성이 서로 대등한 인격자로서 남녀관계를 정립하고 올바른 성 윤리관을 확립하도록 함으로써 올바른 판단과 의사결정 능력을 증진시키는 과정이라고 할 수 있다.

2) 성교육의 목표

오늘날 성교육은 생식기나 성교에 국한된 것이 아닌 인간적인 전성(sexuality)을 교육해야 한다는 것에 전 세계적인 합의가 이루어지고 있다. 따라서 성교육의 목표는 개인의 전성이나 성격을 건전하게 발달시킴으로써 각 개인에게 존재 가치와 의미를 부여해 주는 것에 초점을 둔다. 이는 단순한 해부 생리와 관련된 지식을 전달하는 것에 그치지 않고 사회, 정치, 경제, 윤리, 문화적 환경 등의 영역에서 개인의 성적 특성을 이해하도록 돕고, 남성 또는 여성으로서 지켜야 할 규범이나 예절을 갖추도록 하는 성의 사회적 측면에 대한 교육의 필요성이 강조되고 있다.

미국 성 정보 교육위원회(SIECUS)에서는 성교육의 일차적 목표가 성인기 성건강 증진에 있음을 강조하고 있다. 성 건강(sexual health)이 성적 존재인 인간이 성과 관련하여 신체적, 정서적, 지적, 사회적 안녕상태를 유지하는 것임을 고려할 때, 성교육은 성적 존재인 인간에게 성 관련 정보와 지식을 제공함으로써 성에 대한 긍정적 관점을 채택하고, 스스로 성 건강 관리를 할 수 있는 능력과 기술을 갖도록 도와주며, 나아가 현재와 미래의 성 행동과 관련된 의사결정 능력을 갖도록 대상자를 준비시키는 데 그 목표를 둔다. 즉, 성교육 대상자들은 성교육을 통해 협상과 의사결정 능력, 자기주장하기와 경청하기 기술, 타인의 압력을 인식하고 저항할 수 있는 의사소통 기술을 획득하고, 동시에 사회적 편견을 극복하고 어려움이 있을 때 성인에게 도움을 요청할 수 있게 될 것이다. 아울러 성교육 대상자들은 다양한 정보 속에서 올바르고 정확한 정보를 구분하고, 성과 관련된 도덕적, 사회적 쟁점과 성, 유산, 피임과 같은 민감한 문제에 대해 적극적으로 토의할 수 있는 능력을 갖게 될 것이다.

한편, 미국 성 정보 교육위원회(SIECUS)에서는 성 교육의 구체적 목표를 다음과 같이 제시하고 있다.

(1) 성에 관한 정보제공

성교육은 인간의 성에 대한 정확한 정보제공을 추구해야 한다. 인간의 성과 관련된 정보에는 성장과 발달, 생식, 해부와 생리, 자위행위, 가족생활, 임신, 분만, 부모역할, 성반응, 성 정체감, 피임, 인공유산, 성 학대, HIV/AIDS, 성 전파성 질환 등이 포함된다.

(2) 성에 관한 태도와 가치, 통찰력 형성

성교육은 교육 대상자들에게 성에 관한 자기 자신과 사회의 태도에 대해 질문하고 탐색하며 판단할 수 있는 기회를 제공해 준다. 이 과정을 통해 교육 대상자들은 가족이 지향하는 가치를 이해하게 되고, 그 속에서 자신의 가치를 발견하며, 비판적 사고능력을 발전시켜 나아갈 수 있다. 또한 성교육은 자존감, 자기 효능감을 증진시켜 가족과 사회에서 용납되는 대인관계, 성 파트너, 성역할 등에 대한 통찰력과, 가족과 사회에 대한 개인의 의무와 책임에 대해 이해하도록 도와준다.

(3) 대인관계 기술 증진

성교육은 교육 대상자들에게 대인관계 기술을 발전시키도록 도와준다. 대인관계 기술에는 의사소통 기술, 의사결정, 단호함, 동료의 압력 거절하기, 상호성, 만족스러운 대인관계 능력 등이 포함된다. 또한 성교육은 성인의 역할 속에서 성을 효율적, 창조적으로 이해하도록 돕고, 보살핌과 지지, 비폭력, 친밀감과 즐거움을 상호 교류하는 성적 인간관계 능력을 개발하고 발전시켜 준다.

(4) 책임감 학습

성교육은 교육 대상자들에게 금욕, 원치 않은 사회나 동료의 조기 성교에 대한 압력 거절하기, 피임방법의 사용 및 기타 성 건강 유지방법 등과 관련된 교육을 통해 성 관계에 있어서의 개인적 책임을 학습하도록 도와준다.

3) 성교육의 필요성

사회문화적 배경은 인간의 성에 대한 가치관과 성적 주체성을 확립하는 데 결정적인 영향을 미친다. 오늘날 우리사회는 산업화, 도시화, 핵가족화로 인한 급격한 사회변화, 서구의 성 개방 풍조 유입, 성의 상품화, 정보산업의 발달로 인해 지구촌 시대가 열림에 따라 다양한 정보를 손쉽게 접할 수 있게 되었고, 대중매체에서의 노골화된 성적 표현 등은 성장과정에 있는 아동과 청소년들로 하여금 성에 대한 올바른 가치관을 확립하는 데 상당한 혼란을 주고 있다. 더욱이 성적 조숙의 가속화 현상과 여성의 사회진출 증가로 인한 가정에서의 자녀 양육기능의 축소현상은 이러한 혼란을 더욱 가중시키는 원인요소가 된다. 이는 사회 각층에서의 다각적 노력에도 불구하고 여전히 성교를 경험한 십대 청소년들의 수적 증가, 십대 미혼모 발생 증가, 십대 인공유산의 급증 및 성 전파성 질환 발생률 증가 등과 같은 사회현상이 지속되는 것을 통해서도 그 심각성을 짐작할 수 있다. 따라서 아동과 청소년이 올바른 성적가치관을 형성하도록 돕고, 나아가 성인이 된 후에도 성 건강을 유지 증진할 수 있는 일생에 걸친 예방과 치료적 차원의 성교육이 절실히 요구되고 있다.

한편, 오늘날 인간의 평균수명의 증가 현상으로 노령인구가 증가됨에 따라 이들 인구집단의 성 건강 유지 증진을 위한 다양한 교육의 필요성이 대두되고 있어 이

들을 위한 성 건강 교육 요구와 프로그램 개발의 필요성도 증가하고 있다.

4) 성교육이 지향하는 가치

성교육 프로그램은 교육 대상자의 사회문화적 가치관, 신념 및 규범과 일치되었을 때 최대 효과를 거둘 수 있다. 오늘날 다양한 문화권 내에서 공통적으로 합의된 보편적인 성교육이 지향하는 가치는 다음과 같다.

- 모든 인간은 인간으로서의 가치와 존엄성을 갖는다.
- 모든 아동은 사랑과 보살핌을 제공받아야 한다.
- 인간은 그가 속해있는 사회문화적 범주 내에서 유일한 매우 가치 있는 존재이다.
- 성은 자연스러운 것이며, 건강한 삶의 일부이다.
- 모든 인간은 성적 존재이다.
- 성은 인간의 신체적, 윤리적, 사회적, 영적, 심리적, 정서적 차원이 포함된다.
- 인간은 다양한 방법으로 성을 표현할 수 있다.
- 부모는 자녀의 일차적 성교육 제공자이다.
- 가족은 자녀에게 성에 관한 교육을 일차적으로 제공해야 할 책임이 있다.
- 가족은 자녀에게 성에 관한 그들의 가치를 전달해 주어야 한다.
- 인간은 그가 속해있는 사회에 존재하는 성과 관련된 다양한 가치나 신념을 수용하고 존중해야 한다.
- 성 관계는 독선이나 강압이 아닌 상호이해와 존중을 바탕으로 이루어져야 한다.
- 인간은 책임있는 성적 결정을 할 의무와 권리를 갖고 있다.
- 아동이 부모나 성인에게 성에 대해 질문을 할 수 있음을 인정해야 한다.
- 어린 아동은 성인이 되어가는 과정의 일부로 성에 관한 가치를 발전시킨다.
- 어린 아동은 성적 성숙을 성취하기 위해 자연스럽게 성을 탐색한다.
- 너무 이른 시기에 성 관계를 하면 위험에 빠질 수 있다.
- 금욕은 임신과 성병을 예방할 수 있는 가장 좋은 방법이다.
- 성관계를 하는 대상자는 건강관리 서비스에 대한 정보를 제공받아야 한다.

5) 성교육의 기본 원칙

성교육의 효과를 극대화하기 위해 요구되는 기본 원칙으로 첫째, 성교육은 포괄적 건강교육 프로그램 속에 포함되어 다루어져야 한다. 이는 성교육이 건강증진, 사회적 성적 평등 및 질병 예방의 차원에서 다루질 때 그 메시지가 가장 잘 전달될 수 있기 때문이다. 둘째, 성교육은 성교육의 철학과 방법에 대해 특수 훈련을 받은 교사가 담당해야 한다. 이를 위해 성교육을 담당하는 교사는 보수교육이나 세미나 혹은 워크숍에 주기적, 지속적으로 참석하여 성교육에 필요한 자질을 갖추어야 한다. 셋째, 성교육 프로그램을 개발할 때는 지역사회의 적극적인 개입이 요구된다.

특히 지역사회는 대상자의 문화적 배경과 특성에 적절한 성교육 프로그램을 개발할 때 매우 중요한 역할을 담당한다. 지역사회 자원에는 부모, 가족, 교사, 행정가, 종교지도자, 학생 등이 모두 포함된다. 넷째, 성교육 프로그램은 모든 대상자들이 골고루 혜택을 받을 수 있도록 개발한다. 다섯째, 성교육 효과를 높이기 위해 다양한 교수-학습법을 개발하여 사용한다. 성교육은 교육 대상자들로 하여금 성에 관한 정보를 제공받고, 사회적 기술을 발달 · 강화시키며 그들 자신과 사회의 태도를 실험할 수 있는 기회를 제공할 수 있어야 한다. 따라서 촉진적 의사소통, 역할놀이, 설명, 개인 혹은 집단 조사연구, 집단훈련, 숙제 등과 같은 다양한 교수법이 성교육과 관련된 학습을 강화하는 요인이 되는 것으로 보고되고 있다.

6) 성교육의 내용

성교육은 크게 지적 영역, 정의적 영역, 그리고 행동 영역으로 구분되며, 이들 각 영역에서 성과 관련된 생리적, 사회 · 문화적, 심리적, 영적차원이 포괄적으로 포함되어야 한다.

표 6-1 성교육 내용에 포함되는 주요 개념과 주제

주요 개념	주 제
인간발달	생식기의 해부와 생리, 사춘기, 생식, 신체상, 성 발달, 성정체감
인간관계	가족, 우정, 사랑, 이성교제, 결혼, 자녀 양육
대인관계 기법	가치관, 의사결정, 의사소통, 자기주장, 협상, 도움 구하기
성행동	인간의 성, 자위행위, 성행동 참여, 금욕, 인간의 성 반응, 성적 공상, 성기능 부전
성 건강	생식건강, 피임, 임신과 산전관리, 인공유산, 성 전파성 질환, HIV/AIDS, 성적 학대
사회와 문화	성과 사회, 성역할, 성과 법, 성과 종교, 성적 다양성, 성과 대중매체, 성과 예술

표 6-2 성교육 내용에 포함되는 주요개념 별 교육 목표

주요 개념	교육 목표
인간발달	• 자기 몸을 소중히 여긴다. • 필요시 생식과 관련된 정보를 적극 추구한다. • 성 발달을 인간발달 과정의 일부로 받아들인다. • 각각의 성을 존중하며, 사회에서 용납되는 적절한 방법으로 상호작용한다. • 자신의 성을 인식하고, 타인의 성을 존중한다. • 성 정체감을 확립하고, 타인의 성 정체감을 존중한다.
인간관계	• 애정과 친밀감을 적절하게 표현한다. • 의미있는 인간관계를 유지 • 발전시킨다. • 인간관계는 수집된 정보에 근거하여 선택한다. • 인간관계 증진을 위해 대인관계 기법을 활용한다.
대인관계 기법	• 자기 가치관을 확립하고 이에 근거하여 생활한다. • 자신의 행동에 대한 책임을 진다. • 효율적 의사결정 능력을 학습하고, 가족, 동료, 파트너와 효율적으로 의사소통한다.
성행동	• 일생을 통해 자신의 성을 표현하고 즐거움을 경험한다. • 자신의 가치관에 근거하여 성을 표현한다. • 직접 성교를 하지 않더라도 성적 느낌을 통해 즐거움을 경험한다. • 자신과 타인에게 해가 되는 성 행동을 구별할 수 있다. • 타인의 권리를 존중하면서 자신의 성을 표현한다. • 성 건강 증진을 위해 요구되는 새로운 정보를 추구한다. • 상호 합의에 의한 정직하고, 만족스러우며, 질병이나 원치 않은 임신으로부터 안전한 성교를 한다.
성 건강	• 정규 건강검진, 유방 자가 검진, 고환 자가 검진 등과 같은 건강증진 행위를 실천함으로써 성 건강과 관련된 잠정적 문제를 조기에 발견한다. • 원치 않는 임신을 예방하기 위해 적절한 피임법을 사용한다. • AIDS/HIV를 포함한 성 전파성 질환의 확산을 피한다. • 원치 않은 임신을 한 경우 자신의 가치관에 근거하여 일관되게 반응한다. • 조기에 산전관리를 받는다. • 성적 학대를 예방한다.
사회와 문화	• 자신과 성적 가치관이 다른 사람을 존중한다. • 개인의 성과 관련된 사고, 느낌, 가치관, 행동에 영향을 미치는 가족, 문화, 종교, 대중매체 및 사회적 메시지를 인식하고 사정한다. • 모든 사람이 정확한 성 정보를 제공 받을 수 있도록 인간의 기본적 권리 증진에 기여한다. • 편견이 배제된 행동을 한다. • 다양한 인구집단의 성과 관련된 고정관념을 거부한다. • 타인에게 성교육을 실시한다.

미국 성 정보 교육위원회(SIECUS)에서는 성교육에 포함되어야 하는 내용으로 인간발달, 대인관계, 대인 기법, 성행동, 성 건강, 사회와 문화 등을 제시하고 있다.

이를 구체적으로 살펴보면, 인간발달 개념은 인간 발달이 신체적, 정서적, 사회적, 지적 성장의 상호관계를 통해 이루어짐을 강조하는 것으로 여기에는 생식기의 해부와 생리, 사춘기, 생식, 신체상, 성 발달, 성정체감 등이 포함된다. 생의 중추적 역할을 하는 인간관계 개념에는 가족, 우정, 사랑, 이성교제, 결혼, 자녀 양육 등이 포함된다. 성 건강 유지를 위해 대인 기법을 발전시키고 활용할 수 있어야 하는데, 대인관계기법 개념에는 가치관, 의사결정, 의사소통, 자기주장, 협상, 도움 구하기 등이 포함된다. 인간은 성적 존재로서 다양한 방법으로 성을 표현할 수 있는데, 성행동 개념에는 인간의 성, 자위행위, 성행동 참여, 금욕, 인간의 성 반응, 성적 공상, 성기능부전 등이 포함된다. 성 건강 개념은 성 건강 증진에 요구되는 정보와 태도, 그리고 성행동으로 인한 원치 않은 결과를 사전에 예방할 수 있도록 돕기 위한 것으로, 여기에는 생식건강, 피임, 임신과 산전관리, 인공유산, 성 전파성 질환, HIV/AIDS, 성적 학대 등이 포함된다. 사회문화적 환경은 인간이 성에 대해 학습하고, 나아가 성을 표현하는 방법을 형성한다. 따라서 사회와 문화 개념에서는 성과 사회, 성역할, 성과 법, 성과 종교, 성적 다양성, 성과 대중매체, 성과 예술 등이 포함된다. 성교육에 포함되어야 할 중심 개념과 주제 및 각 주요 개념별 교육목표는 〈표6-1〉과 〈표6-2〉에 요약하였다. 특히 성교육의 주요 개념별 교육목표는 성교육이 지향하는 궁극적 목표이자 기대되는 긍정적 결과로서, 실무 현장에서 다양한 성교육 프로그램을 제공한 뒤 그 효과를 사정하는 지침으로서도 그 의의가 있다.

7) 성교육을 위한 교수 방법의 원리

성교육은 교육대상자의 연령과 특성에 따라 교수 방법이 달라져야 한다. 일반적으로 대상자들에게 성교육을 제공하기 위한 교수 방법은 도입, 전개, 심화, 종결의 과정을 거친다.

(1) 도입

교육을 시작하기 위해 대상자들의 주의 · 집중을 유도하는 시기이다. 이 시기에는 학습자들로 하여금 학습활동 자체에 즐거움을 느끼고 몰입할 수 있도록 강력한 내적 동기를 유발시킬 수 있어야 한다.

학습자들의 내적 동기 유발을 위한 구체적 방법에는, 우선 학습자들이 궁금해 하는 것을 질문하거나 쪽지에 써 내도록 함으로써 교육 내용에 대한 학습자의 호기심을 자극하고, 학습자들의 발달 특성에 따른 성과 관련된 가벼운 질문을 던지고 답변을 유도함으로써 교사와 학생의 상호작용을 촉진하는 방법이 있다. 이때 교사는 자신의 경험과 연결하여 이를 솔직하게 드러냄으로써 학생들과 혼연일체가 되어야 한다.

한편, 학생들 간의 상호작용을 유도하고 격려하는 방법이 있는데 이때 동성 집단보다는 혼성집단을 편성하는 것이 교육 내용이 지나치게 유희적 혹은 흥미의 대상이 되는 것을 예방할 수 있어 널리 사용되고 있다.

(2) 전개

전개 단계는 학생들에게 교육 내용을 적절하게 전달하는 과정이다. 동일한 학습 내용이라 할지라도 교사의 역량에 따라 그 구성 방법을 달리할 수 있다. 그러므로 교사는 학습내용을 구성할 때 가르칠 내용의 특성을 가장 잘 반영하고, 학습자들에게 매력적으로 다가갈 수 있도록 구성해야 한다. 다시 말하면, 학습내용의 구성 과정은 교재에 있는 학습 내용을 학습자의 특성과 기호에 맞게 변형하여 재구성하는 과정이라고 할 수 있다.

학습 내용을 구성하기 위한 이론적 틀로서 브루너의 지식구조에 대한 교수-학습 방법이 널리 활용되고 있다. 브루너는 '무엇을 가르칠 것인가?'에 대해 지식의 구조에 대한 교육이 중요하며, 지식의 구조를 발견학습의 방법으로 가르칠 것을 제안한 바 있다. 즉, 발견학습은 특수한 명제들에서 일반적 원리를 학생 스스로가 발견해 내도록 하거나 아니면 구체적인 현상에서 학생 스스로가 원리를 찾아내도록 하는 방법이다. 이는 학생들은 단순한 지식의 수용자일 때보다는 오히려 지식을 찾고 발견할 때 더욱더 의미있고 유용한 학습을 한다는 것을 기본 가정으로 하고 있다.

학습내용이란 교사가 학생들에게 제공하는 지식 내용으로서, 학습 내용 구성 원리에는 경제성, 구체성, 포괄성 및 표현 양식 등이 포함된다. 즉, 경제성이란 학습내용을 단순하고 간단 · 명료하게 제시하는 방법으로 단어, 구, 문자, 부호, 숫자, 문장 혹은 그림이나 사진의 형태로 교육내용을 구성하는 것이다. 구체성이란 체험사례를 포함하여 구체적으로 제시함으로써 호기심을 유발하는 방법이다. 포괄성이란 기본원리 제시 및 항상 예외가 있음을 강조하는 것이다. 표현 양식이란 강의, 동작, 판서, 영상매체 등을 활용하여 학습내용을 학생들에게 전달하는 과정이다.

이를 구체적으로 제시하면 〈그림 6-1〉과 같다.

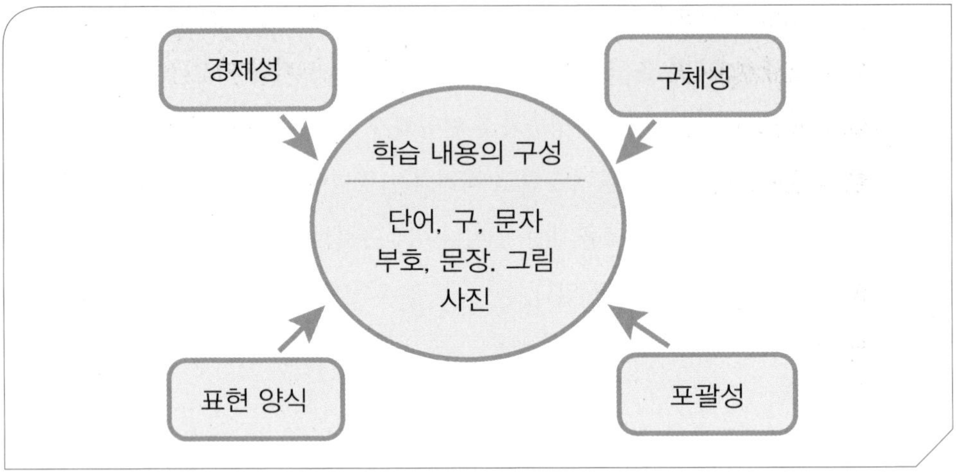

그림 6-1 학습내용 구성

⑶ 심화

심화 단계는 학습자들이 학습에 몰입하는 시기이다. 이 단계에서 교사는 학습자들이 능동적으로 학습활동에 참여할 수 있는 조건을 조성해 주어야 한다.

심화 학습단계에서는 소집단 토의, 역할극, 퀴즈의 이용, 시간여행, 가상여행 등과 같은 방법들이 효과적이다.

⑷ 종결

종결단계는 수업의 마지막 정리단계로서, 이전 단계에서 다루어진 지식의 내용을 종합하고 이를 가장 소중한 인간관계로서의 건전한 성 가치관과 연결시키는 과정이다.

이와 같은 성교육을 위한 교수 방법의 원리 이외에도 성교육 수업의 효과를 극대화하기 위한 전략으로 성교육 수업과정에서의 유의 사항에 대해 김상원(2000)은 다음과 같이 제시하였다.

- 성교육 내용은 논리적 체계보다는 주제나 문제 중심으로 구성한다. 이와 같은 방법은 대상자의 흥미를 유발하고 성교육을 재미있게 이끌어 나아감으로써 그 효과

를 극대화할 수 있다.

- 성에 관한 정보는 개인차가 크기 때문에 성교육은 교육 집단에 따라 그 수준을 달리 하여야 한다. 이는 성 정보에 대한 개인차가 크기 때문이다.
- 성교육 학습 집단은 혼성 집단으로 편성하는 것이 이성에 대한 올바른 인식을 갖게 하는데 효과적이다.
- 성교육은 성에 대한 지나친 흥미나 비하감을 갖지 않도록 해야 한다. 성에 대한 지나친 흥미유발은 성충동을 강화하는 원인이 되고, 성에 대한 지나친 비하는 성에 대한 왜곡된 가치관을 형성할 수 있기 때문이다.
- 조숙자 혹은 만숙자가 열등감을 느끼지 않도록 유의한다.
- 문제가 있는 학생이 상처를 입지 않도록 유의한다.
- 성교육 시간에 사용하는 용어는 되도록 전문적 용어를 선택하여 사용한다.
- 내용은 솔직하게 직설적으로 설명한다.
- 교사는 열린 태도를 갖는다.
- 심화 단계에서 학습자의 능동적 참여를 통해 올바른 가치관을 형성할 수 있도록 격려한다.

2. 생의 주기별 성교육

인간의 성 발달은 출생과 더불어 시작되며, 특히 아동기는 성 발달과 성 건강의 초석이 형성되는 과정에 있기 때문에 건강한 성 발달을 이루기 위해서는 아동기 성교육의 중요성이 특히 강조된다. 성 발달은 매 발달단계에서의 발달과제와 밀접한 관련이 있으며, 각 시기별로 고유한 특성이 있고, 발달과정에서 개인차가 강조 되기 때문에 각 발달단계별 특성과 성 발달을 알아보고, 각 시기별로 요구되는 성교육 내용을 제시하고자 한다.

1) 영아기(0~1세)

(1) 발달 특성과 지도

영아는 양육자의 따뜻하고 일관된 보살핌과 지속적인 상호교류를 통해 애착을 형성하고, 안정감을 경험하며, 자기 자신도 가치 있는 존재임을 인식하게 된다.

이 과정에서 영아는 이후의 건강한 성 발달과 인간관계의 기초를 이루는 신뢰감을 형성한다.

영아기는 감각운동기에 해당되는데, 이 시기는 전언어기로 자신의 욕구를 언어로서 표현할 수 없기 때문에 영아는 시각, 촉각, 청각 및 전정자극과 같은 감각과 몸짓을 통해 주변 상황을 인식하고 반응하며, 상호교류한다. 영아의 감각능력은 출생 시부터 잘 발달되어 있어 주변 환경과 상호 작용할 수 있는 능력이 충분히 갖춰져 있다. 즉, 영아는 자신의 잘 발달된 감각능력을 통해 자신의 욕구를 표현하고, 주변과 상호작용하며, 그 과정에서 환경적 자극을 수용하고 해석하며 자신과 주변과의 관련성을 인식해 나아간다. 이와 같은 감각 경험이 즐겁고 안정되며, 일관된 것일 때 영아는 신뢰감을 형성하게 된다. 또한 영아기는 Freud의 심리 성적 발달과정 중 구강기(oral stage)로서 영아는 구강경험을 통해 쾌감을 경험하는 시기이다. 따라서 영아의 구강 욕구 충족, 눈 맞춤, 피부접촉, 포옹, 안아주기, 입맞춤 등과 같은 적절하고 온화하며 일관된 감각자극 제공은 영아의 신뢰감 형성과 인지발달을 촉진해 준다.

영아는 생식기 접촉이나 문지르기, 뇨의 등에 대한 자연적인 반응으로 남아에서 규칙적인 발기현상이 나타나거나, 여아에서 생식기 윤활액이 분비되기도 하는데 이와 같은 현상들은 성적 자극에 대한 반응이 아니고, 감각자극에 대한 자연적인 신체적 반사임을 양육자는 명심해야 한다.

부모나 양육자는 영아에게 목욕을 시키거나 기저귀를 갈아 주면서 인체 각 부분의 명칭을 아동에게 알려줄 수 있다. 생의 초기에 자기 신체에 대해 긍정적 관점을 형성하는 것은 이후의 삶의 과정에 성과 성적 표현에 대한 긍정적 관점을 갖게 해주고, 성과 생식건강의 유지와 관리의 기초를 형성한다. 예를 들면, 성장과정에서 자신의 생식기에 대해 긍정적 관점을 갖고 있는 여성은 부정적, 수치감을 갖고 있는 여성에 비해 자신의 성과 생식과 관련된 문제를 조기에 인식하고 의학적 처치를 추구하는 성향이 높다. 따라서 양육자는 목욕시키기 혹은 기저귀 갈기 동안 영아에게 신체 부위의 정확한 명칭을 자연스럽게 알려주고, 신체에 대한 의심이나 부끄러움 보다는 안정감과 편안함을 경험할 수 있도록 유도해 주어야 한다.

(2) 발달과제

- 양육자에 대한 신뢰감 형성
- 감각경험에 대해 쾌감(만족감) 경험
- 양육자와의 원만한 상호관계 형성

(3) 성 관련 행동 반응

- 양육자와의 신체적 접촉을 좋아함
- 발기, 생식기 윤활액 분비와 같은 자연적, 반사적인 성 반응이 나타남
- 자신의 신체를 탐색함

(4) 성교육 내용

영아기 성교육은 영아보다는 영아를 양육하는 부모에게 영아기 부모역할 교육을 제공함으로써 그 목적을 달성할 수 있다. 영아 부모에게 영아의 발달특성과 관련하여 영아의 인지발달과 성 발달을 격려할 수 있는 방법과 관련된 지식과 기술이 포함되어야 한다. 그 구체적 교육내용에 포함되어야 할 내용은 다음과 같다.

① 영아의 발달 특성

- 신뢰감 형성
- 감각자극과 신체, 인지, 정서 발달과의 관계
- 구강 욕구 충족의 의의

② 영아가 즐거움과 안정감을 경험할 수 있는 감각자극 제공방법

- 적절한 통합 감각자극 방법
- 영아의 반응에 근거한 감각자극 제공 방법

③ 원만한 부모 – 영아 상호작용 방법

부모와 영아의 원만한 상호작용을 격려하기 위해서는 양육자의 역할이 강조되어야 한다. 양육자는 영아가 보내는 미세한 신호를 민감하게 읽고, 그에 대해 적절하게 반응함으로써 영아의 욕구를 충족시켜 주고, 영아는 자신의 욕구가 충족되는 과정에서 편안함, 안정감을 경험하게 되며, 양육자에게 적절한 신호로 반응함으로써 양육자-영아 간에 적극적인 상호작용이 이루어진다. 따라서 부모 교육에 포함 되어야 할 내용은 다음과 같다.

- 양육자 - 영아 상호작용의 구성요소 : 양육자의 영아 신호에 대한 민감성과 적절한 반응, 성장촉진환경 제공, 영아측 요소로 명확한 신호 보내기와 양육자의 신호에 반응하기
- 영아의 신호 읽기 : 상호작용을 원하는 신호와 상호작용의 종결을 원하는 신호
- 영아의 신호에 대해 적절하게 반응하는 방법
- 영아의 인지발달을 촉진하는 환경을 조성해 주는 방법

④ 신체 부위에 대한 정확한 명칭 알려주기

2) 유아기(1~3세)

(1) 발달 특성과 지도

유아기가 되면 유아는 걸음마를 시작하고, 대소변 가리기와 언어를 배우기 시작한다. 생후 18개월이 되면 유아는 그들 주변에 있는 모든 사람들을 남자와 여자로 구분하기 시작하고, 그와 더불어 유아는 그들 자신을 남자 혹은 여자로서 인식하며, 각각의 성에 적절한 사회적 역할을 학습하게 된다. 유아는 자신이 타인과 다르다는 것을 인식하기 시작 하면서 자율성 발달이 시작되는데, 자율성은 건강한 성발달의 기본 요소인 아동의 자아개념 형성과 자기 신체는 자신의 것임을 인식시켜 주는 단서로서 그 의의가 있다. 또한 이 시기에 유아는 다른 아동들과의 놀이를 통해 사회적 대인관계의 기초를 학습하는 기회를 갖게 된다.

(2) 발달과제

- 자율성 발달
- 남녀를 구분하기 시작함
- 동료들과의 초기 대인관계 시작

(3) 성관련 행동 반응

- 양육자와의 신체접촉을 좋아함
- 옷 벗기를 좋아함
- 생식기를 포함한 신체 부위 탐색

(4) 성교육 내용

- 생식기를 포함한 신체 각 부위의 정확한 명칭
- 남자와 여자의 차이
- 같은 또래 아동과의 사회적 상호작용을 할 수 있는 기회 제공과 방법
- 자기 조절 능력 획득 방법

3) 아동 초기(2~5세)

(1) 발달 특성과 지도

유아기 때부터 발달하기 시작한 남녀에 대한 구분은 학령전기에 이르러 더욱 확고해져서 아동은 남자, 여자에 대한 분명한 개념을 형성하게 된다. 즉, 유아는 자신의 신체 탐색을 통해 자신의 성에 대한 개념을 형성해가는 반면, 학령전기 아동은 유아기 자율성보다 더 적극적인 솔선감을 통해 환경을 적극적으로 탐색하고 자신과 환경과의 관련성을 이해함으로써 성에 대해 더욱 확고한 개념을 형성하게 된다. 이러한 일련의 과정을 통해 아동은 자기 신뢰와 자신감 및 자율성을 경험하고, 자신이 원하는 바를 솔선하여 추구한다.

학령전기는 Freud의 심리성적 발달 단계 중 남근기에 해당되는 시기로, 이 시기 아동은 성기에 관심이 집중되고 남녀구별과 남성다움, 여성다움을 인식하며, 동성의 부모를 동일시함으로써 성 역할을 습득하게 된다.

학령전기 아동은 TV나 사진 속에서 남녀를 구분할 수 있으며, 이를 성인에게 표현할 수 있다. 아동은 다른 아동과 성인의 신체가 자신과 다르다는 것을 인식하고, 이에 대해 지대한 관심과 호기심을 갖게 된다. 특히 생식기는 대부분 옷으로 가려져 있기 때문에 아동의 호기심은 신체 다른 영역에 대한 호기심보다 훨씬 강도가 강하다. 이 시기 아동의 호기심 대상은 상대 성 아동의 생식기 모양, 어머니의 유방, 아버지의 음경, 음모, 임신한 여성의 배, 아기는 어디에서 태어나는가? 자신은 어디에서 왔는가? 등이다. 이와 같이 학령전기는 아동이 남녀의 성차와 성기에 대해 강한 호기심을 경험하는 시기이므로 신체 부위의 정확한 명칭에 대한 지도는 유아기에 이어 지속적으로 이루어져야 한다. 또한 아동은 부모를 통해 사회적 풍습, 태도, 가치관을 습득하기 때문에 부모는 아동과의

상호작용 과정에서 사생활은 존중되어야 한다는 것과 공공장소에서는 성기를 드러내거나 옷을 벗거나 맨몸이 용납되지 않음을 아동에게 인식시켜 주어야 한다.

한편, 아동의 성적 호기심은 놀이에도 연결되어 동성이나 이성 아동들과 함께 '병원놀이'나 '엄마 아빠 놀이'를 자주 하는 것을 볼 수 있다. 이와 같은 놀이는 자신과 같거나 다른 점을 구분하기 위한 아동의 부단한 노력이 반영된 것으로, 아동에게 타인의 생식기 관찰과 엄마, 아빠 역할을 습득할 수 있는 기회를 제공하며, 아동의 성적 호기심을 충족시켜 줄 수 있다. 따라서 양육자는 이러한 놀이가 성적행동이라기보다는 놀이 그 자체로서 인식하고 지나치게 반응하지 않도록 유의해야 한다. 아동은 놀이 과정에서 얼싸안고 입맞춤을 하는 다양한 성적 행동반응을 나타내기도 하는데, 이러한 반응들은 지극히 정상적인 과정이다. 또한 이러한 놀이 과정에서 아동에게 반드시 강조해야 할 것은 상대방이 허락하지 않는 경우 특정 성 행동은 강요할 수 없다는 것을 인식시켜야 한다.

일반적으로 건강한 발달을 보이는 아동의 경우 놀이 과정에서 구강 대 생식기 접촉은 나타나지 않는다. 만약 아동이 이와 같은 행동반응을 나타낸 경우에는 음란매체에 노출되었거나, 성인의 성교장면을 본 경험이 있는 경우 혹은 성인으로부터 성적 학대를 받은 것을 의심할 수 있다. 따라서 그 원인을 규명하기 위한 세밀한 조사가 필요하다.

아동은 스트레스를 받는 경우 심리적 안정을 위한 목적으로 생식기를 만지거나 가구나 베게 등에 자신의 생식기를 비비는 행동을 나타내기도 한다. 이와 같은 아동의 행동반응은 이 시기 아동에게 나타날 수 있는 정상적인 반응이다. 이때 양육자는 아동에게 생식기는 반드시 남이 보지 않는 곳에서 만져야 함을 인식시켜 주어야 한다.

스트레스가 지나치게 많은 아동의 경우 생식기 만지기 이외에도 엄지 손가락 빨기, 자기 머리털 뽑기 등과 같은 행동반응을 보이기도 하는데 때로는 이와 같은 반응이 성적 학대를 받은 아동에게서도 나타날 수 있는 반응이므로 주의 깊은 관찰이 필요하다.

(2) 발달과제

- 자신이 남자 혹은 여자라는 것에 대한 인식
- 인간의 기본적 생식과정에 대한 이해의 시작
- 옷 벗기와 성과 관련된 사생활의 개념에 대한 이해

(3) 성 관련 행동반응

- 스트레스에 대한 이완을 목적으로 한 자위행위
- 호기심으로 친구들의 인체를 탐색하고 즐거워 함
- 옷 벗기를 좋아 함

(4) 성교육 내용

- 생식기의 정확한 명칭
  - 남자 : 음경, 고환, 음낭 등
  - 여자 : 음핵, 음순, 자궁, 질
- 생식의 기본원리 소개하면서 몸의 귀중함을 느끼도록 교육
- 사생활 보장의 중요성
- '내 몸은 나의 것이다'라는 의식 고취
- 적절한 접촉과 부적절한 신체 접촉의 차이에 대한 소개

4) 아동 중기(5~8세)

(1) 발달특성과 지도

아동 중기는 아동 생활의 중심이 가정에서 유치원과 학교생활로 이동됨에 따라 행동반경과 사회적 경험이 확대되는 시기이다. 이 시기 아동은 집단 내에서 인정을 받기 위해 무언가를 열심히 이루어야 함을 깨닫고, 부단한 노력을 통해 과제를 완수하며 이 과정에서 즐거움을 체험한다. 또한 양심과 도덕, 가치관이 형성되고, 동성 친구와의 관계가 점차 중요시 되며, 집단의식이 형성되는 시기이다.

아동 중기는 Freud의 심리 성적 발달 단계 중 잠재기에 해당되는데, Freud는 이 시기에 성적 호기심이 일시적으로 감소한다 하여 잠재기로 명명하였으나, 아동의 성적 관심이 외부로 표출되지 않을 뿐 아동의 성적 관심과 성 발달은 아동기 전반에 걸쳐 지속적으로 진행됨을 명심해야 한다.

아동 중기가 끝날 무렵 아동은 성 정체감(자신이 남자 혹은 여자라고 인식하는 것)을 형성하고, 성 일관성 개념(남성 혹은 여성으로서의 성은 일관되고 변치 않는 다는 개념

으로, 유형화된 성적 행동양식이 변할지라도 성은 고정되고 불변함을 인식하는 것을 의미)을 터득하게 된다. 특히 아동 중기는 성역할에 대한 사회화가 강조되는 시기로서, 이 시기 아동은 성행동에 대한 사회적 기대를 자신의 행동 속에 통합시켜 나아가는 과정에서 성에 대한 자아개념을 형성 · 발전시킨다. 따라서 이 시기 아동은 성과 관련된 복장이나 활동에 뚜렷한 선호를 나타내기도 한다.

아동 중기 아동은 대부분 '아기는 어떻게 만들어 지는가?', ' 난자와 정자는 어떻게 만나는가?'에 대해 구체적인 관심을 갖고, 생식과 성적 즐거움과의 관계를 연결하기 시작한다. 따라서 양육자와 교사는 인간의 생식 과정 및 이 과정에서의 성교의 역할에 대한 지식을 아동에게 교육해야 한다.

한편, 일부 아동들은 쾌감을 추구하기 위해 자위행위를 하는 경우도 있다. 아동의 자위행위 범위는 매우 다양한데, 자위행위가 극히 사적으로 이루어지고, 강박적이지 않으며, 빈도가 지나치지 않는 한 크게 문제되지 않는다. 그러나 공공장소에서 성적 행동을 보이는 경우에는 성적 학대의 가능성을 의심해 보아야 한다.

아동 중기에는 아동 초기에 비해 성적 놀이가 현저하게 감소된다. 그러나 실제적으로는 감소되는 것이 아니며 다만 아동들이 성인의 눈에 띠지 않도록 주의를 더 많이 기울이기 때문에 다만 드러나지 않는 것으로 보고되고 있다. 이 시기 아동의 성 놀이는 이전 발달단계 아동의 그것과 유사하다. 왜냐하면 사춘기 징후가 아직 발현되지 않았기 때문에 이 시기 아동의 성과 관련된 놀이는 성적 매력이나 쾌락의 추구보다는 호기심을 충족하기 위한 신체의 탐색에 근거하고 있기 때문이다.

발달이 빠른 여아는 초경과 같은 사춘기 징후가 나타나기도 한다. 따라서 사춘기 신체변화와 관련된 기본적이며 연령에 적절한 수준의 정보를 사전에 제공해 주어야 한다. 또한 아동 중기는 동성과의 낭만적 관계가 나타나는 시기이므로 이성애, 동성애, 양성애의 개념적 차이를 소개하고 적절한 성 오리엔테이션을 형성할 수 있도록 격려한다.

(2) 발달과제

- 성 정체감, 성 안정성, 그리고 성 일관성의 형성
- 초경과 같은 사춘기 증상 발현
- 생식의 과정에 대해 이해

- 성과 관련된 신체의 명칭에 대해 이해
- 성 오리엔테이션의 개념에 대해 이해

(3) 성 관련 행동반응

- 동성, 이성의 친구들과 호기심에 근거한 성적 놀이를 한다.
- 때때로 자위행위를 한다. 일부 아동에서는 이완보다는 쾌감을 느끼기 위해 자위행위를 하는 경우도 있다.
- 신체 각 부분의 명칭이나 성에 대해 속어를 사용한다.

(4) 성 교육 내용

- 생식에 대한 이해와 성교의 역할
- 사춘기 신체 변화
- 동성애, 이성애, 양성애의 특성과 차이점
- 인간관계에서의 성의 역할과 관련된 지식과 사회적 규범
- 성적 권리(내 몸은 나의 것이다)와 책임(평등한 관계)

5) 아동 후기(9~12세)

(1) 발달특성과 지도

아동 후기는 아동에서 청소년으로의 급격한 변화가 시작되는 과도기적 시기이다. 사춘기라는 용어는 소년이나 소녀가 신체적으로 성숙하여 생물학적으로 생식이 가능해지는 시기를 의미한다. 사춘기의 시작은 여아는 10~11세, 남아는 11~12세에 이루어지지만 그 시작 시기는 개인차가 현저하다. 이 시기에 사춘기 소녀는 성적 각성 시 질에서 윤활액이 분비되고, 소년은 발기의 빈도가 그 이전 발달단계에 비해 잦아지고 몽정을 경험하게 된다. 또한 아동 후기에는 쾌락추구와 오르가즘을 경험하기 위한 자위행위를 하기도 한다.

부모와 교사는 아동에게 사춘기 변화가 일어나기 이전의 시기에 성교육을 통해 사춘기 변화에 대비할 수 있도록 지도해야 한다. 왜냐하면, 사춘기 이전의 발달과정은 점진적이고 예측 가능한 과정이었으나, 사춘기 발달은 매우 급진적으로 진행되며 그 이전의

발달과는 매우 상이한 양상을 나타내기 때문에 아동은 때때로 극도의 혼돈과 심리적 외상을 경험할 수 있기 때문이다. 따라서 아동후기는 사춘기 이전에 사춘기 변화에 대비하기 위한 성교육을 제공하는데 가장 적절한 시기이며, 아동과 동일한 성은 물론 반대 성의 발달과 변화과정에 대한 성교육이 함께 포함되어야 한다.

아동 후기의 심리 사회적 발달은 아동의 생물학적 발달과정과 밀접하게 연관되어 있다. 즉, 아동은 사춘기로 접어드는 과정에서 자신의 외모에 대해 매우 강박적이거나 때로는 선입견으로 인해 불안이나 부적절성을 경험하기도 한다. 동료관계에 있어서도 동성과의 관계로부터 이성과의 사회적 상호작용으로 변화된다.

사춘기에 접어든 아동은 성인의 성역할에 근접한 행동을 시도하게 된다. 즉, 이성과 데이트를 하는 과정에서 성적 욕구를 구체적으로 표현하기도 한다. 이 시기의 성적 표현 양상으로는 입맞춤, 안아주기, 생식기 만지기 등이 보편화되어 있고, 직접적인 성교는 드물게 나타나고 있다. 그러나 오늘날 사춘기 발현 시기가 점점 빨라지고 있기 때문에 조기성교에 대한 문제도 간과할 수 없는 실정이다.

(2) 발달과제

- 사춘기 신체변화를 이해함
- 사춘기 심리적 · 사회적 변화를 이해함
- 성과 인간관계에 대한 권리와 책임에 대해 이해함

(3) 성관련 행동 반응

- 데이트를 시작한다.
- 입맞춤, 성기 만지기 등과 같은 행동으로 신체적 친밀감을 표현한다.
- 자위행위를 한다.
- 성에 대해 선입견을 갖고 있다.
- 성 관련 매체에 관심을 갖는다.

(4) 성 교육 내용

- 사춘기 신체적 · 심리적 변화와 관련된 지식 : 미국 소아과 학회에서 제시한 사춘기 이전에 알아야 할 성 지식은 다음과 같다.

- 남녀의 성기 이름과 기능
- 사춘기에 일어나는 변화
- 월경주기 및 의의
- 성교의 정의와 임신의 과정
- 임신 예방법(피임방법)
- 동성관계
- 자위행위
- 성 전파성 질환
- 성인의 기대와 가치

• 첫 성교시기의 연기 방법, 피임, 안전한 성교에 관한 성교육
• 상호 만족스러운 인간관계를 위한 책임과 권리에 관한 사회적 기술 교육
• 성관련 매체가 주는 메시지를 이해, 해석, 평가할 수 있는 기술

6) 청소년기

(1) 발달특성과 지도

청소년 초기는 사춘기 징후의 발현과 더불어 시작되며 아동 후기와 상당 부분 중복이 되는 시기이다. 이 시기의 청소년들은 이차성징의 발현과 성장의 급등과 같은 급속한 신체 변화로 인해 다양한 심리적 사회적 불균형을 경험하며, 혼란과 갈등에 빠지게 된다. 또한 자신의 신체 변화가 현저하게 진행되기 때문에 주변의 상황에 관심을 돌릴 마음의 여유가 없어, 자기중심적 사고나 자아도취 성향이 강하게 나타나는 시기이기도 하다. 더욱이 초기 청소년들은 이들의 인지발달 단계가 아직 구체적 사고기에 머물러 있기 때문에 자신의 미래를 계획하고 설계하며, 특정 행동에 대한 결과를 예측하는 데 한계가 있다.

이와 같은 초기 청소년들의 발달특성은 이들이 자신의 행동을 조절하고, 확고한 미래의 목표를 성취하기 위해 현재의 만족을 보류하거나 연기하는 데 많은 어려움이 있으며, 다양한 정보를 습득하고 보유하지만 습득한 정보들을 그들의 실생활에 적용할 수 있는 능력이 부족하기 때문에 결과를 고려하지 못한 채 다양한 시행착오를 거듭한다.

초기 청소년들은 부모, 가족으로부터 심리적 독립을 하게 됨에 따라 동료집단의 규범

이 더욱 중요시되고, 집단에 대한 동일시를 하며, 성적 행동에 대한 다양한 실험을 통해 정체감, 인간관계를 발전시켜 나아간다. 이 과정에서 적절한 정보나 지지를 받지 못한 청소년들은 적개심, 불안, 갈등을 경험하며, 이를 해소하기 위한 수단으로 약물남용이나 위험을 수반하는 다양한 성 행동을 무조건적으로 선택하기도 한다. 따라서 이들을 지지하기 위한 지식과 기술 및 정보 제공이 필요하다.

청소년 중기는 성적 성숙의 완성과 더불어 추상적 사고가 시작되는 시기로, 중학교 3학년부터 고등학교 1, 2학년에 해당되는 시기이다. 이 시기 청소년들은 불멸의 신념을 갖고 있기 때문에 자신들이 위험한 행동을 하더라도 본인에게만은 해가 미치지 않을 것이라고 생각하는 경향이 있다. 이와 같은 신념은 역할에 대한 다양한 실험을 발달특성으로 하는 청소년기의 발달과제와 더불어 이들로 하여금 위험이 수반되는 다양한 행동에 서슴없이 가담케 하는 원인이 되고 있다.

한편, 청소년 중기는 부모로부터의 독립 성향이 청년 초기에 비해 더 두드러지는 시기로 동료집단의 소속과 인정이 더욱 중요시된다. 이 과정에서 청소년들은 부모와 동료집단이 주는 압력 사이에서 많은 불안과 갈등을 경험하며, 남자 혹은 여자로서의 성에 대한 정체감과 자아개념을 형성해 나아간다. 때로는 청소년들이 동료집단의 인정을 받기 위해 혹은 동료집단의 압력에 못 이겨 약물섭취나 무모한 성적 행동에 가담하기도 한다.

청소년 후기는 신체적 성숙과 추상적 사고가 완성되고 성인의 역할과 책임을 받아들이는 시기이다. 즉, 이제까지의 신체적인 성과 성역할 및 성에 대한 정체감이 완성되고, '나는 무엇인가', ' 과거의 나와 미래의 나는 어떻게 연결되는가?'등에 대한 답을 구하는 과정을 통해 자아정체감을 형성해 나아간다. 또한 이 시기 청소년들은 자신의 한계와 자신의 과거가 미래에 미치는 영향을 인식하게 되고, 그 결과 자신의 성을 미래 계획의 일부에 포함시키게 된다. 이 과정에서 문제가 있는 경우 이들의 성적 행동이나 성에 대한 정서적 반응에 영향을 미쳐 성적 일탈 행동이나 성에 대한 비정상적인 개념과 태도를 형성할 수도 있다. 따라서 청소년기의 성교육은 이들의 성과 생식건강을 유지 · 증진하는데 목표를 두고 성에 대한 올바른 개념 형성과 관리 및 요구되는 기술에 대한 구체적 교육이 요구된다. 특히 이전 발달 단계에서 단계적인 성 교육을 받지 못한 청소년의 경우 생물학적 지식을 근거로 건강 유지 · 증진을 강조하는 가운데 성교육과 관련된 지식과 기술이 스며들어 갈 수 있도록 학습내용을 구성하는 것이 바람직하다.

(2) 발달과제

- 신체적, 성적 성숙
- 형식적 조작적 사고의 발달
- 이성관계 확립
- 가족, 부모로부터 심리적, 경제적 독립
- 성역할 정체감 형성
- 동료집단의 인정
- 다양한 역할 실험
- 신체상, 성역할 정체감 확립

(3) 성관련 행동반응

청소년들의 성관련 행동 반응은 성인의 성관련 행동반응과 유사하나 성인에 비해 신체적 · 심리적 위험요소가 훨씬 많이 내포되어 있어 이에 대한 각별한 주의와 지도가 필요하다. 미국 국립청소년성건강위원회는 성적으로 건강한 청소년들의 행동 특성을 자기 자신, 부모와 가족, 친구, 연인으로 구분하여 제시하였는데, 청소년 성 교육시 목표 혹은 평가 기준으로 활용가능성이 있어 본 장에서 소개하고자 한다.

① 자기 자신에 대한 행동 특성

- 자기 몸을 소중히 여긴다.
  - 사춘기 신체변화를 이해한다.
  - 사춘기 신체변화는 정상적인 과정으로 이해한다.
  - 정규적 신체검진, 금연, 금주, 금욕 등과 같은 건강증진 행위를 몸소 실천한다.
- 자신의 행동에 대해 책임을 진다.
  - 자기 나름대로의 가치관을 갖고 있으며, 가치관에 근거하여 옳고 그른 것을 식별할 수 있다.
  - 특정 행동에 대한 결과를 예측할 수 있다.
  - 성과 관련된 대중매체가 제공하는 메시지는 비현실적이며, 성적 본능이 강조 된 것임을 알고 있다.
  - 개인적 욕구와 동료 집단의 욕구를 구별할 수 있다.

- 술이나 물질남용은 판단능력을 저해한다는 것을 알고 있다.
- 자기 자신을 파괴하는 행동을 인식할 수 있으며, 문제 발생 시 도움을 요청 할 수 있다.

• 성과 관련된 문제에 대한 충분한 지식을 갖고 있다.
- 성 행동의 결과를 예측할 수 있다.
- 자신의 가치관에 입각하여 자위행위에 대한 의사결정을 스스로 내릴 수 있다.
- 파트너와의 성 행동에 관한 의사결정을 스스로 내릴 수 있다.
- 성정체감이 확립되어 있다.
- 성 역할에 대한 고정관념이 미치는 영향을 이해하고 자신에게 적절한 성역할을 선택할 수 있다.
- 필요시 성에 관한 정보를 적극적으로 추구한다.
- 성적 측면에 동료집단과 문화적 압력이 있음을 인식하고 있다.
- 모든 인간은 서로 다른 가치와 경험을 갖고 있음을 인식하고 있다.

② 부모와 가족 구성원과의 관계

• 성과 관련된 문제에 대해 가족 구성원들과 효율적으로 의사소통한다.
- 가족 내 역할과 책임 및 자신의 발달과제인 독립의 요구 간에 적절한 균형을 유지한다.
- 가족과 경계에 대해 협상할 수 있다.
- 타 가족구성원의 권리를 존중한다.
- 어른을 공경하고 존경한다.

• 가족의 가치관을 자신의 가치관 속에 통합한다.
- 성에 관한 질문을 가족 구성원에게 한다.
- 성에 관한 문제에 대해 부모의 안내와 지도를 받아들인다.
- 부모의 입장을 이해하려고 노력한다.

③ 동료관계

• 동료의 성에 무관하게 상대를 존중하고 적절한 방법으로 상호작용한다.
- 친구와 효과적으로 의사소통한다.

- 남녀 동료들과 우정이 돈독하고 상대방의 입장을 이해할 수 있다.
- 강압에 의한 관계를 거부하며 구분할 수 있다.
- 성적 혐오감을 줄 수 있는 행동을 알고 이를 거절할 수 있다.
- 타인의 사생활을 존중하며, 상대의 비밀을 지켜준다.

• 동료관계에서 갈등이 있는 경우 자신의 신념과 가치에 근거하여 행동한다.
- 자신의 가치관과 일치하고, 사회에서 용납될 수 있는 결정을 내릴 수 있다.

④ 파트너와의 관계

• 발달수준에 맞게 애정과 친밀감을 파트너에게 표현한다.
- 사랑과 성관계에 있어 남녀 모두에게 평등한 권리와 의무가 있음을 인식한다.
- 성교 이외의 방법으로 자신의 욕구를 표현하고, 성교의 유혹을 거절할 수 있다.
- 사랑과 성적 매력을 구분할 수 있다.
- 파트너의 입장을 이해하려고 노력한다.

• 준비된 상태에서 성숙된 성관계를 할 수 있다.
- 파트너와 함께 성관계에 대해 서로 의견을 주고받는다.
- 성관계의 범위(sexual limit)에 대해 서로 대화하고 절충한다.
- 성관계 시에는 원치 않는 임신을 예방하기 위해 콘돔이나 효과적인 피임방법을 사용하여 안전한 성교를 한다.
- 도움이 필요할 때 학교, 지역사회, 국가기관에 도움을 요청할 수 있으며, 이들 기관에서 제공하는 충고, 관련정보 및 서비스를 제공 받는다.

(4) 성교육 내용

• 친밀감의 표현
• 성적 한계 설정
• 사회적, 매체, 동료 및 파트너의 압력을 이기는 방법
• 금욕과 안전한 성교
• 임신과 성 전파성 질환 감염경로와 예방법
• 출산 간격 조절
• 데이트와 성폭력

• 안전한 성교

• 긍정적 신체상 확립

• 결혼의 의의

7) 성인 초기

(1) 발달특성과 지도

성인 초기는 18~35세의 기간으로 자신에 대한 책임감을 완전히 수용하고, 완전한 법적 권리를 행사할 수 있는 법적 연령에 도달하는 시기이다. 또한 이 시기는 신체 기능과 효율이 극대화 되는 시기이며, 동시에 인체 각 부위의 기능이 서서히 감소되기 시작하는 시기이기도 하다. 따라서 성인 초기는 최대 기능과 효율의 시기에 다가올 다음 시기의 기능감소에 대비한 철저한 건강관리가 요구되는 시기이다.

성인 초기 대부분의 건강한 남녀는 자신이 성장해 온 가족으로부터 독립하여, 결혼과 출산을 통해 새로운 가정을 형성한다. 또한 안정된 직업을 갖고 나름대로의 고유한 생활방식을 구축해 나가는 시기이기도 하다. 초기 성인은 상호 호혜적인 사회적, 성적, 직업적 역할관계 속에서 타인을 수용하고, 이들과 융합하는 방법을 터득하며, 성 파트너와의 지속적인 상호교류를 통해 완전한 신체적 · 심리적 친밀감을 확립해 나아간다. 또한 부부간에 상대의 요구를 인지하고, 취약점을 수용하며, 서로의 자원과 강점을 공유해 나아가는 일련의 과정을 통해 상호성이 형성 · 발전된다.

결혼한 부부들은 대부분 자녀를 출산하고 그와 더불어 부모역할을 담당하게 된다. 부모가 된다는 것은 기본적 양육욕구 충족과 부모의 자존감과 자아정체감을 확립하는 기회가 되며, 나아가 부모에게 개인적인 성장의 기회를 제공해 준다. 오늘날 자녀 양육과 관련된 지식과 기술에 대한 부모교육이 절실히 요구되고 있는데, 이는 과거 대가족 제도 하에서 자연스럽게 전수되어 오던 양육과 관련된 지식과 기술이 사회의 변천과 가족구조의 변화로 인해 단절됨에 따라 부모역할을 충분히 학습할 수 있는 기회가 부족하기 때문이다.

한편, 여성은 결혼과 더불어 성생활, 출산 등으로 생식건강 관리가 특별히 강조되는 시기이다. 특히 여성 생식기 문제는 생식기에만 국한되는 것이 아니라 전신적인 문제로 파급될 가능성이 높기 때문에 건강한 부부관계, 안전한 임신과 출산, 안전한 피임 방법의 사용, 인공 유산을 한 경우에는 안전한 관리 등을 통해 생식건강을 유지하도록 한다.

(2) 발달과제

- 친밀감 확립
- 결혼생활 적응
- 직업의 성공적 관리
- 고유한 생활방식 확립
- 부모기 역할변화에 적응

(3) 성교육 내용

- 행복한 결혼
- 부부의 성적 적응
- 산전 산후 건강관리
- 피임, 응급피임 및 터울조절 방법
- 안전한 부모기를 위한 부모역할
- 정기 건강검진의 필요성과 방법

8) 성인 중기(중년기)

(1) 발달특성과 지도

성인 중기는 일반적으로 36~60세 까지의 기간으로 자녀 양육과 지도, 생산과 창조 및 사회적 기여를 특성으로 하는 시기이다. 즉, 자녀의 양육과 지도를 위해 헌신하며, 사회적으로 지위, 수입 면에서도 최대의 생산성을 이루고, 다가올 은퇴를 준비하는 시기이다. 아울러 신체적 노화가 시작되어 이로 인한 다양한 만성적 건강문제를 호소하게 된다.

여성은 남성에 비해 폐경을 전후하여 급격한 신체변화를 경험하게 되는데, 이와 같은 신체적 문제는 때로는 사회적 · 심리적 문제로 확대되어 심각한 문제를 야기하기도 한다. 중년 여성에 있어 가장 심각한 문제는 에스트로겐의 농도가 감소되는 것인데, 이로 인해 심혈관 질환의 발생 가능성이 증가하여 전반적 신체건강을 위협하는 원인이 된다.

아울러 질 점막이 위축되고 창백해지며 건조해지는데, 이와 같은 질 점막의 변화는 성교시 통증, 염증에 취약한 상태가 되어 여성의 생식건강을 위협하는 원인이 되고 있다. 일부 중년 여성들은 이러한 자연적 변화과정을 질병으로 잘못 이해하거나, 자신이 부정한 사람으로 오해받을 것이 두려워 말도 못하고 고민하는 경우도 많다. 따라서 폐경으로 인한 여성의 생식기계 변화와 이에 대한 관리방법에 대해 여성은 물론 성 파트너에게도 교육을 실시하여 성 파트너의 적극적인 협조 하에 부부 간의 원만한 성관계 및 인간관계를 이룰 수 있도록 도와주어야 한다. 즉, 질 위축을 경감시키기 위해 성교시 윤활제를 사용하고 성교를 자주 하도록 격려하며, 영양과 운동과 같은 예방적 건강행위를 강화하고, 주기적 건강검진을 통해 성과 생식건강 및 전반적 건강상태를 점검하도록 해야 한다.

(2) 성교육 내용

- 생식기 변화를 포함한 폐경기 신체변화
- 폐경기 건강증진을 위한 자기관리법과 능력부여
- 자녀 및 손자녀와의 원만한 관계 유지
- 원만한 성 생활
- 생식기 질환과 조기발견

9) 성인 후기(노년기)

(1) 발달특성과 지도

성인 후기는 60세 이후를 일컫는 시기로 노화로 인한 신체 변화에 적응하고 새로운 역할에 활동과 에너지를 재정비하며, 다가올 죽음에 대한 준비를 하는 시기이다.

노인들은 신체적 노화로 인해 행동이 지연되고 감각이 둔화된다. 이와 같은 노년기 신체적 변화로 인해 현실감 저하, 고립, 자기중심적 성향 등과 같은 행동특성을 나타낸다. 노화로 인해 성과 생식기에 나타나는 변화 역시 성인 중기에 비해 훨씬 더 심각하다. 즉, 신체적 노화로 인해 감각이 둔화됨에 따라 성에 대한 반응도 매우 지연되며, 특히 질 벽은 성인 중기보다 더욱 얇아지고 주름이 감소되며, 질의 길이가 짧아진다. 또한 성교시 원활한 성관계를 위해 요구되는 윤활물질이 분비되는 데 1~3분 이상 소요되는 것으로 보고되고 있다. 이와 같은 노인의 신체적 변화와 사회적, 심리적 및 상황적 요소는 노년의 성관계를 더욱 어렵게 하는 요소가 되고 있으며 특히 노년 여성의 생식건강을 위협하는 원인요소가 되고 있다. 그러나 성관계의 빈도와 규칙성이 성행위 능력을 유지시키는 중요 요소이며, 독신생활을 하는 노인보다 결혼 생활을 하는 노인들의 사망률이 더 낮은 것을 고려할 때 신체적 제한을 수용하는 가운데 적절한 성관계를 가질 수 있도록 격려해야 할 것이다.

노년기 성관계의 목표는 성교의 수행보다는 이를 통해 서로의 인간성을 확인하고 즐거움과 만족감을 상호 교류하는데 초점을 두어야 하며, 직접적인 성관계가 불가능한 상황에서는 포옹이나 대화, 신체적 접촉, 자위행위 및 친밀한 관계를 유지함으로써 노인의 사랑과 성 욕구를 충족시킬 수 있다.

오늘날 평균 수명 연장으로 인해 노년인구가 증가됨에 따라 노년기의 성은 중요한 사회적 쟁점이 되고 있다.

(2) 성교육 내용

- 신체적 노화와 성
- 노년기 성생활
- 노년기 건강관리
- 노년기 성 건강 증진법

3. 성교육의 예

성교육을 제공하려면, 대상자의 발달 수준과 지식정도에 따라 그 방법이 달라질 수 있다. 교육자는 최대의 교육효과를 유도할 수 있는 방법을 선택해야 한다.

일반적으로 성교육을 제공하는 방법에는 강의, 인형극, 퀴즈식, 역할극, 질의 응답식 등이 있다.

인형극은 어린 아동에게 성에 대한 인식이나 성폭력의 개념을 소개할 때 매우 효과적인 방법으로 등장하는 인형을 사람모습 보다는 동물로 등장시키면 성폭력에 대한 아동의 불안을 경감시키는 데 도움이 된다.

퀴즈식은 아동에게 성 지식을 전달하고자 할 때 유용하게 적용할 수 있다. 이때 아동이 시험을 본다는 느낌보다는 즐겁고 신나게 풀어가는 과정에서 진지한 답변이 나오도록 분위기를 유도하는 것이 중요하다. 예를 들면, 도입단계에서 한 조가 남녀 5~6명이 되도록 조를 조직하고, 집단의 단합과 퀴즈 문제에 대한 답의 근거를 제시하면 높은 점수를 얻게 될 것이라고 사전에 규칙을 설명한다. 전개 단계에서는 퀴즈를 푸는 시간을 약 10분 정도 주고, 주관식의 경우 각 집단에서 그렇게 생각하는 이유를 쓰도록 한다. 각 집단의 대표가 나와서 발표를 하고 조별로 서로 교환하여 채점을 한다. 교사는 정답을 발표해 가는 과정에서 중요한 부분을 강조하고, 답은 맞았으나 이유가 틀린 조에 대해서는 이를 지적하고 지식을 수정해 준다. 정리 단계에서는 '성행동은 자신을 비추는 거울이다'임을 인식시켜 주고 이를 위해서는 정확한 지식을 갖는 것이 중요함을 강조한다. 퀴즈놀이가 끝나면 마지막으로 최고 점수를 받은 조에게 상품을 수여한다. 이때 상품은 구성원들이 서로 나누어 가질 수 있는 것을 선택하도록 한다. 퀴즈식은 다양한 연령층의 아동에게 그 내용을 달리하여 적용할 수 있다.

역할극은 성추행과 같은 직접적으로 표현하기 어려운 주제를 다룰 때 적합하다.

대상자들에게 가상 상황을 제시해 준 뒤, 이 상황에 대한 본인의 감정과 느낌 등을 말하게 하고 토의함으로써 그 대처방법을 안내하는 방법이다.

질의 응답식은 학생 중심의 열린 교육상황에서 가능하다. 즉 학생들이 궁금해 하는 것을 질문하도록 하고 그에 답변해 주는 방법으로 부모와 교사는 되도록 정직하게 아동의 눈높이에 맞추어 답변해 주어야 한다.

1) 목표

① 생물학적 성과 사회적 성의 개념과 그 차이점을 인식한다.

② 성의 불변 요소와 가변 요소에 대한 인식을 통해 학습자들이 기존에 갖고 있었던 성과 관련된 통념이나 경계를 초월할 수 있는 가능성을 시사한다.

2) 소요시간 : 약 1시간 정도

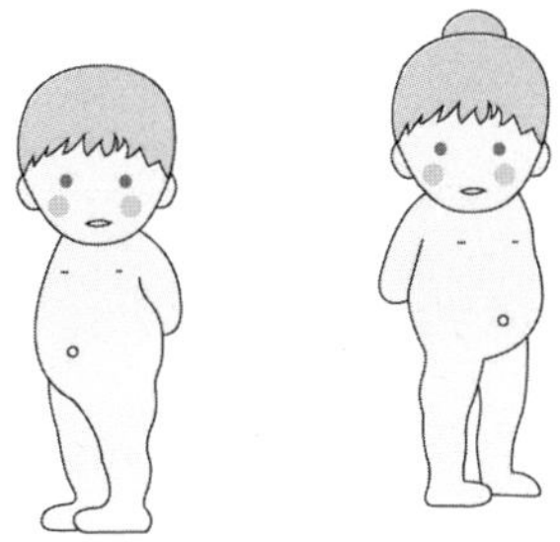

3) 방법

① 어린 남아와 여아의 그림을 학습자들에게 보여주고, 각각에게 이름을 지어 주도록 지시한다.

② 학습자들에게 그림에 나타난 남아와 여아의 특성과 그들이 하는 행동을 열거 하게 한다.

③ 학습자들에게 남아와 여아의 행동에 사회가 어떤 영향을 미쳤는가에 대해 질문한다.

④ 학습자들에게 청소년의 나체 그림을 보여주고 ①②③의 과정을 반복한다.

4) 유의사항

① 학습자로 하여금 남녀 아동과 청소년의 신체적 특성과 행동에 관해 얘기하도록 유도함으로써 생물학적 특성은 변하지 않지만 집안 일, 게임, 옷 입는 방식 등은 각각

의 성에 따라 변화할 수 있는 요소임을 인식하도록 유도한다.

② 남녀의 생물학적 차이가 서로의 외모와 역할에 미친 영향에 대해 토의한다.

③ 청소년기 그림을 놓고 외모와 행동에 영향을 미친 요소에 대해 토의하면서 사회적 영향에 의해 변화된 요인을 확인한다.

④ 생물학적 요인은 변화하지 않으나 사회적 요소, 즉 사회적으로 할당된 역할들은 변화할 수 있음을 인식시키는 과정에서 기존에 가지고 있던 성 역할에 대한 통념이나 경계를 극복할 수 있도록 유도할 수 있다.

프로그램 2 : 성과 생식 건강에서의 남성의 역할 (역할극)

1) 목표

① 역할학습을 통해 학습자들은 성 건강과 생식 건강 영역에서 남성의 역할에대해 생각해 볼 수 있는 기회를 제공한다.

② 각각의 상황 분석을 통해 성규범, 인간관계, 성관계 및 남녀에게 발생할 수 있는 가능한 위험 요인을 감소시킬 수 있는 방법을 안내한다.

2) 소요시간 : 약 30~45분 정도

3) 방법

① 집단 구성원을 4~6명의 소집단으로 세분한다.

② 각각의 집단에게 다음에 제시된 상황 중에서 한 상황을 선택하도록 지시한다. 이때 각 집단별로 상황이 중복되지 않도록 한다.

- 상황 1 : 15세 남아가 동료들로부터 성관계를 하도록 압력을 받고 있다. 그러나 그는 첫 성교 시기를 연기하고 싶어 한다.
- 상황 2 : 어린 소녀가 어려운 가정형편으로 인해 학비를 못 내 학교를 갈 수 없는 상황이다. 이때 돈 많은 남자가 돈과 선물로 그녀를 유혹하고 있다.
- 상황 3 : 남편이 술이 만취한 상태에서 부인을 구타하고 강간을 하였다. 부인은 시부모에게 도움을 요청했으나 시부모는 그녀를 도와줄 수 없다며 다시 남편에게 가라고 하였다.
- 상황 4 : 세 번째 아기를 임신한 여성이 15시간 동안 진통을 하고 있다. 그녀는 남편에게 1시간 정도 거리에 있는 개인 병원에 데려다 줄 것을 간절히 요청하였다. 그러나 그녀의 남편은 돈이 없다는 이유로 이를 거절하였다.
- 상황 5 : 남편은 콘돔을 사용하고 싶어 한다. 그러나 이를 아내에게 얘기하면 서로에 대한 신뢰가 깨질까봐 불안해하고 있다.

- 상황 6 : 오씨는 매춘 여성과 자주 성관계를 갖고 있다. 그의 부인은 현재 임신을 원하고 있으며 남편의 난잡한 성생활로 인해 성 전파성 질환이나 HIV에 감염되지 않을까에 대해 불안해하고 있다.

③ 집단별로 역할극을 준비할 시간을 15분 제공한다. 역할극은 상황을 설명하기 위해 동작, 노래, 춤 등 다양한 요소를 활용할 수 있음을 알려준다.

④ 역할극을 발표하기 전 전체 학습자들에게 역할극을 감상하면서 다음의 내용을 고려해 보도록 지시한 뒤 역할극을 한다.

- 역할극에서 등장인물들이 표현하고 있는 위험요인은 무엇인가?
- 역할극에서는 원치 않는 임신, 성 전파성 질환 감염, 모성 이환율 등과 같은 부정적 결과를 예방할 수 있는 상황을 제시하고 있는가?
- 전반적인 역할극 상황에서 주요 등장인물이 상황을 조절하는 데 영향을 미치는 요인은 무엇인가?
- 전반적인 역할극 상황에서 출연자들의 성과 생식 건강 위험요인을 감소시키기 위해 할 수 있는 것은 무엇인가?

⑤ 역할극이 종료되면 ④의 질문에 대해 학습자들과 토의한다. 이 과정에서 성과 생식 건강에서의 남성의 역할에 대해 언급한다.

프로그램 3 : 십대임신 예방프로그램 : 임신에 대한 진실과 거짓(퀴즈식)

1) 목표

① 11~12세 소녀에게 임신과 임신 예방에 관한 지식 증진

② 그릇된 지식이 십대 임신에 미치는 영향에 대한 인식 증진

2) 방법

① 십대 소녀들에게 퀴즈 문제를 풀도록 지시한다. 퀴즈 문제는 제시한 문장이 진실 혹은 거짓인가의 여부를 "○, ×"로 표시하도록 되어 있다. 이때 퀴즈 문제에 제시된 용어를 이해하기 어려우면 용어에 대한 설명을 함께 해줄 수 있다.
용어 설명과정에서 피임, 사정, 전희 등과 같은 용어와 관련된 성교육도 함께하면 효과적이다.

② 퀴즈문제를 풀고 나면 정답을 알려주고, 각각의 문제에 대해 학생들과 토의한다.

3) 퀴즈문제

퀴즈문제	정답	설명
• 성관계를 하면 임신이 된다.	○	• 생리가 시작된 후 성관계를 하면 언제든지 임신할 수 있다.
• 선 자세에서 성관계를 하면 임신이 되지 않는다.	×	• 선 자세에서 성교를 하면 정액이 아래로 흘러내려 임신되지 않는다고 생각하는 청소년들도 있으나 정자는 자궁을 향해 거슬러 올라가기 때문에 임신이 될 수 있다.
• 전희 과정에서 파트너의 음경이 질에 삽입되지 않은 상태에서도 임신이 가능하다.	○	• 전희과정에서도 음경이 질 근처에 있는 경우에도 정자가 배출될 수 있다.
• 밤에 성관계를 가져야만 임신이 된다.	×	• 피임방법을 사용하지 않은 채 성관계를 하면 언제든지 임신될 수 있다.
• 파트너가 질외 사정을 한 경우에도 임신이 될 수 있다.	○	• 일부 정자는 사정되기 전에 배출될 수 있기 때문이다.

• 성교 직후 질 세척을 하면 임신이 되지 않는다.	X	• 성교 직후 질 세척을 하여도 정자는 자궁으로 향해 갈 수 있기 때문에 임신이 가능하다.
• 십대 소년은 성인이 아니므로 십대 소년과 성관계를 가지면 임신이 되지 않는다.	X	• 사춘기에 접어 든 소년은 정자를 생성할 수 있기 때문에 임신을 시킬 수 있다.
• 생리 중에 성관계를 가지면 임신이 될 수 있다.	O	• 피임방법을 사용하지 않으면 임신이 된다. 다만 생리 1~2일에 성교를 하는 경우에는 임신의 가능성이 낮다.
• 남자와 통 목욕을 같이하면 임신이 된다.	X	• 통목욕이나 수영장 환경은 정자가 생존하기 어려운 환경이므로 임신이 되지 않는다.
• 처음 성교를 하는 소년과 성관계를 가지면 임신할 수 있고, HIV(AIDS)에 감염될 수 있다.	O	• 첫 성교라 하여도 정자는 배출되며, HIV(AIDS) 감염은 이전에 성교 경험이 없어도 주사바늘이나 약물에 의해 감염될 수 있기 때문이다.
• 13세 이하의 연령에서도 피임방법을 사용할 수 있다.	O	• 생리가 시작되면 피임방법을 사용할 수 있다.
• 피임약은 임신과 HIV감염을 동시에 예방한다.	X	• 콘돔만이 임신과 HIV감염을 예방하는 효과가 있다.
• 피임약 한 알을 먹지 않고 그 다음날 2알을 한꺼번에 먹어도 임신이 되지 않는다.	X	• 피임약 두 알을 한꺼번에 복용해도 임신을 예방할 수 없다. 이때 임신 예방을 위해서는 응급피임법을 사용해야 한다.
• 12주 간격으로 피임주사를 맞으면 임신을 예방할 수 있다.	O	• Depo-Provera를 매 12주 마다 주사하면 임신을 예방할 수 있다.
• 성관계를 가진 다음날 피임약을 복용하면 임신을 예방 할 수 있다.	X	• 피임방법을 사용하지 않고 성관계를 가진 경우 유일한 피임방법은 응급피임법이다.
• 강간을 당한 경우에는 3일이내에 의사를 방문하여 응급 피임법을 사용하면 임신을 예방할 수 있다.	O	• 성관계 도중 콘돔이 찢어졌을 때에도 임신 예방을 위해 응급피임법을 사용할 수 있다.
• 첫 성교와 임신 시기를 성인이 될 때까지 연장하면 후에 임신과 관련된 문제가 거의 나타나지 않는다.	O	• 어린 소녀의 생식기는 임신에 적절한 정도로 충분히 발달되지 않기 때문에 임신을 하는 경우 많은 문제를 동반한다.
• 임신을 하지 않는 가장 확실한 방법은 성관계를 갖지 않는 것이다.	O	• 성관계를 갖지 않으면 임신을 하지 않는다.
• 인공임신중절을 하면 더 이상 아기를 가질 수 없다.	X	• 임신중절을 한 후에도 임신은 가능하며 자녀를 분만할 수 있다.

프로그램 4 : 임신과 출산 (성교육 교안의 일례)

<table>
<tr><td>대상</td><td>고 1</td><td>지도교사</td><td>○○○</td><td>장소</td><td>교실</td><td>학습시간</td><td>50분</td></tr>
<tr><td>학습
내용</td><td colspan="2">임신과 출산</td><td>학습형태</td><td colspan="2">인지, 태도 중심</td><td>차 시</td><td>2 / 7</td></tr>
<tr><td>학습
목표</td><td colspan="7">• 임신의 성립을 올바르게 이해한다.
• 탄생의 소중함을 이해한다.
• 건강한 아기가 태어나기 위한 임신환경에 대해서 이해한다.
• 분만과정을 이해한다.</td></tr>
<tr><td>활동
과정</td><td colspan="5">교수-학습 활동 내용</td><td colspan="2">자료 및 유의점</td></tr>
<tr><td>도입
(3분)</td><td colspan="5">• 정상아와 기형아의 모습 PPT 시청
• 본시 학습목표를 안내한다.</td><td colspan="2">• 동기유발 PPT
• 민감성유발</td></tr>
<tr><td>전개
(45분)

비디오
시청
(15분)

강의
(15분)

질의및
모둠별
토의
(15분)</td><td colspan="5">◎ 비디오 내용을 토대로 수정, 착상, 임신과정 및 태아의 성장과 출산 과정을 자세히 알아본다.

◎ PPT 자료로 확인한다.
○ 임신
• 임신의 정의
• 임신의 성립을 위한 조건
• 임신의 과정
• 임신의 성립
• 임신의 징후
• 태교
○ 건강한 아기가 태어나기 위한 임신환경, 약물, x-선 촬영
○ 인공임신중절 : 인공임신중절의 정의, 문제점, 허용범위
◎ 비디오 내용과 관련해서 이해되지 않는 점에 대해 질의를 받고 건강한 아기가 태어나기 위한 임신환경에 대해 토의한다.
○ 기형아 예방
○ 태교
○ 피임</td><td colspan="2">• VTR 상영
(탄생:대한가족 계획 협회)
• PPT 개발자료
• LCD Projector
• 태아연결 금연인형
• 자궁모형
• 모둠별 앉기</td></tr>
<tr><td>정리
(2분)</td><td colspan="5">• 태아도 한 생명체로서 존중되어야 함을 강조한다.
• 차시예고 : 피임
• 과제제시</td><td colspan="2"></td></tr>
</table>

평가	평가요소	관점	방법	실시단계
학습 목표	• 임신의 성립 • 소중한 태아의 생명체	• 임신의 성립과정에 대해 알기 • 건강한 아기가 태어나기 위한 임신환경 • 유산의 문제점 알기	형성평가	인지, 태도

출처; 이영숙(2003). 성 건강 교육프로그램 개발과 효과. 대전대학교 대학원 석사학위 논문.

제 7 장

직업과 여성건강

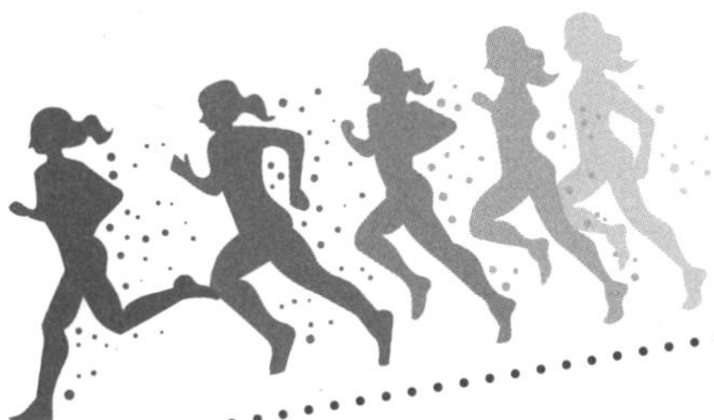

WOMAN AND HEALTH

1. 여성근로자의 고용현황
2. 여성근로자의 근로와 건강
3. 작업환경의 유해물질과 건강
4. 간호수행

여성의 경제활동참여율은 지속적으로 상승하여 여성 근로자가 전체 근로자의 50%에 달하고 있지만, 고용패턴을 보면 남성 근로자에 비해 낮은 임금, 정규직보다는 임시직 및 일용직, 단순직에 집중화 되어 있다. 이로 인해 여성 근로자의 이직률이 높음은 물론 열악한 환경으로 인한 건강상의 문제까지 야기되고 있어서 여성인력이 국가의 경제발전과 지역사회 발전에 효율적으로 기여하지 못하고 있다. 이와 같이, 여성의 경제활동 참여의 확대는 근로현장에서의 건강문제, 고용안정 및 성차별 등의 문제를 초래하게 되었으며, 이로 인해 여성근로자의 근로조건과 건강문제에 관해 관심이 요구되고 있다.

1. 여성근로자의 고용현황

여성취업자 수의 증가가 두드러지면서 여성의 경제활동 참가율은 62.6%에 달하고 있다. 이 중 임시직 근로자는 10,927명의 근로자 중 2,972명으로, 전체 임금근로자의 27%가 1년 미만의 근로계약을 맺고 있는 것으로 나타났다.

전체 상용근로자 중 여성이 차지하는 비율은 전체적으로 감소추세를 보이며, 또한 여성근로자들의 시간제 근로형태가 두드러지게 나타나고 있다.

전체 일용직 근로자 중 여성이 차지하는 비율은 절반에 가까우며, 대다수가 기간제와 일용직인 것으로 밝혀졌다. 또한, 여성 근로자는 노동 조건에 있어서도 부당한 대우를 받고 있는데, 라인의 통폐합이나 비정상적인 배치전환 등을 통한 인력재배치, 신규채용 중단 및 자연감원, 근무시간 변경 및 변형근로시간제 도입, 휴가제도 변경 및 임금삭감, 임금동결, 능력급도입, 수당미지급 등의 임금변경 등이 만연되어 있다.

1) 여성노동의 추세

지난 40년 동안 일하는 여성의 수는 두 배 이상 증가하였으며, 이 시기 동안 경제발전, 여성의 역할 변화, 고용기회 증가와 성차별에 대한 법적인 대응 같은 요소들이 고용가능과 기회 증진에 영향을 미쳐왔다.

세계적으로 자본주의의 등장과 산업혁명의 진행으로 육체적인 큰 힘이나 숙련된 기술을 필요로 하지 않는 미숙련노동 분야가 확대되자 여성들이 이러한 분야의 노동력 제공자로 투입되었다. 그러나 이러한 분야는 낮은 임금과 장시간 노동이 지배적이었기 때문에 여성근로자들은 열악한 근로조건에서 일할 수밖에 없었다.

우리 사회에서 여성들이 근로현장에서 경제활동에 참여하게 된 것은 일제강점기인 1900년대 초반부터이다. 이 시기에 경공업 중심의 자본주의화가 시작되면서 여성이 방직 및 고무제품 공장 등에 근로자로 취업하기 시작하였다. 여성근로자들은 초기에 의사, 간호사 및 조산원 등의 의료분야와 교사 같은 전문 직종에 종사하였으나, 이러한 직종은 교육을 받은 극히 일부 여성들에게 제한되었다. 대부분의 여성근로자들은 환경이 열악한 공장에서 민족적 차별과 성적 차별로 고통을 겪어야 했다.

해방 이후 미국을 중심으로 한 세계 자본주의 체계에 우리나라는 새로운 식민지 종속국화 되었다. 1950년대 전쟁과 원조 경제활동 등 파행적인 자본주의가 나타나면서 여성의 경제활동 참여도 늘어났다. 1960년대 이후 우리나라의 자본주의는 섬유, 식품 등의 공업화를 통한 경제성장과정에서 여성의 본격적 경제활동 참여가 이루어졌다. 그러나 이들 산업은 주로 노동집약적 산업으로서, 여성근로자의 대부분이 이 분야에서 노동력을 제공하게 되었다. 이 시기에 여성근로자의 경제활동 참여는 1960년에 28.4%에서 1970년에는 36.7%에 달하였으며, 1984년에는 37.8%, 2000년에는 55.1%에 이르렀다.

그러나, 남성의 일은 주로 임금을 받는 경제적인 활동인데 반해 여성의 일은 주로 여성적인 일로 보여지는 직종에 국한되었다. 따라서, 이러한 성에 근거를 둔 여성이 종사하는 일의 특징은 여성 노동력의 착취를 가중시켰고 결과적으로 여성의 일을 가치롭지 못한 것으로 만들었다.

Glenn은 여성의 저소득 직업에 편중된 분포는 가정에서의 성차별을 가져 왔다고 주장하면서, 여성의 노동시장에서의 부차적인 위치는 그들로 하여금 경제적으로 좀 더 의존적으로 만들었고, 가사일의 불평등한 분배를 당연히 받아들이게 하였다고 주장하였다.

2) 여성근로자의 산업별 분포

우리나라 여성 취업 인구의 산업별 분포를 보면, 1960년대는 농림 · 수산직이 69.6%, 생산직이 6.9%인데 반해 전문 기술 및 행정관리직은 2.3%에 불과하였다.

그러나, 1990년대에는 생산직이 25.6%, 농림 수산직이 20.3%였으며 전문 기술 및 행정 관리직이 7.7%, 사무직이 12.8%, 판매직이 16.9%로 산업화의 진전에 따라 여성근로자의 취업 구조도 많은 변화가 일어났다. 2020년 경기개발연구원에 따르면 남성근로자의 직업은 기능원 및 관련기능종사자가 16.0%, 장치 및 기계조작 조립종사자가 15.5%, 기술공 및 준 전문가가 13.7% 순으로 많았으나, 여성취업자는 서비스종사자가 20.4%로 다른 분야에 비해 월등히 많은 것으로 나타났다.

반면, 미국의 경우 전체 근로자의 47.5%의 여성이 사회 및 개인서비스업에서 경제활동을 하고 있으며, 도소매 음식숙박업에는 21.1%, 금융 · 보험 · 부동산 산업에는 13.1%를 보였다. 일본의 경우는 사회 및 개인서비스업의 분포가 29.7%로 가장 많았으며, 그 다음은 제조업이 18.4%, 금융 및 보험, 부동산 산업이 9.9%의 순이었다.

3) 여성근로자의 종사상 지위별 분포

여성근로자의 경제활동참여율을 보면, 미국과 동유럽의 여성들은 고용자 및 자영업에 종사하기보다는 전체 여성 인구의 80% 이상이 임금근로자로 경제활동에 참여하고 있다. 미국은 임금근로자 비율이 89.2%로 가장 높은 나라이며, 그 다음은 스웨덴이 88.3%, 독일이 82.1%, 호주가 81.7%, 일본이 76.9% 순이다.

특히, 미국은 전체 여성의 89.2%가 임금근로자이며, 무급가족봉사자(전업주부)는 0.13%로 극히 낮은 비율을 보이고 있다〈표7-1〉.

표 7-1 여성근로자의 종사상 지위별 분포

	고용주/자영업자	임금근로자	무급가족종사자	실업자
한국	18.34%	55.03%	21.03%	5.60%
일본	8.08%	76.98%	10.90%	4.0%
미국	6.05%	89.20%	0.13%	4.6%
독일	5.76%	82.10%	1.74%	10.40%
스웨덴	5.14%	88.33%	0.49%	6.04%
호주	9.62%	81.71%	0.92%	7.75%

자료 : 경기여성통계

반면, 우리나라 여성은 임금근로자 비율이 55.0%로 선진국에 보다 낮으며, 무급가족봉사자는 21.0%로 미국을 비롯한 선진국보다 상당히 높은 것으로 나타났다.

한편, 고용주 및 자영업의 비율은 한국여성이 상대적으로 높은 것으로 드러났다.

4) 여성근로자의 임금분포

통계청이 조사한 바에 의하면 2019년도 우리나라 여성 근로자의 월평균 소득은 236만원으로 발표했다.

그리고, 여성근로자들에게 근로활동과 수입에 대한 만족도에 대해 질문한 결과, 여성근로자의 46.0%가 "자신의 노력에 비해 수입이 적다"고 응답하였으며, 직장에서 성차별이 있다"고 응답한 경우는 32.0%였다.

고용패턴에서 임시직 또는 일용직의 비율은 전체 여성 근로자의 17.6%였으며, 이들 중 78.5%가 198만원 이하의 급여를 받는 것으로 나타났다.

2. 여성근로자의 근로와 건강

1) 여성의 근로와 신체적 및 생리적 특성

여성건강의 범위는 한 여성이 일생 동안에 당면하게 되는 모든 생활사건들로 확대되고 있으며, 그 생활사건 속에서 부딪히는 건강문제들을 모두 포함하고 있다.

여성은 외모로 나타나는 신체적, 해부학적 특성 외에도 월경, 임신, 육아 등의 생리적, 사회적 모성활동을 추가로 부담해야 한다. 여성의 지나친 과로나 환경변화 등은 여성호르몬 분비체계를 변화시킴으로써 다양한 월경장애를 일으킬 수 있다. 또한, 여성이 임신시 작업장에서 유해한 물질에 노출되면, 임부는 물론 태아에게까지 심각한 손상을 초래할 수 있다. 따라서, 건강한 임신과 출산을 위해서는 각종 유해요인으로부터 모성이 보호되어야 한다.

한편, 여성은 체격과 신체구조에 있어서 남성에 비해 키와 몸무게가 적으며, 다리가 짧고 골반이 크므로, 신체중심이 남성보다 아래쪽에 있어 움직임이 활발하지 못하게 된다. 또한, 남성에 비해 피하지방이 많고 근력과 근육은 남자보다 약하며, 심장과 폐의 기능은 물론 혈액내의 혈색소 양등이 남자보다 낮기 때문에 업무시 과중한 일에 노출되면 남성보다 더 큰 부담을 받게 된다. 복부 내장의 중력을 받쳐주는 회음부의 지지력 또한 약하므로, 작업시 무거운 물건을 들거나 장시간 서서 일을 할 경우 내장하수나 자궁하수 등의 문제가 초래될 수 있다.

특히, 여성은 남성에 비해 체지방 분포가 많아 유기용제에 의한 독성이 더욱 크게 일어날 수 있는데, 예를 들어 납이나 카드뮴이 체내에 들어와 축적되면 독 작용이 더욱 크게 일어나게 된다. 그러나, 직업상 화학물질과 방사선 노출로 인한 정확한 질병 발생률은 아직 알려지지 않고 있으며, 작업장의 특성에 따라 다양한 직업상 위험요소가 존재하지만 유해요소에 의한 영향은 충분히 밝혀지지 않고 있다.

2) 여성근로자의 건강문제 초래 요인

우리나라 여성의 경제활동 참여율은 50%에 가까운 것으로 나타났으며, 이 중에 미혼여성이 차지하는 비율은 46.0%이며 기혼여성이 차지하는 비율은 47.3%로 기혼여성의 경제참여율이 높은 것으로 나타났다. 그러나, 가사분담에서는 부인이 주도하는 경우가 88.9%로 공평하게 분담하는 경우 8.1%나 남편이 주도하는 경우 3.0%에 비해 여전히 높은 것으로 나왔다. 이와 같이, 가사노동의 책임과 부담이 일차적으로 주부에게 부여되고 있는 상황에서, 여성근로자들은 풀타임으로 일을 하면서 또한 아내, 엄마, 며느리 또는 가장 등 다른 역할과 책임도 가지고 있다. 즉, 직장을 가진 여성들이 가정을 이끌어야 하며 가족의 과중한 위험부담도 져야하고, 상반되는 역할의 요구, 역할의 구별문제와 감정적인 스트레스 등 많은 책임을 져야 한다. Staats는 고용된 여성이 가정주부에 비해서 높은 스트레스와 많은 스트레스 원을 가지고 있는 것으로 보고하면서, 그러한 스트레스원은 일과 관련된 것이 아니라 가족과 관련된 것이라 하였다. 또한 Rankin은 여성의 직장으로의 진입은 여성을 좀 더 많은 스트레스원에 노출시킨다고 보고하였다. 그는 개인의 한 사건에 대한 인식이 그에 대한 반응과 행동을 일으키고 그러한 상황에 적응하기 위한 에너지를 소비할 때 스트레스가 일어난다고 주장하였다. 따라서, 여성의 직장으로의 진입은 개인에게 스트레스를 불러일으키고 일과 관련된 스트레스는 개인의 적응능력에 영향을 미치는 내, 외적 요구를 가져오는 여러가지 상황들의 영향을 받아 더욱 증가하게 된다고 한다.

직장에서의 업무에 대한 책임은 일반적으로 많은 시간과 에너지를 요구하며, 이러한 요구가 가족과 개인생활을 침범할 수 있다. 여성의 경우 같은 직위의 같은 직장을 가졌더라도 대부분이 여성적인 일로 간주되는 부분에 종사하게 되고 일의 특징상 조직의 중심부가 아닌 그 변방에 위치하게 되어 임금이 남성에 비해 적을 뿐아니라 승진의 기회도 적다. 따라서 여성근로자가 직장 내에서 인정을 받기 위해서는 남성들에 비해 더 많은 시간과 에너지를 투자하게 된다. 따라서 여성들은 직장에서의 지나친 에너지 소모로, 가족과 자신의 생활에 대해서는 소홀해질 수 있다는 것으로 죄책감을 갖게 된다.

대부분의 직업을 가진 여성들은 그들이 가정에서 해야 할 일을 포기하지 않고, 직장과 가사의 두 가지 일을 유지하려고 한다. 많은 연구자들은 여성의 고용과 관련된 다양한 복수 역할의 연구를 시작하였고, 그러한 역할이 건강과 안녕에 미치는 영향을 연구하기 시작하였다. 연구결과들은 일하는 여성의 복수역할이 그들의 건강에 미치는 악영향에 대해서 보여주고 있으며 복수역할로 인한 스트레스와 사회적 지지의 부족은 여성의 건강에 나쁜 영향을 미치고 있음을 보여주고 있다.

또한, 여성근로자는 직장에서의 다양한 성차별적인 요소로 인해 좌절과 분노 등을 경험하게 되며, 직장에의 많은 시간과 에너지 투자로 인해 가족에 대한 걱정과 상대적인 죄책감 등을 경험하게 된다. 복수역할로 인한 압박과 스트레스를 일으키게 되며, 특히 직장에서 해결하지 못한 스트레스는 정신적인 긴장과 업무 불만족과 심한 좌절의 원인이 될 수 있으며, 이것이 결국에는 가정에서의 스트레스를 가중시키게 된다.

Woods는 140명의 기혼여성을 대상으로 여성의 정신적 건강과 복수역할과의 관계에 대한 연구에서, 남편의 역할에 대한 전통적인 사고는 여성의 정신건강에 부정적인 영향을 미친다고 하였다. 또한, 여성이 수행한 역할의 수는 정신건강 문제와 직접적인 관련은 없지만, 여성이 자신의 역할을 배우자나 다른 사람과 분담하고 신뢰하는 것은 정신건강에 긍정적인 영향을 미친다고 하였다.

3. 작업환경의 유해물질과 건강

산업장에서 일하는 근로자의 건강문제는 사회가 산업화되어 가면서 그 중요성이 강조되고 있는데, 최근 들어 근로자의 노령화, 작업장의 기계화, 자동화에 의한 기술변화, VDT와 컴퓨터 도입 등으로 인해 직업 관련성 질환의 문제가 대두되고 있다.

직업 관련성 질환으로는 〈표7-2〉, 고혈압, 만성기관지염, 폐기종 등과 같은 만성 비특이성 호흡기질환, 요통, 경견완장해, 관절염 등과 같은 비류마치스성 운동기 장해, 심신증 등이 있다. 고용노동부 통계에 의하면, 근로자 5인 이상 사업장 161,851개소의 3,709,426명을 대상으로 건강진단을 실시한 결과에서 일반질병 유소견자는 전체의 5.43%인 190,614명이었으며, 그 중 소화기계 질환이 37.1%로 가장 많았다.

지금까지 개발된 유해물질은 5만여 종에 이르고 매년 500~1000여종에 이르는 새로운 유해물질들이 개발되고 있다. 이러한 유해물질의 사용은 급증하고 있지만, 이들 물질들이 인체에 미치는 영향에 대해서는 정확하게 밝혀지지 못하고 있다. 따라서, 근로자들의 건강증진을 위해서는 작업상에서의 유해물질에 대한 정보를 제공하고, 이러한 물질로부터 최대한 보호하기 위해 개인보호장비를 지급하고, 철저한 작업환경의 관리가 요구된다.

표 7-2 직업과 관련되어 발생할 수 있는 질병

질병명		원인물질	업종 또는 직업
한글	영문		
폐결핵	Pulmonary Tuberculosis	결핵균	의사, 의료종사자, 실험실 근로자
결핵성규폐증	Silicotuber culosis	산화규소, 결핵균	광부, 금속제조업자, 채석공, 세라믹공
페스트	Plague	Yersinia pestis	목동, 농부, 농장인부, 사냥꾼
야토병	Tularemia	Francisella tularensis	사냥꾼, 모피제조업자, 요리사, 수의사
탄저병	Anthrax	탄저균	목동, 농부, 푸주, 수의, 직조공

브루셀라증	Brucellosis	소유산균, 우형균	목동, 농부, 수의사, 도살공, 실험실근로자
파상풍	Tetanus	파상풍균	농부, 농장인부
풍진	Rubella	풍진바이러스	의료종사자, 중환자실근무자
A형 간염	Hepatitis A	A형간염바이러스	고아양육원, 정신장애치료사
B형 간염	Hepatitis B	B형간염바이러스	간호사, 간호조무사, 치과의사, 마취의사
non-A, non-B형 간염	Non-A, Non-B Hepatitis	알려지지 않음	고아양육원, 정신장애치료사, 간호사
광견병	Rabies	광견병바이러스	수의사, 동물사육사농부, 사냥꾼
비둘기병	Ornithosis	알려지지 않음	조류사육사, 애완견사육사, 수의사
비강 악성 신생물	Malignant Neoplasm of Nasal Cavities	목재분진	목재업자, 가구업자, 신발제조 공장, 니켈용해와 정제, 크롬제조공장, 라듐사용자
후두 악성 신생물	Maligent Neoplasm of Larynx	석면	석면사용자, 제조업자
기관, 기관지, 폐 악성 신생물	Malignant Neoplasm of Trachea, Bronchus, lung	석면, 코크스오븐폐기물, 라돈원소, 크롬산염, 니켈, 비소, 비소에테르	석면공장, 우라늄광부, 이온수지제조업자, 니켈용해로
중피종	Mesothelioma (MN of Peritone-um) (MN of Pleura)	석면	석면제조공장, 석면사용자
골악성신생물	Malignant Neoplasm of Bone	라듐	문자판 페인트공, 라듐화학자
음낭 악성 신생물	Maligent Neoplasm of Scrotum	광물, 기름절삭유, 검댕이, 타르	자동선반공, 코크오븐근로자, 타르정류공, 석유정제근로자
방광 악성 신생물	Maligent Neoplasm of Bladder	벤지딘, 4-아미노디페닐, 알파베타나프틸아민, 오라민	고무공장 근로자, 염색공장 근로자

신장 악성 신생물	Maligent Neoplasm of Kidney	코크오븐 배기물	코크오븐 근로자
급성임파구성 백혈병	Lymphoid Leukemia, Acute	이온 방사선	고무제조업자, 방사능근로자
급성골수성 백혈병	Myeloid Leukemia, Acute	벤젠, 이온방사선	벤젠노출 산업장, 방사능 취급근로자
백혈병	Erythro-leukemia	벤젠	벤젠노출 산업장
용혈성 빈혈	Hemolytic Anemia	황산동, 비소, 나프탈렌	플라스틱 산업장, 염색, 셀루로이드 산업장
재생불량성 빈혈	Aplastic Anemia	TNT, 벤젠, 이온 방사선	폭발물제조산업장, 벤젠폭로 산업장, 방사능 연구자
백혈구 무과립증, 백혈구감소증	Agranulocy-tosis, Neutropenia	벤젠, 인, 무기비소	벤젠노출산업장, 폭발물, 살충제 산업장, 색소공장, 약제조공장
메트헤모글로 빈혈증	Methemo-glo-binemia	방향족 아민, 니트로화합물	폭발물제조 산업장, 염색 신업장
독성 뇌증	Toxic Encephalitis	납, 유기, 무기수은	배터리제조근로자, 제련공, 살균제 제조근로자
이차성 파킨손 질병	Parkinson's Disease(2nd)	마그네슘, 일산화탄소	마그네슘 제조공장, 배터리 제조업자, 용접공
소뇌성 운동 실조	Cerebellar Ataxia	톨루엔, 유기수은	톨루엔사용 화학공장, 배터리공, 살균제제조공장
염증성 및 독성 신경염	Inflammatory and Toxic Neuropathy	비소, 비소화합물, 헥산, 메틸부틸케톤, TNT, 이황화탄소, 무기수은, 무기납, 유기수은, 아킬아마이드	폭발물제조공장, 레이온제조 산업장, 제지공장, 플라스틱 공장, 살충제, 살균제제조공장, 색소, 약제조공장
백내장	Cataract	초단파, TNT, 이온방사선, 적외선, 나프탈렌, 디니트로페놀	초단파, 레이저기술자, 폭발물 산업장, 방사선학자
내부귀의 소음영향	Noise Effects on inner Ear	초과 소음	소음폭로 산업장
이차성 레이노드 현상	Raynaud's Phenomenon (Secondary)	전신진동, 국소진동 염화비닐	벌목공, 전기톱질근로자, 그라인더공, 염화비닐산업장
알레르기성 폐포염	Extrinsic Allergic Alveolitis	다양한 인자	농부폐증, 사탕수수폐증, 버섯채취자폐증, 조류사육자폐증, 어류사육자폐증

외인성천식	Extrinsic Asthma	백금, 이소시아네이트, 크롬, 코발트, 알루미늄, 포름알데하이드, 산화규소, 소맥분	합금, 촉매제조업자, 정제근로자, 군인, 프라스틱, 염료제조업자, 가구목재제조업자, 제빵업자
석탄광부 폐증	Coalworkers' Pneumocosis	탄분진	광부
석면폐증	Asbestosis	석면	석면산업장 근로자
규폐증	Silicosis	규토	채석공, 모래분사공, 실리카제조공장, 광부, 금속
활석 폐증	Talcosis	활석	활석 가공업자
급성베릴륨 폐질환	Chronic Beryllium Disease of the lung	베릴륨	베릴륨합금 근로자, 핵원자로 근로자
면폐증	Byssinosis	목화, 솜, 아마	솜산업장 근로자
급성기관지염, 진폐증, 흄과증기의 원인인 폐 부종	Acute Bronchitis, Pneumonitis, and Pulmonary Edema Due to Fumes and Vapors	암모니아, 염소, 산화질소, 카드늄	냉동공장, 비료공장, 석유정제공장, 아아크용접공
독성 간염	Toxic Hepatitis	사염화탄소, 인, 클로로포름, TNT, 사염화에탄, 크레졸 사염화에틸렌, 클로로나프탈렌	용매사용자, 플라스틱공장, 폭발물, 염색공장, 플라스틱제조공훈증소독자, 살균제제조업자
급성, 만성 신장부전증	Acute or chronic Renal Failure	무기납, 비소, 무기수은, 사염화탄소, 에틸렌글리콜	배터리제조공, 배관공, 소방수, 보석세공자, 치과기공사, 전기용해관련자, 부동액제조업자
불임증, (남자)	Infertility, Male	켑톤, 디브로모클로로프로판	DBCP 제조자
접촉성 피부염	Contact and Allergic Dermatitis	자극제(절삭제, 유기용제, 페놀, 산, 알칼리, 세정제), 알러젠(니켈, 포름알데하이드, 염료, 고무제품)	고무제혁법, 수육포장공, 밀봉산업, 보트제작 및 수리공

자료: 산업보건정보서비스

1) 생물학적 위험요소

생물학적 위험요소는 전염성 환자들과 함께 일하거나 감염된 체액 또는 조직들을 관리하는 사람들에게 나타난다.

생물학적 위험요소로는 박테리아, 풍진, 바이러스, 이스트, 곰팡이 등이 있으며, 감염은 직접접촉, 주사바늘에 찔리거나 비말흡입을 통해 발생한다. 특히 B형 간염바이러스는 가장 심한 전염요소이므로 고위험 고용인에게 B형 간염백신을 제공해야 한다.

전염성 질환에 대한 예방방법으로는 또한 손잡이가 날카로운 물건에 찔리지 않도록 해야 하며, 철저한 위생처리와 적당한 보호장비 착용 등이 있다.

2) 화학적 위험요소

화학물질은 현재 5만여 종에 이르며 매년 500~1000여개종의 신제품이 개발, 생산되고 있으나 이들이 인체에 미치는 영향에 대해서는 제대로 밝혀지지 못하고 있다.

화학물질은 산 및 알칼리 화합물, 비소, 인, 텔레늄, 황 및 텔륨, 산소, 질소, 및 탄소 그 화합물, 금속과 그 화합물, 각종 유기용제 등이 있다.

화학물질에 노출되었을 때 생식기, 위장계, 내분비 및 면역기관과 같은 많은 장기계통에 유해한 영향을 줄 수 있다.

화학물질에의 노출에 따른 영향은 화학물질의 용량, 농도, 노출시간 뿐 아니라 화학물질의 유형, 개인의 발생학적 유전과 건강력에 의해 결정된다.

우리나라 산업장 근로자들이 가장 많이 노출되어 있는 화학물질인 유기용제를 대상으로, 산업장 규모별, 공정별 및 작업시간대별로 근로자들의 유기용제 노출실태를 평가한 결과를 보면, 규모별로 볼 때 영세기업 근로자의 노출이 가장 심하였고 다음이 중소기업 근로자였다. 그 이유로는 산업장의 규모가 클수록 환기시설을 설치할 수 있는 경제적 여유가 있었고 또한 근로자를 보호하는 것이 기업의 이미지를 높인다고 인식하기 때문이라고 보고하였다. 또한, 영세기업 근로자들은 작업환경이 열악하여 허용 농도를 초과하는 경우가 있었고, 호흡보호장구 조차도 제공되지 않고 있었으며, 전반적으로 유해물질 보관과 취급실태가 매우 불량하였다고 하였다.

여성의 경우 주로 화학물질에 노출되어 있는 사람은 가사일을 하는 여성, 제조업에 종사하는 여성, 사무실 그리고 건설 직종에 종사하는 경우 등이다.

현재 우리나라에서는 각종 유해물질 중 유기용제 50종, 특정 화학물질 44종, 중금속 11종, 분진 3종, 물리적 유해인자 8종을 따로 분류하여 이들 물질을 다루는 근로자의 경우 특수건강진단을 받도록 하고 있다.

3) 환경적 · 기계적 위험요소

환경적 · 기계적 위험은 잡업 자체가 위험하거나 위험정도를 충분히 알지 못하는 일을 하는 동안에 발생하게 되고, 이로 인해 사고나 손상을 가져온다. 여성들의 경우 단순직에 종사하는 경우가 많아 반복작업이 흔하게 이루어지는데, 이로인해 근골격계 장애가 흔히 나타나게 된다. 특히 허리손상과 수근관증후군, 전자기 노출의 영향이나 비디오 전시장치들을 연장해서 사용함으로써 오는 문제 등이 흔하다.

전국에 종사하는 전화국의 114전화안내, 국제전화안내, 전신전보, 고장접수 등 반복작업을 하는 근로자 중 3,220명을 대상으로 환경적 · 기계적 위험요소에 대한 영향을 조사한 결과, 대상자의 32.2%(1,037명)가 경견완증후군 의심자였으며, 이 중 166명에 대해 진찰을 한 결과, 대상자의 57.2%(95명)가 경견완증후군을 즉시 치료해야 하는 것으로 나타났으며, 28.3%(47명)의 대상자는 작업시간을 단축하여 증상을 악화되지 않게 하는 조치를 취해야 하는 것으로 보고되었다.

특히 여성의 경우 반복작업으로 인한 근골격계 질환이 문제되는 것은, 여성들의 경우 가사 업무를 담당하기 때문에 직업 관련 증상 발생시 주로 가사노동 등에 의한 것으로 여겨지므로 직업병으로 인정받기 어렵다. 또한, 실제로 여성이 부담하는 가사노동이 과중할 경우, 직업관련 증상을 치료하는 데 있어서도 효과가 적게 된다.

4) 물리적 위험요소

물리적 위험요소로는 소음, 진동, 방사선, 중금속 중독 및 VDT증후군 등이 있다.

(1) 소음

여성들은 주로 소음에 노출되어 있는데, 소음은 진동원에 의해 발생되는 공기의 압력변화를 귀에 감각되는 소리를 말한다.

소음이 발생하는 산업장에서는 청력손상이 올 수 있으며, 정신적 스트레스는 물론 혈압의 상승, 맥박수의 증가 및 호흡억제, 근육의 긴장도가 증가하는 등의 자율 신경계 관련 증상들이 나타난다.

소음에 대비하기 위해서는 작업장의 격리, 작업공정의 변화가 필요하며, 기계의 노후예방과 마찰을 제거함으로써 소음원을 제거하고, 방음벽을 설치하여 소음을 차단한다. 또한 개인보호구로는 귀마개, 귀덮개 등을 사용한다.

(2) 진동

어떤 물체가 외력에 의해 평형상태의 위치에서 전후 좌우로 흔들리는 것을 말한다. 진동의 생체반응으로는 시력이 저하되고 피부로부터 열발산을 촉진하게 되며, 혈액순환을 촉진 또는 억제하며 위장장애를 일으키기도 한다.

진동에 대비하기 위해서는 진동의 원인을 제거하거나 감소시키고 내진성을 높일 수 있는 작업자세를 취하거나 작업시간을 단축하는 것이 도움이 된다.

(3) 방사선

방사선은 전자에서 원자를 분리시켜 이온화하는 전리방사선과 원자를 이온화할 수 없는 비전리방사선으로 분류된다.

전리방사선이 조직세포에 노출시 세포손상을 일으키게 되는데, 주로 방사선 촬영, 컴퓨터 단층촬영과 혈관 조영술시 노출위험이 증가하게 된다.

전리방사선에 노출될 위험을 줄이기 위해서는 전리방사선이 사용되는 방은 적절히 표시를 하며, 이 곳은 허용된 직원에 의해서만 출입이 허용되도록 한다. 또한, 전리방사선을 이용한 기계가 사용될 때는 주위 직원들에게 이를 알림으로써 전리방사선으로부터 자신을 최대한 보호하도록 한다. 납으로 된 가운이나 장갑을 착용하거나 보호안경을 착용하는 것이 도움이 된다.

비전리방사선에 노출시 망막과 수정체가 손상되고 피부장애가 나타난다. 비전리방사선에 노출되는 잠재적인 원인으로는 가정에서 사용하는 마이크로 오븐이나 병원에서 치료목적으로 사용하는 투열요법 기기 등을 들 수 있다.

⑷ 중금속 중독

중금속은 비중이 약 4이상인 금속원소의 총칭으로, 비소 · 안티몬 · 납 · 수은 · 카드뮴 · 크롬 · 주석 · 아연 · 바륨 · 비스무트 · 니켈 · 코발트 · 망간 · 바나듐 · 셀렌 등이 있다. 이들 중금속이 인체에 미치는 영향은 매우 다양하며 치명적일 수 있다. 중금속이 인체에 미치는 영향은 〈표7-3〉과 같다.

이러한 중금속으로부터 인체를 보호하기 위해서는, 작업시 공정에서 사용하는 중금속 물질의 이름과 독성을 알아야 하며, 사업주는 국소배기장치, 보호구 등 산업보건상 조치를 철저히 해야 한다. 또한, 가능한 독성이 덜한 물질로 대체하도록 하며, 특히 여성에 대한 각종 모성보호조치를 철저히 지키도록 한다.

표 7-3 중금속에 대한 생체반응

중금속물질	직업, 공정	생식기능에의 영향
벤젠	드라이클리닝, 도장, 고무제품, 탈지작업, 화가	남자 : 염색체 이상, 암 여자 : 월경불순, 암 태아 : 선천성 장애
납	광산, 납땜, 용접, 염색소 생산, 인쇄, 고무제품, 리사지(폐건전지 회수)	남자 : 생식기능 감소 여자 : 월경불순, 유산 태아 : 선천성 장애
망간	용접	남자 : 발기불능
메칠 수은	살충제, 제약, 염색작업	남자 : 불임증 여자 : 불임증, 유산 태아 : 선천성 장애

자료 : 조옥화, 「직업병과 모성파괴」, 제2회 인천여성노동자 여성학교 자료

⑸ VDT증후군

사무자동화, 컴퓨터, 팩시미리 등의 사용이 증가하면서, 이를 사용하는 사용자들의 시선은 음극선관(CRT) 화면에 고정되어 있고 신체동작이 반복되며, 두 손은 장시간 키보드에서 작업함에 따라 복합적인 요인에 의해 나타나는 건강장애를 말한다.

VDT증후군은 눈의 피로, 확대된 화면을 보는 것과 관련된 시력문제, 두통, 목, 등, 팔과 손목 등에 발생하는 근골격계 긴장 등이 나타난다.

이를 예방하기 위해서는 매 시간 적어도 15분을 쉬거나 2시간에 30분 정도 쉬는 것이 도움이 되며, 단말기는 편안한 수준으로 화면의 밝기를 조정한다.

5) 정신 · 사회적 위험요소

스트레스와 성희롱은 직장여성이 직면하게 되는 일반적인 정신 · 사회적 위험이다.

(1) 스트레스

직장에서 해결하지 못한 스트레스는 정신적인 긴장과 업무 불만족과 심한 좌절의 원인이 될 수 있으며, 이것은 가정에서의 스트레스를 가중시킨다.

스트레스는 특정 상황에 대처하고 적응하려는 개인의 능력을 초과하는 어떤 외부적 또는 내부적 요구이다. 스트레스의 원인으로는 직장에서 과도하게 정신적 활동을 요구하는 업무나 지나치게 단순한 일을 하는 경우에 발생하며, 불편한 인간관계, 직장 내에서 의사결정에 참여할 수 없는 상황, 불만족스러운 직무부여와 급여체계 등을 들 수 있다. 이렇듯, 직장에서 오는 스트레스는 개인적, 상황적, 구조적, 기술적 및 환경적 요소에 의해 영향을 받을 수 있다.

특히 우리나라의 경우, 가사분담이 적절히 이루어지지 않은 상태에서 육아부담이 전적으로 여성에게 책임지어 있는 상황이므로, 직장여성의 가장 큰 스트레스는 모아관계와 자녀양육이다. 이를 해결하기 위해서는 적절한 시간관리가 중요한데, 일과 가정의 양쪽 책임을 가지고 있는 직장여성에 있어 시간관리는 양육관계에서 매우 중요하다. 또한, 부부는 자신들의 서로 다른 의무를 제한하고, 여성은 자신의 의사표명을 정확히 하여 거절이 필요할 경우 '아니오'라고 말할 수 있어야 하며, 가사분담을 적정수준에서 나누고 직장과 가정생활을 구분한다.

(2) 성희롱

성희롱은 성적 의견과 제안, 일과 관련된 공공연한 또한 미묘한 협박에 의해 수반된 성적호의의 압력, 신체적 강간 그리고 강탈 등을 포함한다.

2020년에 일부개정된 「남녀고용평등과 일 · 가정 양립 지원에 관한 법률」(이하 '남녀고용평등법') 제2조 제2항에 의하면 '직장 내 성희롱'은 사업주, 상급자, 또는 근로자가 직장 내의 지위를 이용하거나 업무와 관련하여 다른 근로자에게 성적인 언동 등으로 성적 굴욕감 또는 혐오감을 느끼게 하거나 성적언동 또는 그 밖의 요구 등에 따르지 아니하였다는 이유로 고용상의 불이익을 주는 것을 말한다.

직장 내 성희롱이 성립되기 위해서는 직장 내 성희롱 가해자는 고용 · 근로조건에 관한 결정권한을 가지고 있는 사업주나 직장상사이며, 또한 동료 근로자나 부하직원도 이에 포함된다. 직장 내 성희롱 피해자의 범위는 사업주를 제외한 모든 남, 녀 근로자와 모집, 채용과정에서의 구직자도 포함된다.

직장 내 성희롱은 지위를 이용하거나 업무와의 관련성이 있어야 하며, 성적인 언어나 행동에 의하거나 또는 이를 조건으로 해야 한다. 성적인 언어나 행동의 유형으로는 육체적 행위, 언어적 행위, 시각적 행위 또는 기타 행위로 성적 굴욕감이나 혐오감을 유발하는 것으로 인정되는 언어나 행동 등이 있다. 이때 직장 내 성희롱 여부를 판단하는 결정적인 요소인 성적 굴욕감과 혐오감 유발 여부는 사회 통념상 합리적인 사람으로서 느꼈을 감정을 고려하되, 행위자의 의도와는 상관없이 피해자의 주관적인 사정을 중심으로 판단한다. 가령 성적 농담이 행위자의 입장에서 친밀감을 나타내려는 의도에서 표현된 것이라 하여도 상대방이 성적 굴욕감을 느꼈고 그러한 행동이 사회통념상 합리적인 사람의 입장에서도 수용하기에 어려운 것이라면 직장 내 성희롱이 될 수 있다. 또한, 직장 내 성희롱은 고용상의 불이익을 초래하거나 성적 굴욕감을 유발하여 고용환경을 악화시키는 경우에 적용된다. 이를 예방하기 위해서는 사업주에게 예방의무가 있는데, 사업주는 '남녀고용평등법' 제13조 제1항에 의하여 성희롱 예방을 위한 교육을 매년 실시하여야 한다. 교육내용으로는 '남녀평등고용법 시행령' 제3조 제2항에 의해, 성희롱 관련 법령 및 남녀차별금지기준, 성희롱 발생시의 처리절차 및 조치기준, 성희롱 피해자의 고충상담 및 구제절차, 성희롱을 한 자에 대한 제재조치 및 심리상담, 기타 성희롱 예방에 관한 사항 등이 포함된다.

또한, 성희롱 예방교육은 '남녀평등고용법 시행령' 제3조 제3항의 규정에 의해 공공기관의 규모와 사정을 고려하여 직원연수, 회의, 사이버 교육 등을 이용하되 시청각 교재 등을 활용할 수 있다.

한편, 직장 내 성희롱을 예방하기 위해서는 성희롱 상담 · 고충에 대한 전담창구 마련 및 정기점검, 성희롱 상담자 교육훈련 지원, 성희롱 예방 교육 · 홍보용 자료게시 또는 비치, 성희롱 행위자에 대한 적정한 대처 및 재발방지대책 수립 및 성희롱과 관련된 피해자의 불이익한 조치 금지 등이 필요하다.

4. 간호수행

한 산업장을 관리하는 보건관리자는 직업과 관련하여 근로여성들의 건강문제를 이해하는 것이 필요하다.

산업안전보건법 시행령(제22조)에 의하면 보건관리자의 업무는 안전보건관리 규정에 관한 업무, 건강상담 및 보건교육, 순회점검지도 및 조치 건의, 의료행위 등이다.

보건관리자는 산업장의 건강문제를 파악하여 건강진단 또는 건강사정을 하는 것이 필수적이다. 보건관리자는 산업장 근로자의 건강수준과 산업장의 작업환경, 작업조건, 그리고 이들 간의 상호작용 양상과 관련된 자료들을 체계적으로 수집하여, 수집된 자료에 근거하여 근로자의 건강문제를 구체적으로 파악한다. 이때, 간호사는 근로자의 과거와 현재의 근무지와 근무 년수를 파악하여, 근로자의 건강에 영향을 미칠 수 있는 작업장의 유해물질에 대해 파악해야 한다.

보건관리자는 자신이 담당하고 있는 산업장에서 업무를 수행하기 전에 그 산업장이 가지고 있는 기준 및 지침을 확인해야 한다. 또한 산업장에서 근로자의 건강 문제를 다룰 때는 가장 먼저 전개해야 할 사업의 종류와 간호문제의 중요성, 자원의 동원 가능성 정도에 따라 결정한다.

보건관리자는 근로여성의 건강진단을 위하여, 자료를 수집하여 근로여성의 건강문제를 사정하고 문제해결의 우선순위를 결정한다. 문제해결을 위한 계획 수립시, 목적을 설정한 후 간호사업의 수단 및 방법을 선택하여, 집행계획과 평가계획을 수립한다. 수행내용으로는 간호서비스, 보건교육, 건강진단, 자료의 보고 및 보관 등이 포함되며, 투입된 노력에 대해 효율성을 측정하여 대책을 마련한다.

보건관리자는 근로여성들이 자신의 문제를 인식하고 알리도록 해야 하며, 근로여성들은 작업 과정상의 주의할 점을 알고 적절한 보호장비를 착용해야 하며, 관계 기관과 연계되어 있어야 한다.

제 8 장

가정폭력

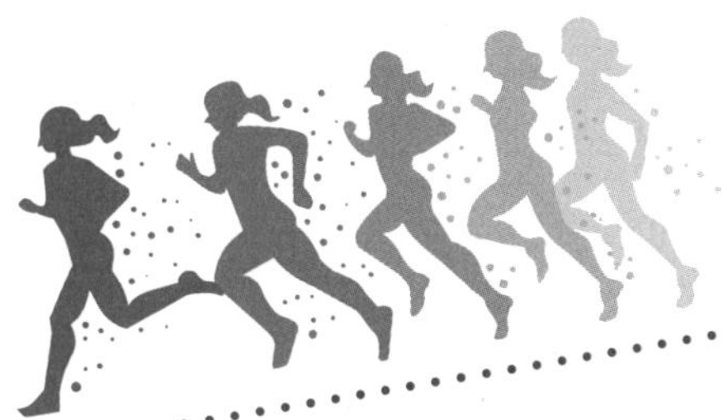

WOMAN AND HEALTH

폭력에 대한 우려와 예방 및 사후 대책을 생각할 때 낯선 사람을 먼저 생각하는 경향이 강하지만, 실제로 우리에게 가장 빈번하게 일어나고 폐해가 지속되는 폭력은 타인이 아닌 주변 사람, 그 중에서 가족에 의해서라는 사실을 인식하기 시작한 것은 얼마 되지 않는다. 가정폭력을 사회문제로 인식하게 된 것은 최근의 일이지만 가정폭력 자체는 새로운 것이 아니다. 인간 사회에서 가정폭력의 역사는 오래되었고 어느 사회에서나 발견할 수 있는 현상 가운데 하나이다. 1960년대 이전까지는 가정폭력을 개인문제로 규정하여 소수 가정에 국한된 특이한 일로 분류하고, 그 원인도 개인의 병리에 의해 생겨나는 것으로 보았다. 가정폭력이 하나의 사회문제로 제기되기 시작한 것은 1960년대 이후의 일이며, 최근에는 가정폭력이 사회의 폭력성을 반영하고 자녀들에게 폭력을 가르치는 폭력학습의 장이 되고 있다는 주장이 제기되면서 사회문제라는 대중적인 인식을 갖게 되었다.

사회적 폭력과는 달리 가정 밖으로 표출되지 않는 가정폭력의 개념과 유형, 특성, 원인 등에 대해 살펴보고, 가족해체의 직접적인 원인이 되며 다른 가족 구성원에게도 장기적이고 심각한 영향을 미치는 부부폭력을 중심으로, 가정폭력이 가정생활과 청소년 자녀에게 미치는 부정적인 영향과, 가정폭력의 근절을 위한 예방적, 치료적 대책을 모색해보고 가정폭력 방지 관계법의 제정과 시행에 대해서도 살펴본다.

1. 가정폭력의 정의

넓은 의미에서의 가정폭력은 가족구성원들 사이에서 발생하는 신체적, 정신적 또는 재산상의 피해를 수반하는 행위 일체를 포함한다. 그러나 학술적 측면에서는 가정폭력을 정신적, 신체적 위해를 통칭하는 학대의 하위현상을 의미하는 것으로, 주로 신체적 공격에 국한된 행위범주로 규정하고 있다. 폭력의 행위자, 즉 가해자와 피해자는 가족구성원이고, 가족구성원은 혼인관계에 있는 배우자나 과거 배우자였던 사람, 친자 관계에 있는 직계존비속, 계부모와 자녀의 관계, 그리고 친형제나 자매를 의미한다. 그러나 통상적으로 실질적인 가정폭력은 폭력의 행위자들은 모두 동거상태에 있는 가족구성원에 한하여 적용되고 있다.

표 8-1 가정폭력의 정도 분류

폭력 정도	주요행위
경증폭력	• 물건을 던지는 행위 • 떠밀거나 움켜잡는 행위 • 뺨을 때리는 행위
중증폭력	• 발로 차거나 물거나 주먹으로 때리는 행위 • 물건으로 때리거나 협박하는 행위 • 지속적, 무차별적으로 때려눕히는 행위 • 흉기로 위협하는 행위 • 칼, 망치, 도끼 등을 사용하거나 총을 쏘는 행위

동거상태에 있는 가족구성원들에 의해 발생되는 가정폭력은 폭력의 정도에 따라 매우 다양한 유형으로 분류할 수 있으나, 일반적으로 앞의 표에 제시된 분류가널리 통용되고 있다. 가정폭력은 폭행의 발생 실태에 따라 우발적, 반복 규칙적, 습관적, 말기 중독적 폭력으로 분류될 수 있고, 피해대상, 가해방법, 생활수준, 학력 등 많은 분류기준에 의해 다양하게 나뉜다.

비교적 명확한 가정폭력의 개념과 기준이 제시되고 있음에도 아직까지 한국사회에서는 가정폭력을 단순한 '아내 구타'와 등식화하는 경향이 강하다. 그러나 가정폭력은 동거하는 가족뿐만 아니라 같은 가구에서 생활하는 모든 근친 가족 구성원들 간의 물리적, 정신적 폭력행위를 망라하는 총체적 개념이다. 그러므로 가정폭력은 남편의 아내에 대한 배우자 폭력뿐만 아니라, 부모의 자녀에 대한 자녀폭력, 형제간에 발생하는 형제폭력 등 가정에서 발생할 수 있는 모든 폭력의 유형을 포괄하는 개념이라 할 수 있다.

가정폭력은 장기적이고 반복적으로 행하여지며, 또한 시간이 갈수록 폭력의 유형이 다양화되고 그 정도가 심화된다. 지속적으로 가정폭력에 시달리게 되면 신체적 손상은 물론이고, 외상 후 스트레스 장애 등 정신질환에 시달리게 되며, 폭력에 대한 공포와 학습된 무력감에 젖어 가정폭력으로부터 탈출하는 것이 불가능하다고 믿게 된다. 또한, 자기의 존엄성이 약해지기 때문에 독립할 정신적 능력이 감소되고 폭력적인 가정에 안주하게 된다. 가정폭력의 피해자는 폭력으로 받은 정신적 스트레스를 해소하지 못하여 이를 다른 범죄로 해결하려고 하는 현상이 나타난다.

이러한 가정폭력에 관한 문제의식에도 불구하고 우리 사회는 사회적인 문제로 인식하지 못하고 개인적인 차원에서 해결점을 찾으려는 경향이 지배적으로 나타나고 있다.

이것은 유교주의적 가족윤리의 영향이 가정 뿐 아니라 사회 전반에 걸쳐 영향을 미치기 때문이다.

폭력은 일회적으로 중단되지 않고 지속적인 반복성을 갖고 있어서, 가정 내에서 폭력이 존재한다는 것은 인간의 의식 속 깊이 폭력이 내면화되어, 문제를 해결하는 과정에서 쉽게 폭력이 사용될 수 있는 가능성을 증대시키고 있다는 것을 의미한다.

이러한 가정폭력의 문제를 사회적 문제로 인식하여 근본적인 원인을 파악하여 해결책을 마련하는 것이 현대사회에서 절실히 요구되는 중요한 과제다.

2. 가정폭력의 형태

1) 부부폭력

부부폭력은 넓은 의미로 가벼운 폭력으로부터 심각한 가혹행위까지 모두 포함 될 수 있는 학대 개념이다. 부부폭력의 범위는 가벼운 신체적 상해에서부터 흉기를 사용하거나 성적인 학대를 가하는 심각한 신체적 폭력행위와 배우자에게서 받은 수치심과 언어적 비하 등 심리적인 것까지 포함한다.

부부폭력의 특성은 부부라는 특수한 관계에서 연유되며, 쌍방의 상호작용 과정, 환경, 사고, 인격 등과 밀접히 연관되어 나타난다. 부부폭력은 대개의 경우 일회성 폭력으로 그치지 않고 반복적으로 순환되어 나타나며, 지속적으로 거듭될수록 정도가 점차 심각해지는 것이 특징이다.

부부폭력 중 가장 중요한 특성은 주기적인 반복성과 가해자의 상습성이라 할 수 있고, 폭력이 거듭될수록 점차 포악해지고 대담해지는 경향을 보인다.

부부폭력이 미치는 영향으로는 남편의 구타행위는 아내로 하여금 커다란 신체적, 정신적 손상을 가져오게 하고, 시간이 경과되고 폭력이 상습적으로 진행됨에 따라 아내의 신체적, 정신적 장애는 점차 악화될 수밖에 없는 것이다. 또한, 부부폭력을 목격하고 자란 자녀들은 슬픔과 불행감을 경험하며 판단력과 사고력의 손상, 학습장애, 대인관계 실패, 적응장애 등, 포괄적인 인격적 장애를 일으킬 수 있다. 그 결과 반사회적인 공격적 성향이 강하게 나타날 가능성이 높고 정상적인 사회인으로서의 인격을 갖추지 못하여 사회에서 낙오되는 경우도 있을 수 있다. 자녀들에게 지대한 영향을 미치는 부부폭력의 폭력성과 공격성은 자녀에게 일정 부분 인격적 영향을 미칠 수 있다.

결과적으로 부부폭력은 피해 당사자인 아내뿐만 아니라 그것을 목격하고 자란 자녀들에게도 직, 간접적인 악영향을 미치고 있다. 따라서 부모들은 부부폭력이 자녀들에게 학습되고 커다란 후유증을 일으킬 수 있다는 가능성을 자각하고, 경미한 폭력행위라 할지라도 금해야 하며 폭력에 대한 인식을 올바로 정립하는 것이 절실히 요구된다.

표 8-2 부부폭력의 심화단계 – Lenore E. Walker

단 계	행위의 특징	
	피해자	가해자
긴장누적단계	• 움츠려들거나 조용해짐 • 비굴한 모습을 보임 • 때로는 대결	• 상대방의 결점을 공격, 무시, 비난, 음주, 폭력적 대결 예고
학대발생단계	• 외부에 도움요청, 가출, 때로는 반격 • 가족 붕괴에 대한 두려움	• 학대행위, 가족붕괴에 대한 두려움, 학대행위에 대한 죄책감
화해 단계	• 용서	• 학대행위에 대해 용서를 구함

(1) 아내 구타

남편이 아내에게 신체적 폭력이나 성적으로 학대하는 모든 행위를 포함한다. 가정폭력으로 인한 피해자는 아내다. 아내 구타에 대한 사회적 관심은 1970년대 여성들 스스로 시작한 노력의 결과에서 비롯된 것으로 볼 수 있다. 아내 구타는 대부분 결혼과 동시에 시작되는데 아내 구타가 결혼 초기에 발생하여 상습적, 장기적으로 지속된다는 사실은 부부폭력을 사회적 문제로 인식해야 하는 당위성을 제시해 준다. 부부폭력이 단순한 부부갈등의 해결과정에서 나타난 행동이 아니며 결혼 전이나 초기부터 발생하는 병리적 현상이므로 사회적 대책이 마련되어야 할 필요성이 제기된다.

표 8-3 구타 빈도 – 목포 여성상담센터 통계 자료

빈도	발생률(%)
월 1회	1.5
월 1회 이상 ~ 2회 미만	33.3

월 1회 이상 ~ 4회 미만	33.7
주 1회 이상 ~ 6회 미만	23.9
주 7회 이상	2.0
기타	5.6
계	100.0

표 8-4 구타 이유

구타하는 이유(가해자 입장)	순위	구타하는 이유(피해자 입장)	순위
아내의 말대꾸	1	난폭한 성격	1
기타	2	남편의 열등감	2
살림부실	3	기타(사업, 주벽 등)	3
시부모 공경 문제	4	의처증	4
생활비 낭비	5	경제적 무능력	5
자녀 문제	6	남편의 외도	6
아내의 외도	7	시댁과의 문제	7
		아내의 외도	8

표 8-5 구타 방법 – 한국 여성의 전화 상담 결과 통계자료

방법	발생률(%)
물건을 던진다.	5.5
떠밀거나 머리카락, 팔을 쥐고 흔든다.	5.7
뺨을 때린다.	5.4
차거나 물어뜯거나 주먹으로 때린다.	5.8
마구 두들겨 팬다(목조르기 포함).	37.5
옷을 벗기고 때린다(가두어 놓기 포함).	7.1
칼이나 흉기로 위협한다.	10.6
칼이나 흉기로 찌른다(담뱃불로 지지기 포함).	16.0
기타	6.4
계	100.0

(2) 남편 구타

가정폭력이라고 하면 일반적으로 남편의 아내에 대한 구타를 생각하기 쉽다. 그러나 남성의 전화에 접수된 상담 건 중 대부분 매 맞는 남편의 내용이었다. 그 중 10%가 30대였으며, 나머지 대부분은 40, 50대였다. 실제적으로 형사정책 연구원 통계에 따르면 가정 내 폭력 중 여성이 피해자인 경우가 46%, 남성 피해자가 16%인 것으로 나타났다. 이제 우리 사회에서 매 맞는 남편의 이야기는 가볍게 넘길 일은 아니며 매 맞는 남편에 대한 사회적인 인식이 바뀌어야 하고, 매 맞는 남편들을 보호하는 기관 및 제도 등이 더욱 확충되어야 한다.

2) 아동학대

아동의 복지에 책임이 있는 사람이 18세 이하의 아동에게 신체적 또는 정신적 상해, 성적인 학대, 무관심한 대우, 혹사 등을 가하여 그로 인해 아동의 건강과 복지를 해치거나 위협하는 행위를 하는 것을 말한다.

부모의 폭력행위는 해당 자녀에게 심각한 부정적 영향과 후유증을 가져와서 학업 성취도가 낮고 일탈행위를 하는 경향이 강하며, 폭력관련 범죄행위로 처벌받게 되는 청소년 비행의 직접적인 요인이 될 수 있다.

일반적으로 부모의 폭력은 자녀의 연령이 증가함에 따라 현저히 감소한다. 하지만 상습적인 부모의 폭력을 감당하는 자녀들은 오히려 연령이 높아짐에 따라 폭력의 정도나 빈도가 상승할 수 있다.

표 8-6 자녀에 대한 폭력의 발생정도

구분	폭력행동	부	모	부모 모두
		빈도(%)	빈도(%)	빈도(%)
체벌	• 신체적 폭력	21.3	19.8	9.0
가벼운 폭력	• 회초리나 자로 때림	14.1	17.3	5.7
	• 발로 차거나 손으로 때림	9.8	7.7	3.0
심한 폭력	• 물건을 던지거나 부숨	4.8	1.8	0.4
	• 몽둥이, 혁대 등으로 때림	4.8	2.8	0.8

표 8-7 부모에게서 폭력을 당한 후 심리적인 반응

구분	비율(%)
• 뉘우치고 반성함	33.6
• 때리는 부모님을 이해함	22.9
• 가출하고 싶거나 실제 가출함	27.6
· 복수심이 일어남	15.9
계	100.0

3) 노인학대

65세 이상의 노인들이 신체적 학대, 심리적 학대, 재정적 착취 혹은 유기를 당하는 것을 말한다. 노인학대는 노인에 대한 일체의 폭력행위에서부터 의도적인 무관심에 이르기까지 매우 광범위하고 다양하게 정의되고 있다. 그러나 보편적으로 학술적인 측면에서의 노인학대는 신체적 학대, 정서적 학대, 경제적 학대, 방임, 자기방임 등을 일컫는다. 우리나라에서의 노인학대는 정신적 학대나 언어적 학대와 같이 경미한 수준에서 발생되고 있다. 그러나 경미한 수준의 학대가 그대로 방치된다면 가혹한 신체적 학대와 같은 심한 학대행위로 발전될 가능성이 매우 높다.

표 8-8 노인학대의 종류

종류	방법
신체적 학대	• 노인을 강제로 지하실이나 방에 감금한다. • 부식제나 산 등의 화공약품을 사용하여 노인에게 의도적으로 화상을 입힌다. • 노인을 담뱃불로 지진다. • 노인을 발로 차거나 주먹으로 때린다. • 노인을 밀어서 넘어뜨린다. • 노인의 머리채를 잡아당기거나 움켜잡아 뽑는다. • 스스로 식사준비를 할 수 없는 노인을 2~3일 혼자 집에 방치 한다.
정신적 학대	• 부양자가 부양부담으로 인한 스트레스를 노인에게 노골적으로 표현한다. • 노인에게 모욕적인 말을 하여 노인의 감정을 상하게 하거나 수치심을 느끼게 한다. • 가족모임이나 의사결정 과정에서 고의로 노인을 소외시킨다. • 거동이 불편한 노인에게 청소나 빨래를 시키는 등, 노인이 하기 어려운 일을 강요한다. • 노인에게 집을 나가라는 폭언, 욕설, 고함, 위협을 한다. • 노인을 향해 발을 구르거나 방문을 세게 닫는 등 거친 행동으로 의사 표시를 한다.

경제적 학대	• 노인의 유언장을 허위로 작성한다. • 허락 없이 노인의 부동산 소유권 이전 등과 같은 재산권을 행사한다. • 연금이나 임대료 등 노인의 소득을 가족이나 친지가 가로챈다. • 노인에게서 빌린 물건을 돌려주지 않는다.
방임	• 병원에서 치료를 받아야 할 상황인데도 노인을 병원에 모셔가지 않는다. • 목욕이나 배변시 도움이 필요한 노인에게 도움을 주지 않는다. • 경제적인 능력이 있는데도 돋보기, 보청기, 틀니 등 필수적인 보장구를 제대로 마련해 주지 않는다.
자기 방임	• 노인 스스로 외부와의 접촉을 기피하여 고립을 자초한다. • 노인 스스로 식사 횟수를 제한하거나 식사량을 줄여서 영양실조나 탈수상태에 빠진다. • 노인이 자신의 처지를 비관하여 자살을 시도한다. • 노인이 죽고 싶다는 말을 자주 하는 등 삶에 대한 체념적인 태도를 갖는다.

따라서 노인인구의 증대에 따른 부정적인 영향을 방지하기 위해서 노인학대의 문제를 기타 가정폭력의 유형과 함께 사회적인 수준에서 조망할 수 있는 인식적 전환이 필요하다. 그리고 형식적인 틀에 얽매이지 않는 현실적인 노인복지체계가 확립되어야 한다. 또한, 현재 노인복지에 관심을 갖고 활동하고 있는 각종 사회단체의 적극적인 활동과 홍보를 통해 노인 학대 방지를 위한 제도적인 장치를 마련해야 한다.

4) 역 폭력

역 폭력이란 부부간의 폭력이나 부모의 자녀에 대한 폭력과 같이 동등한 위치나 위에서 아래로 폭력이 행해지던 것이 자식이 부모를 학대하고 폭력을 행사하는 위치로 바뀐 것을 뜻한다. 역 폭력은 최근에 들어 증가하고 있으며 심각한 사회문제로 여겨지고 있다.

3. 가정폭력의 발생원인과 관련이론

1) 발생원인

(1) 생물학적 요인

인체 내의 균형이 깨지면서 충동조절 능력에 문제가 생기는 경우 폭력이 생겨날 수 있다. 유전적인 폭력성, 간질, 뇌졸중, 교통사고로 인한 두부 손상, 알코올 중독, 약물중독, 금단상태 등 생물학적인 요인이 이와 관계가 있다.

(2) 심리적 요인

가정불화, 의처증과 의부증 등 상대를 의심하는 증상과 어린 시절의 폭력경험이나 우울증과 같은 정신장애나 성격장애를 경험한 경우가 이에 포함된다.

(3) 사회적 요인

왜곡된 가부장적인 가족구조가 가족갈등과 가정폭력을 심화시키는 요인으로 작용한다. 가정폭력을 잘못된 행동을 교정하거나 갈등을 해결하고 질서를 유지하는 수단의 하나로 여긴다.

스트레스를 많이 느끼는 가장일수록 가정폭력을 돌발적인 분노 표출방법으로 또는 단기간의 문제 해결 수단으로 이용하는 경우가 많다. 통계에 따르면 스트레스가 높을 때는 35~38%, 중간의 경우 17~18%, 낮은 경우에는 2~8%가 폭력을 행사하는 것으로 나타났다.

결손가정과 사회경제적 수준이 낮은 가정에서 폭력이 많지만, 실제로는 경제적 수준이 높은 가정에서도 가정폭력이 발생한다.

2) 가정폭력의 관련이론

(1) 개인 · 심리적 관점

개인 · 심리적 이론은 가정폭력의 가해자들이 정신병이나 편집증, 반사회적 인격 장애 또는 알콜중독 등의 정신 · 심리적 문제를 가진 사람들이라고 보며 그들의 이와 같은 장애를 가정폭력의 원인이라고 본다.

(2) 사회 · 심리적 관점

사회학습이론에서는 폭력행위를 하나의 학습된 현상으로 설명하는데, 개인은 타인의 폭력행위를 관찰 · 모방함으로써 새로운 공격행위의 기술을 습득하고 타인에 대해 양심의 가책이나 죄의식 없이 폭력을 사용할 수 있다는 것이다.

많은 연구에서 스트레스와 가정 내 폭력 간에는 연관이 있다는 것이 밝혀졌으며, 재정적인 문제, 실직, 질투심, 음주, 자녀문제, 상대적인 사회적 지위의 차이 등 특정한 스트레스 요인들은 폭행과 직접적인 연관성이 있다.

자원이론은 가정을 포함한 모든 사회체계는 힘을 갖고 있으며 사회적, 개인적 또는 경제적으로 자원을 많이 갖고 있을수록 개인이 누릴 수 있는 힘이 커진다고 보며, 폭력은 다른 자원이 불충분하거나 부족할 때 자신을 충족시키기 위한 자원으로서 사용 된다고 여긴다. 그래서 하류층 사람들이 중, 상류층 사람들보다 더 많은 폭력을 행사하고 자부심이나 자기 정체감이 약한 사람은 더욱 힘을 사용해 위협한다는 것이다.

(3) 사회 · 문화적 관점

사회구조적 이론은 문화적 규범, 전통, 가치 구조 등 주위상황으로 인하여 아내에 대한 폭력이 발생하고, 남녀성차별주의의 사회구조가 폭력을 유발하며 그 폭력이 지속되도록 유지시킨다고 주장한다.

성 역할 이론은 남자아이는 공격적이고 폭력을 사용하며 여자아이는 남자에게 복종적이고 희생할 것을 강요하는 전통적인 아동기의 성 역할 학습이다. 즉, 상당수의 사람들은 남성이 가장이 되고 여성들은 아내와 어머니가 되는 것이라고 믿으며, 가족문제에 있어서는 남편의 의견을 따라야 하고, 성적으로도 항상 남편의 요구를 받아들이는 것이 아내의 의무라고 믿고 있다. 이러한 사회구조적 원인은 가정의 폭력을 일으키는 원인이 된다고 보는 것이다.

(4) 가정폭력에 대한 잘못된 통념

가정폭력은 은폐된 범죄행위로 이에 대한 왜곡된 통념들은 대다수 사람들의 일상생활 속에 깊이 자리 잡고 있어서 이의를 제기하거나 문제화할 인식조차 하지 못한다. 따라서 잘못된 사회 인식은 피해자들이 오히려 가정폭력의 책임이 자신에게 있는 것으로 고립시키고 가해자들에게는 폭력을 정당화하는 구실이 되었다. 그 내용은 다음과 같다.

- 아내구타는 있을 수 있는 일이다.
- 가해자는 알콜 중독자이거나 정신병자이거나 의처증이 있다.
- 가정폭력은 저소득 계층의 교육받지 못한 가정에 제한된다.
- 맞을 짓을 하니까 맞는다.
- 폭력은 고쳐질 수 있다.

결론적으로 가정폭력의 원인은 생물학적, 생리적 근거보다는 심리학적 이론과 사회학적 이론이 더 큰 관련성을 갖는다. 가해자는 병적 질투, 편집성 경향, 지배욕구, 의존심과 자율성에 대한 병적 갈등, 충동 조절능력의 결함 등의 성격 특성이 있다. 개인이 가지고 있는 공격적 특성은 아동기부터 양육 과정과 사회화 과정을 통하여 학습되는 것이다. 따라서 가정 내의 폭력의 빈도가 높을수록 폭력의 희생자가 나중에 폭력적인 배우자나 부모로 될 가능성이 높아진다.

가정폭력은 남성 우월주의, 여성의 경제적 종속, 여성관에 대한 편견, 폭력을 정당화하는 분위기 등 사회 문화적 규범이나 관습, 고정관념들과 밀접하게 관련되어 있다.

4. 가정폭력의 특성

1) 피해자의 특성

한국 여성의 전화가 실시한 아내 학대에 관한 상담 총 1,167건 중 아내 학대 빈도는 일년에 한, 두번 비정기적(14.7%), 한 달에 2~3회 이상(41.2%), 일주일에 2~3회(47.1%)로 나타났다. 이것은 아내 학대의 심각성이 폭력 발생의 지속성과 반복성에 있다는 것을 알 수 있다. 남편이 학대를 주기적으로 반복하는 것은 피해 아내들에게 폭력에 대한 공포감과 낮은 자아 존중감, 상황에 대한 양가감정과 학습된 무기력에 시달리게 하며, 원조자를 포함한 모든 타인을 의심하게 되며, 자기를 비난하고 현실을 왜곡하게 된다. 이러한 지속적이고 반복적인 학대로 인한 피해는 다음과 같다.

(1) 신체적 피해

한국 여성의 전화에서 실시한 면접 내담자의 통계에 의하면 아내 구타 방법이 목조르기를 포함하여 마구 두들겨 패는 경우가 37.5%, 칼이나 흉기로 위협하는 경우가 10.6%, 담뱃불로 지지기를 포함해 칼이나 흉기로 찌르거나 때리는 경우도 16.0%를 차지해, 아내 구타는 평범한 부부싸움이나 사랑싸움이 아닌 잔인한 폭력행위임을 알 수 있다.

피해내용을 보면 대개 심한 멍이 들거나 통증으로 통원치료 를 받고, 심하면 뼈가 부러지고, 고막이 찢어지고, 심한 상처로 수술하는 경우도 있으며 사망에 이르기도 한다.

(2) 정신적 피해

아내에 대한 폭력은 오랜 기간에 걸쳐 주기적이고 지속적으로 계속되므로 신체적인 손상 이외에도 정신적, 심리적인 손상을 일으켜 인격파탄을 초래하며, 이는 신체적 손상보다 더 심각한 것이라 할 수 있다.

정신적 피해의 결과로 나타나는 문제점은 주체성의 상실과 무기력, 자아개념의 혼란과 자존심의 저하와 가출, 자살기도, 자해, 살인 등의 행동장애, 맞을 짓을 해서 맞았다는 사회통념으로 인한 죄책감, 이웃과 친구, 가족으로부터 고립, 소외되어 사회생활에 부적응, 우울증, 분노, 스트레스 장애, 성격장애 등의 정신적인 증상을 초래하며, 불면증, 두통, 소화불량, 가슴답답증, 두근거림 등의 신체적인 증상을 유발한다.

⑶ 사회적 피해

가정에서 학습된 폭력은 가정을 파괴시킬 뿐만 아니라 나아가 사회를 폭력으로 문제화하게 된다. 가정폭력은 남성의 폭력성과 사회폭력 범죄를 확대하고 재생산 하는 심각한 사회문제이다. 일시적으로 피해는 한 여성, 한 가정으로 끝날지 모르나, 잠재적이고 장기적인 피해는 남성과 사회 전반에 파급될 것이다.

2) 가해자의 특성

⑴ 가족배경

일반적으로 가해자들은 어릴 적에 부모로부터 직접 학대를 당했거나 부모폭력을 관찰하면서 성장한 경우가 많다.

⑵ 성격

자아 존중감이 낮은 사람과 성적 상대자로 불안정한 사람, 그리고 전통적이고 권위적인 성 역할을 하는 사람이 많으며, 아내에 대한 과도한 의존성향을 보이거나 좌절에 대한 폭발적 분노표출, 음주 및 약물남용을 하는 사람에게 많다.

아내를 구타하는 남편은 자신의 폭력적 행위를 축소하거나 부인하는 경향이 있다. 그 이유로는 부분적으로 자신의 행동에 대한 수치, 죄의식, 당황에서 오는 결과로 보이며, 자신의 행동이 상대방에게 상처를 주고 비효과적이란 것을 알고 있다. 폭력을 인정하면 법적인 책임이 커진다는 이해관계 때문에 폭력사실을 축소하고 부인한다. 어떤 임상가들은 이러한 경향이 구타자들이 분노의 순간에 기억을 상실하는 것과 연관지어 생각한다. 여성들은 구타당할 때 상해를 줄이기 위해 때리는 도구가 무엇인지 관심을 기울이기 때문에 폭력상황을 더 정확하게 기억한다.

구타하는 남자들은 자신의 행동을 자기 자신의 통제에서 벗어난 것처럼 설명하려는 시도로서 외부의 탓으로 돌리는 외재화 경향이 있다.

구타남편들은 사랑과 지지, 친밀감, 문제해결의 대상이 아내뿐인 경우가 많다.

이러한 의존성은 부분적으로 물리적, 정서적 고립과 소외감의 결과이다. 폭력에 의해 증가되는 스트레스 때문에 생기는 분노들은 고립과 소외감을 더욱 강하게 느끼게 된다.

구타자들은 아동기에 학대를 경험하거나 부모의 배우자 학대를 목격함으로써 낮은 자아상을 가지고 있고, 성장 후에는 전통적 성 역할 습득에 실패함으로써 자신에게 비현실적인 기대수준이지만 이러한 성 역할 기대를 삶의 표준으로 삼고 있는 것을 볼 수 있다. 아동기 학대경험이 있는 사람들은 구타하는 아버지에 대한 분노, 구타당하는 어머니에 대해 자녀들을 잘 보호해 주지 못한 데 대한 분노를 자신의 부부관계에 투사한다. 남자는 동성에 대한 불신 때문에 친밀한 친구관계 형성이 어렵고 스트레스 상황에서 남자집단에서 물러서는 경향이 있다. 그리고 특정 여성에 대한 신뢰의 부족은 학대와 폭력으로 표출된다.

5. 가정폭력의 영향과 폐해

1) 가정폭력의 영향

폭력을 당한 아내들은 신체적 고통과 함께 장기간 정신적 고통을 겪는다. 이들은 신체적 상처의 아픔보다 자신의 존재가 무시당한 것에 대한 분노가 가장 견디기 어렵고 그 때문에 자살을 시도하게 된다. 아울러 불안과 우울, 매사에 자신이 없어지고 사회로부터 스스로를 고립시키는 등의 증상을 나타낸다.

이러한 가정폭력은 학교폭력으로 이어지는데, 학교폭력 가해자는 가정폭력 경험과 동시에 부모간의 가정폭력 목격 경험을 했다. 또한 부모간의 언어적 폭력 목격, 자신이 경험한 가정폭력 정도가 심각할수록 부모 간의 가정폭력 목격 경험도 심각하다. 그리고 피해자의 정신적 후유증은 우울증 및 불안으로 나타나는데, 스스로에 대한 모멸과 자괴심에 의해 우울증에 빠지는 경우가 많다. 또한 가정폭력은 상대방에 대한 복수심과 또 다른 폭력을 유발하게 된다. 부부가 폭력을 행사하면 자녀도 상처받아 자아존중감이 낮아지고 불행감, 무력감, 거부감, 죄의식, 분노를 느끼게 된다. 두통, 복통, 천식, 야뇨증, 불면증, 말더듬증도 나타난다. 우울증, 학교공포증 혹은 거부증, 비행 행동, 학습장애를 보이거나 자살하기도 한다. 이와 같이 가정폭력은 대물림되는데 폭력 남편의 70% 이상이 어렸을 때 아버지가 어머니를 때리는 것을 보고 자란 폭력가정 출신이라는 점에서 아이 세대에도 가정폭력이 이어질 수 있다. 아들은 폭력 남편이 될 가능성이 높고, 딸은 남성 혐오증, 남성기피증을 보일 수 있다.

2) 가정폭력의 폐해

(1) 가족해체의 주범

가정은 이해관계로 형성된 직장과는 달리 부부를 중심으로 부모-자식이라는 혈연 중심으로 구성되어 있다. 그러나 가정에서 부부간 또는 부모의 아동학대 등이 적지 않게 발생하여 가정파괴의 주요 원인이 되고 있다.

과거에는 가족해체의 원인으로 남편과 아내의 외도를 호소하는 경우가 많았으나 가정구조의 변화와 더불어 주로 남편에 의한 폭력과 외도, 과도한 성적 요구로 인한 부부간 성적 부조화 등의 순으로 바뀌었다. 그러므로 가정폭력을 막는 제도의 강화와 함께 윤리적, 도덕적 삶이 가치 있다는 사회 분위기를 형성하는 것이 중요하다. 이것은 가정폭력이 점차 가정문제의 주 요인으로 대두되었음을 의미하는 것이다. 가정폭력의 피해가 가정파괴로 이어진다는 것을 말해 주는 것으로써 이런 현상은 앞으로 더욱더 심화될 것으로 예상된다.

(2) 비행 청소년 양산

가정은 인간이 경험하는 1차적 사회 환경이고 생활의 기본으로 기능하는 사회구성의 최소 단위이다. 이러한 가정이 갖고 있는 여러 기능 중 교육적 기능, 보호적 기능이 청소년의 성장에 가장 필요한 요소이다. 그러므로 이러한 기능의 올바른 수행 여부와 청소년의 범죄와는 밀접한 관계가 있다. 부모의 자녀관 또는 친밀도, 그리고 교육 방법 등에 따라 부모와 자식간의 정서적 유대와 친근감이 결정된다. 부모자녀 관계가 약화됨으로써 청소년이 범죄에 쉽게 관련된다. 가정 내에 어떠한 불안한 요소나 폭력이 있는 가정은 청소년의 정서에 악영향을 끼친다.

(3) 강력 범죄의 조장

가족 간의 싸움이 잦고 갈등 해결을 행동으로 표출하는 '충동 행동화형'가정에서 자란 청소년은 기물파손이나 절도 등의 범행을 많이 저지른다. 그리고 가족간 불신이나 가족 간에 협조가 잘 되지 않는 '무질서형'가정에서 양육된 청소년은 행패와 구타 등의 폭력 범행을 많이 저지른다. 또한 고민이나 갈등표현을 억제하는 '폐쇄형'가정에서 자란 청소년은 강력 범행을 많이 저지르는 것으로 나타났다.

6. 가정폭력 방지대책

1) 방지대책 현황

① 긴급신고전화 1366

가정폭력 피해가 발생했을 때 피해자가 언제든지 가장 손쉽게 지원을 요청할 수 있도록 연중무휴 24시간 특수 신고 전화를 운영하고 있다.

1998년 처음 개통했을 때에는 전화통신망 여건상 각 시 · 군 등을 기준으로 최대 144개 권역으로 분리하여 운영되었으나, 2001년 이후에는 전국 전화의 광역화에 따라 광역시 · 도별로 1개소씩 총 16개소가 설치 운영되고 있다.

② 가정폭력상담소

가정폭력상담소는 피해자 및 그 가족에 대하여 전문 상담을 하고, 아울러 의료지원 및 수사, 재판 등으로 이어지는 법률 지원을 알선, 제공하는 역할을 주된 임무로 하고 있으며, 관할 시장 · 군수 · 구청장에게 신고만 하면 운영이 가능하다.

전국의 가정폭력상담소는 각종 여성단체와 한국가정법률상담소, 종교재단, 기타 사회복지법인, 학교법인 또는 지방자치단체 등에서 운영하는 곳과 개인이 운영하는 곳으로 분류된다. 이 중에서 정부와 해당 지방자치단체와 공동으로 운영비를 지원하고 있다.

③ 보호시설

보호시설(일명 '쉼터')은 가정폭력 피해로 가정에서 치료 보호가 곤란한 피해자를 위하여 6개월 이내의 기간(필요시 3개월 이내 연장 가능)동안 일시 보호를 하는 시설로서 전국적으로 총 38개소가 있다.

이들 보호시설은 상담소에서 행하는 모든 업무 외에, 피해자를 일시 보호하고, 그들의 신체적 · 정신적 안정 및 가정복귀를 도와주며, 기타 피해자 보호를 위해 필요한 모든 일을 수행한다.

이와 같은 보호시설은 관할 시장 · 군수 · 구청장의 인가를 받아 설치할 수 있으며, 여기에는 상담소와 같은 수준의 상담원과 함께 피해자가 불편없이 생활할 수 있는 공간과 시설을 갖추고 있다.

④ 의료지원

가정폭력 피해자는 각급 의료기관으로부터 치료 보호를 받을 수 있으며, 이러한 치료보호에는 보건에 관한 상담 및 지도, 신체적 · 정신적 피해에 대한 치료, 기타 임산부 및 태아와 신생아에 관한 치료 등이 포함된다.

⑤ 기타 피해자를 위한 지원정책

지금까지 소개한 내용들은 모두 가정폭력방지 및 피해자보호 등에 관한 법률에 근거하여 국가 등이 가정폭력 피해자에 대하여 지원하는 정책이다.

그러나 이와 같은 사항만으로는 피해자가 현재 당면하고 있는 피해의 회복을 지원하는 것에 그칠 수밖에 없다. 사실상 가정폭력 피해자는 다른 범죄나 사고로 인한 피해와 달리 누적된 폭력으로 인한 정신의 황폐화 및 사건의 노출과 법적 해결의 진행에 따른 가정해체의 위험이 크며, 피해자의 상황에 따라 지속적이고 다양한 회복 및 사회복귀 프로그램이 필요하다.

2) 대안

(1) 일차 예방

가정폭력을 예방할 수 있는 첫 단계는 사회적, 국가적인 의식전환과 운동을 실시하여야 하며, 대중매체의 적극적인 계도와, 사회교육기관에서 부부 · 부모 교육을 활성화하고 피해자의 인식변화가 이루어져야 하며, 자아존중, 자기노출, 성적관계 등을 표현할 수 있는 의사소통 훈련이 요구되며, 상담자 교육을 할 수 있는 관계자 교육이 필요하다.

⑵ 이차 예방

가정 폭력이 발생한 경우 피해자는 피해 사항을 신고할 수 있도록 신고제 도입과 법적 처벌의 강화가 법적으로 이루어져야 하며, 24시간 긴급전화 등을 설치하여 피해 즉시 신고가 이루어지도록 해야 한다. 또한, 피해자를 일정기간 보호할 수 있는 일시 보호시설의 확대가 요구되며, 효율적인 보호체계와 치료, 복지예산 확대가 국가적 차원에서 진행되어야 한다. 또한 사후대책 프로그램이 개발되는 등, 사후 관리가 철저히 이루어져야 한다.

⑶ 삼차 예방

가정 폭력을 예방하기 위하여 가정폭력을 인식할 수 있도록 노력하는 홍보를 활성화해야 한다. 그리고 간호사는 가해자의 근본적 문제를 치료하고 개선할 수 있도록 도와주어야 한다. 상담프로그램을 개발하여 건강한 생활로 나아갈 수 있도록 하며, 가해자에게도 프로그램에 참여하게 한다. 그리고 최대한의 의료서비스를 받게 해야 한다.

⑷ 가정폭력 피해자 상담

가족폭력은 가족 구성원 중의 한 사람이 피해자에게 계획적이고 반복적, 의도적으로 물리적인 힘을 사용하거나 정신적 학대를 통하여 심각한 신체적 · 정신적 손상과 재산상의 피해를 수반하는 행위를 말하며, 그로 인해 가족 구성원 사이에 고통을 주는 행위이다. 여기서 '피해자'라 함은 가족폭력으로 인하여 직접적으로 피해를 입은 자를 말하며, 대부분 여성과 그 동반 아동이 된다.

가정 폭력이 심각한 사회문제로서 대두되어 그에 대한 법적 · 제도적 장치로 가정폭력범죄의 처벌 등에 대한 특례법(1998)이 제정되었으나, 가정폭력의 감소 및 중단을 위한 적극적인 노력은 매우 미흡하다.

피해자들은 신체적인 피해는 물론이고, 우울 · 불안 · 두려움 · 수치심 · 분노 · 낮은 자존감 · 의존성 · 고립 등과 같은 심리적 피해가 크다. 또한 매 맞는 여성의 특징으로 언젠가는 남편이 바뀔 것이라는 비현실적 희망과 강력한 전통적 결혼관을 가지고 있어 푸대

접을 견디내며 계속해서 자기 배우자의 나은 점만 바라보고 언젠가는 남편이 변화될 것이라고 생각한다. 그러나 적절한 치료를 받지 않는 한 변화되지 않는다. 그러므로 가족폭력은 중독의 범주에 포함시켜 중독치료가 요구된다.

- 피해자의 회복 목적으로는
  - 동반의존성으로부터 회복하기
  - 강건한 사랑을 이해하기
  - 자기 주장을 훈련하기
  - 혼돈을 명료화하기
  - 용서를 통해 분노와 적개심을 없애기
  - 두려움을 극복하기
  - 수치심을 제거하기

모든 형태의 가정폭력은 범죄적인 가해이며, 신체적 폭력을 수반하는 것이다.

아무리 화나게 한다 하더라도, 배우자가 상대방을 때리는 것은 변명의 여지가 없다. 상담자는 이 문제에 대해 강력한 입장을 취할 필요가 있다.

① 피해자의 회복을 위한 상담

피해자에 대한 상담은 폭력의 대물림을 막는 제2의 가정폭력의 예방이 될 수도 있다. 상담을 통해 갈등 해결기술을 학습할 수 있는 기회를 제공함으로써 역기능 가족의 회복을 돕고 자녀문제로 인한 사회문제도 예방할 수 있다.

② 상담의 과정

상담은 개별상담과 집단상담의 두 가지 형태로 나뉜다. 개별상담에는 쉼터 입소 여부를 결정하고 피해자가 처한 상황을 사정하는 초기상담이 포함된다. 입소가 결정된 후에는 피해자와의 정기적인 상담이 이루어지게 되는데, 다음과 같은 과정으로 진행된다.

- 학대경험에 대한 수용

  상습적인 학대를 경험해 온 피해자가 학대를 피해 집을 나온 것은 비난받을 일이 아니며 오히려 피해자가 당연히 보호받아야 한다는 사실을 인식시키고, 그 동안 피해자가 겪은 심리적, 정서적 어려움을 수용하는 과정이다. 이를 통해 피해자는 도망자라는 죄책감에서 벗어나 보호받을 권리에 당당해질 수 있게 된다.

• 학대사실에 대한 비합리적인 사고 깨뜨리기

피해자들은 자신이 경험한 학대사실을 최소화시키거나 타인과 차별화하려는 경향이 있다. 그러므로'있는 그대로'의 학대사실을 받아들이고 학대에 대한 사회적 통념들을 재인식하도록 돕는 것이 필요하다.

• 선택적 결정 과정과 대안 모색

학대에 대한 객관적 인식을 갖게 된 피해자는 끊임없는 선택적 상황들에 직면하게 된다. 이혼, 자녀양육, 취업 및 자립문제 등 현실적이고 직접적인 문제해결의 필요성을 느끼게 되는 것이다. 이 단계에서는 피해자의 상황에 대한 통제력과 자기결정능력에 근거한 현실적인 대안들을 함께 모색하게 된다.

집단 상담은 학대받은 여성들이 문제에 대한 공동의 인식을 갖게 되고 집단 활동을 통해 구성원들 간에 문제해결을 위한 변화의 동기를 도모할 수 있도록 실시된다.

③ 긍정적 효과를 위한 교육

교육은 폭력 및 여성에 대한 문제의식을 고양시키고 학대에 대한 객관적인 인식을 도모할 목적으로 실시되는 의식화의 과정으로 임파워먼트 실천을 위한 기본단계이다. 프로그램은 활용하는 매개의 종류에 따라 비디오집단지도와 독서집단지도로 나누어지며 시청 혹은 독서 후 토론하는 형식으로 동일하게 진행된다. 피해자는 의식화 교육의 과정을 통해 폭력에 대한 지식과 정보를 얻게 된다.

④ 자원연결 서비스

쉼터에 입소한 학대받은 여성들은 쉼터라는 물리적 공간에서의 안전한 보호 외에 다양한 서비스들을 필요로 하게 된다. 즉, 입소 당시 피해자의 상황은 매우 불안정하고 불확실하기 때문에 그들의 요구는 쉼터 생활의 적응을 위한 미세한 것에서부터 의료, 법률 등 특수한 요구에까지 다양할 수밖에 없는 것이다. 따라서 그들의 필요에 근거하되 기관의 여건과 서비스 한계 안에서 제공 가능한 자원들을 연계하기 위한 자원의 확보 및 동원은 중요한 의미를 지닌다. 개인 및 종합병원, 한의원, 변호사, 법무사, 법률상담기관, 대서소, 직업소개소, 장기보호시설, 타 쉼터, 사설경호단체, 학교, 여성관련 단체 등 다양한 자원과 연계하여 의료, 자립지원, 폭력대비보호 서비스 등을 지원한다.

⑤ 동반 자녀 대상 프로그램

여성쉼터에 어머니와 함께 입소한 자녀들은 직접적인 가정폭력의 피해자이거나 혹은 직접적인 신체적 학대가 일어나지 않았더라도 성장과정 중 폭력 상황을 목격한 간접적인 가정폭력의 피해자이다. 이 때문에 이들은 폭력에 대한 두려움과 함께 정서적으로 불안정하며 남성상, 여성상, 가족관계에 대한 왜곡된 시각을 갖고 있는 경우가 대부분이다. 이들을 대상으로 상담과 함께 구조화된 집단 활동 프로그램을 실시함으로써 분노, 화 등의 억압된 감정을 표현하고 폭력에 대한 올바른 인식을 도모할 수 있도록 돕는다.

⑥ 상담의 핵심적 조건

- 적극적 경청(Listening)
  - 무조건적인 사랑
  - 무비판적인 수용
- 주의집중(Attending)
  - 비언어적인 의사소통
  - 어조, 얼굴 표현, 접촉, 거슬리는 버릇, 고개를 끄덕임, 호응해 주는 감탄사 등
  - SOLER 두문자어
- 존중(Respect)
  - 상대방을 동등하게 대우한다.
  - 상대방의 관점을 존중한다.
  - 성급하고 값싼 충고를 하지 않는다.
  - 화제를 벗어나지 않는다.
  - 문제의 소유권
- 공감(Empathy)
  - 상대방이 말하고 있는 내용과 감정을 정확하게 파악해서 그것을 다시 부연한 형태로 반영해 준다.
  - 모든 핵심 조건 중에서 가장 중요하다.
  - 적극적 경청에는 주의집중, 존중, 공감이 포함된다.
- 진실성(Genuineness)

- 자신의 생각과 감정에 대해 열려 있고 정직하다.
- 상담자 역할 뒤로 가식하거나 숨기지 않는다.
- 핵심 조건 중에서 가장 도전적인 것이다.

• 자기노출(Self-disclosure)
  - 개인적인 경험을 적절하게 나눈다.
  - 핵심 조건 중에서 가장 많이 사용된다.
• 구체성(Concreteness)
  - 일반적인 문제에서 구체적인 문제로 좁혀 들어간다.
• 직면(Challenging)
  - 상대방의 말과 행동이 서로 모순되는 점을 지적한다.
  - 자기 파괴적인 생각과 행동을 도전하도록 초대한다.
  - 상대방으로 하여금 생명과 더 나은 미래를 선택하도록 도전한다.
  - 직면은 직접성과 더불어 핵심 조건 중에서 가장 습득하기 어렵다.
• 직접성(Immediacy)
  - 특별히 상담이 잘 진척되지 않을 때, 상담 관계를 논의하고 분석한다.

(5) 가정폭력 관련법 제정

건강한 가정은 건전한 지역사회 발전을 위한 원동력이 되며, 사회의 발전적 기틀이 됨은 동서고금을 막론하고 이론의 여지가 없는 사실이다. 그러나 최근 우리사회 내 조직폭력, 학원폭력, 산업폭력과 함께 가정폭력이 심각한 사회현상으로 문제화되고 있음은 누구도 부인할 수 없으며, 그 심각성이 날로 증가하고 있다.

가정폭력은 어느 폭력보다도 지속적이고 반복적일 뿐 아니라 우리 사회의 가장 근본이 되는 가정을 파괴할 위험이 있다는 점에서 이에 대한 대책 마련이 시급히 요구되고 있다.

우리나라에서 가정폭력의 협의 개념은 남편(동거남을 포함한다)에 의한 아내와 자녀에게 가해지는 폭력으로, 구체적으로는 남편이 아내와 자녀에게 손상 또는 고통을 주기 위해 의도적으로 가하는 신체적 · 심리적 · 성적 학대이다. 그런데 최근에는 경제적 학대를 포함하게 되었고, 이는 21세기 경제력 부담이 아내와 자녀에게 전이되어 가는 세태와도 무관하지 않음을 보여주는 현상이라 하겠다.

또한 가정폭력이 국가나 타인이 개입할 문제가 아닌 사적인 가정사로 간주되다가 '세계 여성의 해'를 선포한 1975년에 이르러 가정폭력이 여성에 대한 인권과 기본적인 자유를 침해하는 행위이며, 사회가 이에 대하여 적극적으로 대응해야 한다고 인식하게 되었다. 우리나라는 소수 민간단체들이 80년대부터 피해자를 위한 원조사업을 전개했으나 가정폭력문제가 사회적으로 쟁점화된 시기는 거의 최근이라 할 수 있다.

가정폭력관련법들이 제정된 1997년을 전후로 해서 우리는 비로소 가정폭력이 국가의 개입을 통해 규제되어야 하는 '범죄'라는 사회적 합의를 보게 되었고, 법의 시행으로 가정폭력에 대한 사회적 인식이 조금씩 변화하고, 그 사회개입의 범위도 피해자와 자녀에 대한 지원 중심의 서비스에서 가해자인 행위자의 폭력 재발방지를 위한 대책 강구로 확장되었다.

⑹ 종합적인 가정폭력 예방 방안

가정폭력에 대한 가장 현실적이면서도 효율적인 예방효과를 갖는 방안에는 법의 적용과 집행을 통해 이루어지는 법제적 방안을 들 수 있다. 1997년 말 제정되어 1998년 7월부터 시행되고 있는 '가정폭력방지를 위한 특례법'은 '가정폭력범죄의 처벌에 대한 특례법'과 '가정폭력방지 및 피해자보호 등에 관한 법률'로 구성되어 있다. 이는 가정폭력에 한해 형사소송법상의 고소 특칙을 철폐함으로써 누구나 신고할 수 있게 되어 더 이상 가정은 치외법권지대로 존재할 수 없게 되었다. 이 법이 시행된 기간으로 아직 그 종합적인 성과를 따지기는 이르지만 그 동안의 시행 내용을 살펴보면 이 법이 가해자에게 다소간 경종을 울린 효과는 있음을 알 수 있다.

가정폭력은 발생 뒤의 법적 조치도 중요하지만 이에 앞서 예방적 차원에서 폭력 없는 가정의 실현을 위한 가족생활 교육이 우선되어야 할 것이다. 가정폭력의 문제 해결 또한 사회적 차원의 관심과 관계기관 및 단체의 유기적 대응 속에서만 가능하며 다음과 같은 장 · 단기적 노력이 필요하다고 본다.

첫째, 어떠한 상황에서라도 가정폭력은 용납될 수 없다는 사회 분위기가 전체적으로 확산되어야 할 것이다. 불평등한 남녀관계를 지지하는 성 역할 고정관념과 성차별주의에 입각한 교육내용의 전반적 시정 및 일반인들의 의식개혁을 위한 재교육 프로그램을 마련하여 남성 우월적인 사고방식이나 가정폭력에 대한 기존의 통념들은 우리가 극복해야 할 선결과제이다.

둘째, 가정폭력이 강한 자의 갈등해결 수단이 될 수 없음을 인식할 필요가 있다.

개인의 좌절감이나 욕구불만이 약자를 향한 폭력으로 해소되어서도 무방하다는 생각이 존재하는 한 가정폭력은 근절될 수 없으며 피해자 여성 스스로 폭력을 허용하지 않는 강력한 의지와 대응이 필요하다.

셋째, 폭력의 원인이 매 맞는 아내에게 있기보다는 주로 가해자인 남편의 성격적 · 정신적 결함에 있음이 밝혀진 이상 그 치료와 교정을 위한 제도적 장치가 마련되어야 한다. 가해자의 폭력은 시간이 흐를수록 습관화되고 더욱 가혹해지는 속성이 있으므로 피해자나 그 이웃은 가능한 한 조기에 가정폭력을 문제시하고 노출시켜 관련기관의 적극적인 도움과 개입을 요청할 필요가 있다. 여성단체나 사회단체는 물론 지역주민 모두가 폭력문제에 대한 감시자로서의 역할을 수행해야 하고 병원, 상담소, 경찰 등 관계기관 상호간의 긴밀한 협조가 필요한 데 이를 위해서는 집행에 관여하는 경찰, 법관, 상담원, 의사 등 전문인력 확보와 전문교육이 전제되어야 할 것이다. 또한 주위의 가정폭력에 대해 신고하는 의식을 높이고 나아가 경찰 내부에서도 가정폭력에 대한 정확한 지식이 교육되어야 할 것이다.

넷째, 사회생활이 힘들고 경제상황이 어려울수록 가정의 중요성은 더욱 강조되며 사람들은 가정을 통해 위로받기를 원한다. 민주적인 가정에서 남편이 되고 아내가 된다는 것은 무엇을 의미하며 부모는 어떻게 행동해야 할 것인지 등을 명확히 인식할 수 있는 예비부부-예비부모 교육이 특히 고등학교 수준에서부터 전문적, 체계적으로 이루어져야 할 것이다.

다섯째, 가정과 사회에서 폭력을 정당화하고 미화하는 규범을 제거하여야 한다.

즉, 육아의 한 방법인 볼기짝 때리기의 근절, 사형의 폐지, 폭력을 정당화 또는 미화하는 대중매체의 폭력 제거, 가정에서 치명적인 흉기를 없애기 위한 총기 통제, 학교에서의 체벌 근절 등이 필요한 조치이다.

여섯째, 폭력을 일으키는 사회적 산물인 스트레스를 줄여야 한다. 빈곤, 불평 등 및 실업을 줄이고 적절한 주택, 영양섭취, 의료보호 및 교육기회의 제공이 가정 내의 스트레스를 줄일 수 있다. 그리고 가정을 친척과 지역사회의 네트워크에 통합시키는 것은 사회적 고립을 줄이고 스트레스를 줄이며, 가정의 스트레스 관리능력을 향상시키는 데 도움이 되는 중요한 조치가 될 수 있다.

가정폭력은 가족의 해체와 같은 가족 구성원들 간의 문제에 그치는 것이 아니라 사회폭력으로 확대되고, 또한 개인의 정신적 문제나 후유증은 우리 사회 전체의 건강성과 직결된다. 이러한 가정폭력은 가정 안에서 해결할 수 없는 심각한 폭력이며, 단순한 사적인 문제가 아닌 공동체의 문제인 것이다. 지금까지 한국 사회의 가정폭력은 피해자들이 참고 숨겨오면서 그 심각한 피해 정도를 알 수 없었다. 그러나 이제는 피해를 당하는 여성이나 자녀들이 어떻게 피해를 받고 있으며 지금까지 어떻게 살아왔는지 살펴보아야 한다. 한 사람의 구타 행위자로 인해 한 가정이 고통을 받으며 살고 있고, 그 가정의 주변 사람들까지 폭력의 피해 속에서 고통 받고 있음을 바로 알아야 한다.

가정폭력은 어느 한 사람만의 힘으로 고쳐질 수 있는 문제가 아니라 개인, 상담 및 보호기관, 의료기관, 법적 · 제도적 장치가 함께 정립되어 가정폭력에 대한 잘못된 인식을 바로 잡고, 가정폭력의 조기 발견과 적절한 도움을 위한 유기적 협력체계를 구축해야만 예방할 수 있다. 가정폭력을 예방하는 열쇠는 남녀평등의식과 개인을 인격적으로 존중하는 태도를 가지도록 하는 것이며, 가정 내 폭력을 부부간의 사적인 일이나 체벌이나 훈육으로 정당화하지 않도록 그 심각성을 홍보하는 일도 중요하다. 또한 대중매체는 폭력을 미화하거나 성차별을 조장하는 내용을 지양하고 폭력물에 대한 적절한 규제와 건전 문화의 육성과 촉진에 앞장서야 한다.

제 9 장

갱년기 여성건강

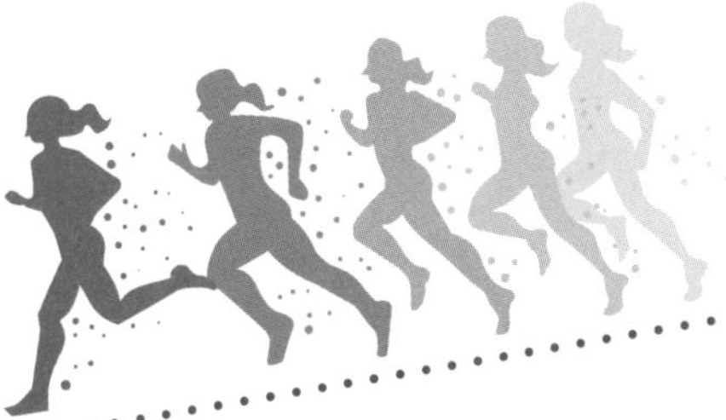

WOMAN AND HEALTH

1. 폐경기의 정의 및 분류
2. 폐경기의 건강문제
3. 갱년기 여성의 건강관리

우리나라 여성의 평균수명이 80세로 연장되면서 여성은 폐경 이후에 인생의 1/3을 보내게 되었다. 갱년기는 폐경을 전후한 40세에서 60세 사이의 중년기를 의미하며, 폐경은 난소에서 생성되는 여성호르몬이 감소되어 월경이 영구히 정지 되는 것을 말한다.

갱년기란 폐경을 전후한 10년 정도의 기간을 일컫는 것으로, 세계보건기구(WHO)는 난소의 기능이 상실되어 여성호르몬의 분비가 없어지는 시기, 즉, 더 이상 임신할 수 없는 시기, 성년기가 끝나고 노년기로 가는 과도기로 정의하고 있다.

이와 같이, 갱년기(Climacteric)는 나이를 먹어 가는 과정(aging process)의 한 단계라 할 수 있으며, 임신 능력이 감소하고 월경주기가 불규칙해지면서 중지되는 현상이 나타난다.

폐경기(Menopause)는 월경기능이 완전히 정지되고 난소의 기능도 정지된 상태로서, 폐경 연령은 평균 49~51세이며, 우리나라의 경우 평균 48세이다.

폐경과 함께 여성의 생식능력은 끝나지만, 이는 또 다른 문제의 시작을 알리는 것이다. 즉, 난소에서 생성되는 호르몬이 감소하면서 가장 심각한 폐경기 증상인 심장질환이나 골다공증 등을 포함하여 3백여 가지나 되는 신체기능에 영향을 미치게 된다.

1. 폐경기의 정의 및 분류

폐경을 중심으로 한 수년을 폐경전기 · 폐경후기로 나눌 수 있다. 갱년기에 발생하는 난소기능의 쇠퇴속도는 좀 빠르지만, 여성마다 월경의 주기, 기간, 출혈량이 다양한 형태로 변화하면서 폐경이 되므로 갱년기의 시작과 끝은 일률적이지 못하다.

폐경은 적어도 1년 이상 월경이 정지되어 월경이 끝나는 여성에 있어서의 과도기적 시기이다. 폐경은 시기와 원인에 따라 다음과 같이 구분할 수 있다.

1) 시기에 따른 분류

(1) 폐경전기(Premenopause)

폐경전기는 최종 월경의 3개월 이내의 월경기로, 갱년기의 첫 번째 단계이다.

이 기간 동안 여성들은 월경이 불규칙해지고 폐경과 관련된 혈관운동계 불안정, 피곤,

두통, 정서장애 등의 다양한 증상들을 경험할 수 있다. 이 시기에 난포기가 짧아지고 월경주기가 23~25일로 단축된다.

⑵ 폐경기(Menopause)

폐경기는 최종 월경 12개월 이내의 기간으로, 월경이 정지되는 시점이다. 이 시기에는 월경주기의 변화가 현저하게 나타나며, FSH 농도가 24IU/ml 이상으로 증가하면서 월경주기가 21일 이하로 작아지거나 45일 이상으로 길어진다. 배란은 중단되거나 안면홍조, 유방통 등이 나타난다.

⑶ 폐경후기(Postmenopause)

폐경후기는 최종 월경 12개월 이후의 기간으로, 배란이 완전히 중단되어 황체화 호르몬의 분비가 증가되고 혈중 FSH농도가 40IU/ml이상이 된다.

표 9-1 갱년기 생식생리 주기변화

폐경전기	난소의 크기와 무게가 감소, 난포 수의 저하 에스트로겐과 인히빈 분비 감소
	↓
	에스트로겐의 시상하부에 대한 음성 되먹임 기전 약화
	↓
폐경기	뇌하수체의 FSH 분비 증가, LH분비 저하
	↓
	비정상적인 난포성숙으로 배란성과 무배란성 월경 출현
	↓
폐경후기	난포의 수가 급격히 감소, 배란이 중단 또는 불규칙해짐
	↓
	배란의 완전 중단, LH 분비 증가
	↓
	폐경

이 시기에는 감소된 성선 호르몬과 관련된 증상인 질 위축증과 골다공증 등이 나타날 수 있다〈표9-1〉. 그 외 조기폐경(Premature menopause)이 있는데, 이는 여성이 40세 이전에 폐경이 된 경우를 말한다. 조기 폐경여성은 심혈관 질환이나 골다공증의 위험이 배가되기 때문에 보다 각별한 주의가 필요하다. 조기폐경의 원인으로는 특발성 원인, 유전적 요인, 수술, 방사선 치료, 화학적 요법 등이 있다.

2) 원인에 따른 분류

(1) 인공폐경(Artificial menopause)

인공폐경은 여성이 생식기 질환과 관련하여 산부인과적인 수술을 받았거나, 진단 및 치료목적으로 X-Ray 촬영 또는 방사선 치료를 받음으로써 인공적으로 월경이 정지되는 것을 말한다.

(2) 자연폐경(Natural menopause)

여성이 40세 이후에 자연적인 난소기능의 퇴화로 인하여 점차적으로 월경이 정지되는 것을 말한다.

2. 폐경기의 건강문제

1) 월경의 정지

폐경의 원인은 난소의 기능이 저하되기 때문인데, 난소기능이 저하되면 에스트로겐 분비와 배란작용이 일어나지 않게 되므로 뇌하수체에서 난포자극호르몬(FSH) 분비를 증가시킨다. 혈중 내에 FSH 농도가 월경주기 초기부터 증가되어 있어 난포성장이 유도되어 월경주기를 짧게 한다. 그러므로 폐경기 초기에는 월경 주기가 짧아지다가 폐경후기에는 월경주기가 길어지면서 월경의 양도 줄어들고,

결국 정지된다. 이때는 무배란성이다.

2) 혈관운동계의 증상

혈관운동계의 증상은 갱년기 증상의 가장 보편적인 불편감으로써, 시상하부에 원인이 있다. 즉, 신경전달 물질 특히 adrenalin과 noradrenalin과 같은 catecholamine과 catecholestrogen 의 불균형이 시상하부의 체온조절 중추 근처에서 일어나면서 혈관확장과 수축의 변화가 초래되는 것으로 추정되고 있다.

증상으로 열감(hot flashes)은 폐경 중 여성의 40~85% 경험하며, 상부 가슴과 목에서 갑자기 시작하여 얼굴로 퍼져 올라가서 양팔로 뻗어나가는 느낌을 경험한다. 어떤 주

위의 자극(초인종, 전화 벨소리, 손가락으로 쿡 찌르는 자극)에 의해 발현될 수 있으며, 잠을 잘 때 열감이 발생하면서 식은땀으로 잠이 깨는 경우도 있다. 열감은 심한 경우 하루에 40회 이상 발생하기도 하며, 전체 여성의 60% 이상이 1년 이상 이러한 증세를 겪으며, 25% 정도의 여성은 5년 이상 계속되기도 한다. 또한, 발한, 야한(perspiration, night sweats), 무딘 감각, 얼얼하게 쑤심(numbness, tingling), 수족 냉증, 심계항진(palpitation), 두통(headache), 현기증, 졸도 등이 나타난다.

3) 정서적 증상

안면홍조와 마찬가지로 대뇌 신경전달물질의 농도 변화는 수면을 방해하여, 신경과민 상태나 기분변화를 자주 겪는다.

폐경기 여성의 25~50%가 경험하며, 폐경기 여성이 흔히 겪게 되는 정서적 증상에는 무력감, 공격성, 어지러움, 불안, 초조, 불면증, 두통, 집중력 감소, 자신감의 상실, 기억력 감소 등과 같은 것이 있다.

4) 생식기 위축증상

에스트로겐 감소는 피부와 상피세포에도 영향을 미친다. 에스트로겐 분비가 감소하면 질 상피세포가 얇아지고, 건조해지며 탄력성을 잃게 된다.

외음 소양증(vulval itching)은 외음 조직이 얇아지고 탄력성이 없어져서 자극을 받기 쉽고, 염증성 반응이 자주 나타난다.

위축성 질염(atrophic vaginitis)은 질 상피가 아주 얇아지고 염증반응이 나타나며, 궤양이나 출혈성 반점이 나타난다. 또한, 질이 마르는 질 건조증으로 인해 심하면 성관계시 통증이 따르는 성교통(dyspareunia)이 발생하고 손상을 입거나 감염되기 쉽다. 생식기 위축증상은 폐경 후 3~4년에 걸쳐 서서히 나타난다.

5) 비뇨기 위축증상

요도 및 요도점막의 위축으로 초래되며, 요도를 조이는 힘이 30%정도 감소한다. 요도 상피세포가 얇아지면 방광조절력이 떨어지므로 긴장성 요실금의 원인이 될 수 있다.

그 외 배뇨시 작열감, 배뇨통(burning sense, dysuria), 빈뇨, 요긴급(urinary frequency, urgency) 등이 나타난다. 비뇨기 위축증상은 폐경 후 3~4년에 걸쳐 서서히 나타난다.

6) 골 관절계 증상

인간의 뼈는 태어나면서부터 계속 자라고 굵어져 35세가 되면 골농도가 가장 높아지고 그 이후부터는 계속 골농도가 감소한다. 폐경 후 첫 3~5년간 급속히 골밀도가 감소하면서, 매년 5~15%의 골밀도 소실이 일어난다.

골다공증은 골밀도가 심하게 저하되어 경미한 충격에도 뼈가 골절되는 것을 말한다. 골다공증은 초기에 척추의 뼈부터 약해지기 시작하여, 점차 대퇴부, 손목뼈들이 약해지고 부러지기 쉽다.

정상적으로 골흡수(파골세포)와 골형성(골아세포) 간에 균형을 이룬다. 에스트로겐의 기능 중에는 골아세포를 자극하는 기능이 있어, 여성이 폐경이 되면 에스트로겐의 분비저하와 함께 골형성과 골흡수간의 불균형이 야기된다. 또한, 에스트로겐은 비타민 D가 장에서 칼슘을 흡수할 수 있도록 칼시토닌으로 전환되는데 필수적인 요소로, 폐경 이후 에스트로겐의 분비저하는 장에서의 칼슘흡수의 저하를 초래하여 골다공증의 위험률을 높여준다.

폐경 후 여성들의 골다공증 이환율 증가는 에스트로겐 결핍이 원인인 것은 25%정도이며, 나머지는 각 개인이 가지고 있는 가족력, 유전적 경향, 인종 및 성별 등의 요인과 관련되어 있다.

골다공증 발생의 위험인자는 여성, 얇고 작은 체격, 고령, 골다공증 가족력, 폐경 후(자궁적출술도 포함), 월경불순, 신경쇠약, 부신피질 호르몬이나 항경련제를 사용하는 경우, 비활동적인 사람, 흡연, 과음, 아시아인과 코카시아인 등이 있다.

골다공증 검사를 받아야 하는 대상자를 보면, 갱년기에 접어들거나 폐경된 여성, 난소절제술 등으로 조기폐경이 된 여성, 무월경 월경불순, 운동량이 부족하거나 질병 등으로 오랫동안 누워 있는 여성, 과다한 음주와 흡연 여성, 등이 굽거나 키가 과거보다 작아진 여성, 부갑상선, 갑상선 기능항진증 여성, 당뇨병, 위장질환, 요통이나 류마티스성 관절염이 있는 여성, 부신피질호르몬을 장기 복용한 여성, 가족중에 골다공증 환자가 있는 여성과 작은 충격에도 골절을 경험한 여성 등이다.

폐경 후 약 5~7년이 되면 골밀도는 폐경 전에 비해 1/2 정도로 감소하게 되어, 이러한 위험인자를 가진 사람은 정상이던 사람도 골다공증에 걸리기 쉽다. 또한, 노년기에 접어 들면 골다공증은 더욱 심각한 결과를 초래하여 대퇴부 및 척추 골절로 오랫동안 고생하다가 사망하는 경우가 많다. 더욱이, 골다공증은 이미 진행된 후에는 돌이킬 수 없는 비가역성 질환이라는 점에서 그 심각성이 크다.

이와 같이, 골다공증(osteoporosis)은 골량 감소로 골의 구조적 파괴를 일으킬 정도로 골 성분이 감소하는 현상으로, 폐경 후 골다공증은 폐경 후 15~20년 사이에 특징적으로 온다. 이때 증상은 키가 작아지고, 심한 관절통이 있으며 골절이 잘 생긴다. 또한, 허리, 어깨, 팔꿈치, 손 관절 등의 통증이 있다.

7) 심맥관계 증상

심혈관계 질환은 남녀 모두에게 사망률이 매우 높은 질환으로, 폐경 이전의 여성의 경우 에스트로겐의 영향으로 심혈관계 질환의 발생이 남성의 1/4~1/5 에 불과하다. 그러나 폐경 이후에는 난소기능의 쇠퇴로 체내 에스트로겐은 고갈되면서 혈중지질과 지질단백의 변화로 고밀도 지질단백-콜레스테롤은 저하하고, 저밀도 지질단백-콜레스테롤은 증가하여, 폐경 전에 비해 심혈관계 질환의 발생률이 급격히 증가하게 된다. 폐경 후 여성의 심장병 발생률은 폐경 전에 비해 약 2.4배 정도 높다. 에스트로겐 결핍이 초래되면서, 심맥관성 고혈압, 동맥 경화성 질환 등의 증상이 증가한다.

8) 성적기능 감소

성적 표현의 즐거움은 인간 성장의 마지막 단계까지 계속되는 것으로, 성적 기능에 영향을 미치는 요인은 다음과 같다.

(1) 난소기능의 변화

난소기능의 부전에 따라 스테로이드 호르몬 형성(steroidogenesis)의 저하가 동반되면서, 난소에서의 estrogen과 progesterone의 분비가 급격히 감소한다.

(2) 노화현상

나이가 듦에 따라 외모의 변화가 초래되는데, 이는 모든 기관의 고분자들이 세포 내외에 축적되는 것에 기인되기 때문이다. 고분자는 다른 분자들과 작용하여 세포들을 변화시켜 탄력성 감소와 재생능력의 감소를 초래한다.

(3) 정신적, 심리적 변화

여성에게 폐경은 육체적, 정신적 외상을 의미하는데, 폐경시 여성은 신체적인 변화와 더불어 가임능력의 상실, 여성미의 소실, 애정과 성욕이 감퇴될 것이라는 그릇된 생각을 갖게 되고, 여성으로서의 절정기가 지났다는 생각과 노쇠에 대한 공포 등을 갖게 된다.

(4) 문화적 영향

문화적 차이는 성에 영향을 미치는데, 민족에 따라서는 성교를 임신을 위한 수단으로서 의무적으로 수행하기도 하고, 폐경 후 출산능력의 상실을 성교정지의 의미로 해석하기도 한다.

3. 갱년기 여성의 건강관리

1) 간호사정

갱년기 여성의 사정시 초점은 정상 갱년기로부터 병리적 상태를 찾아내는 것이다. 사정 대상은 40세 이후의 여성이며, 이들을 대상으로 건강력, 신체검사, 검사실 검사 등이 필요하다.

대상자 문진시 개인이나 가족의 건강력은 물론 갱년기 증상 및 증후를 기록한다. 갱년기 증상 및 증후는 폐경기 자가평가표를 이용하여 쉽게 파악할 수 있다〈표9-2〉. 또한, 골다공증의 위험인자를 보유하고 있는지를 파악해야 한다.

표 9-2 폐경기의 자가진단표

• 신체적 증상
- 월경이 끝난 지 일년이 넘었습니까?
- 얼굴이 화끈거리거나 밤에 식은땀을 흘립니까?
- 밤에 자주 깹니까?
- 가슴이 두근거리는 경험을 합니까?
- 성교시 통증을 느낍니까?
- 성교시 쾌감이 떨어지거나 오르가즘을 거의 느끼지 못합니까?
- 요실금을 한 경험이 있습니까?

• 심리적 증상
- 최근에 더 우울해집니까?
- 기분변화가 있습니까?
- 집중력이 떨어졌습니까?
- 더 신경질적이 되었습니까?
- 매사에 결정 내리기가 힘듭니까?
- 얼마 전에 있었던 일에 건망증을 경험합니까?
- 매사에 불안하거나 두려워하십니까?

❖ 위의 신체적 증상과 심리적 증상에서 각각 '예'라고 답한 수가 4개 이상이면 폐경기를 겪고 있는 중입니다.

2) 간호진단

다음은 정상적인 갱년기를 경험하고 있는 여성들을 위한 간호진단의 예이다.

- 폐경과 관련된 지식부족
- 폐경에 대한 불충분한 지식과 관련된 변하된 성장과 발달의 위험
- 개인과 가족의 갱년기 변화에 대한 역할수행장애
- 난소기능 쇠퇴와 관련된 조직관류변화
- 골다공증과 관련된 신체손상위험성
- 갱년기와 관련된 성기능 장애
- 폐경기 전후 신체적, 정서적 변화와 관련된 자긍심 저하

3) 간호계획

대부분의 여성들은 폐경에 대해 잘 알지 못하며, 잘못된 정보로 오히려 불안감을 초래할 수 있으며, 갱년기 특유의 사건에 대해 지식만큼이나 민감성이 뒤따른다. 따라서, 갱년기 여성들을 위한 간호계획시 그들의 요구와 기대하는 결과를 고려하여야 한다. 또한, 간호계획 수립시 대상자는 물론 그의 배우자, 가족들을 포함하여야 하며, 지역사회에서 도움을 받을 수 있는 자원 등을 고려한다.

간호계획시 간호목표 설정은 다음과 같다.

- 여성 자신이 만족스럽게 자신의 갱년기 증상을 조절한다.
- 여성과 그의 가족은 갱년기에 대해 긍정적으로 대처한다.
- 여성은 갱년기 증상에 대해 긍정적으로 수용하고 정상적인 발달과정의 하나로 받아들인다.

4) 간호수행

여성들은 자신에게 일어나고 있는 현상에 대해 정확히 알고, 그들이 경험하고 있는 것에 대해 토론할 기회를 가질 필요가 있다. 이를 통해 자신들이 경험하고 있는 불편감은 정상적인 신체적 양상이고 다른 여성들도 비슷한 불편감을 경험 한다는 것을 알아야 한다.

갱년기 여성에 대한 치료는 개별적으로 이루어져야 하며, 그러기 위해서는 갱년기 클리닉이 필요하다. 갱년기 클리닉에서는 다양한 치료가 이루어지고 그 효과에 대해 평가할 수 있다. 또한 내분비학, 방사선의학, 사회심리 자원가, 운동생리사, 영양사 등 다양한 전문가들이 효과적으로 협력할 수 있다.

갱년기 여성은 영양가 높은 음식과 신선한 공기 및 충분한 수면을 취하도록 하는 것이 필요하다. 또한, 여러가지 정신과적인 문제도 많이 생기므로 평소의 건강유지에 주의하고 적극적인 생활의 유지와 가정 밖에서의 생활에서 보람과 흥미를 갖도록 해야 한다.

갱년기에는 과거를 회상하기 보다는 앞으로의 생활에 대한 계획과 희망을 갖도록 하는 것이 좋다. 이를 위해, 갱년기 여성을 간호하는 간호사는 정보제공자, 지지적 경청자, 실질적 문제해결 방법의 격려자로서 역할을 수행해야 한다.

간호사는 간호수행시 갱년기 여성들이 자신들의 경험을 충분히 토론할 수 있도록 지지적 집단을 형성하고 관리해 준다. 이러한 지지집단은 갱년기 여성들이 폐경과 관련된 불안과 공포를 감소시킬 수 있도록 폐경과 관련된 지식을 제공하며, 비슷한 경험을 하는 여성들이 자신들의 경험을 토론하면서 서로에게 도움을 줄 수 있다.

폐경은 여성이라면 피할 수 없는 과정이지만 갱년기 장애는 어느 정도 예방이 가능하다. 따라서, 갱년기 장애를 예방하기 위해서는 평소에 토코페롤을 40대 이후 꾸준히 복용하는 것이 좋으며, 이때 빈혈이 있는 경우는 철분제제도 같이 복용해야 한다. 또한, 골다공증을 예방하기 위하여 칼슘제제를 복용할 필요가 있다.

(1) 가족의 지지

갱년기 장애를 극복하려면 갱년기의 특성을 잘 이해할 필요가 있다. 갱년기 여성의 삶의 질은 여성 스스로는 물론 그의 가족들의 노력에 따라 달라질 수 있다.

갱년기 증상을 겪고 있는 여성의 가족들은 무엇보다 우선적으로 갱년기에 대한 이해가 필요하고, 갱년기 증상을 나타낼 때 비난하기 보다는 더욱더 따뜻하게 대해주어 마음의 평온을 유지하는 데 도움을 주어야 한다. 또한, 갱년기 여성 스스로도 개인 취미활동이나 사회봉사와 같은 활동에 더욱 적극적으로 참여하여 활기찬 생활을 유지하도록 노력해야 한다.

(2) 식이요법

갱년기 여성의 증상을 예방하고 치료하는 데는 균형 잡힌 영양소의 섭취가 필요하다.

갱년기 여성은 골다공증이나 심혈관계 질환을 예방하기 위해 식물성 에스트로겐이 풍부한 식품을 섭취하고 골다공증을 예방하기 위해 칼슘이 많이 든 식품을 섭취한다. 또한 콜레스테롤 조절에 대비한 식사가 중요하며, 비타민과 미네랄의 섭취를 강화한다.

갱년기 여성은 골다공증이나 심혈관계 질환을 예방하기 위해 식물성 에스트로겐이 풍부한 식품을 섭취하는데, 식물성 에스트로겐이 함유되어 있는 식품으로는 우리 콩 또는 메주 콩, 양배추, 브로콜리, 당근, 고추, 가지, 상치, 오이, 호박, 토마토 등 녹황색 야채 등이 있다.

미국의 NBC방송은 콩에는 식물성 에스트로겐이 들어있으며 이것이 에스트로겐만큼의 효과는 내지 못해도 장기간 섭취하면 안면홍조 같은 갱년기장애를 차단 할 수 있다고 보도했다. 또한, 웨이크 포리스트 의과대학의 그레그 버크박사는 폐경여성들에게 콩단백질 쉐이크를 이용하여 갱년기 증상에 대한 효과를 측정한 결과, 호르몬요법 효과만큼은 못되지만 폐경 여성들에게서 안면홍조, 과민반응, 수면장애 등 일부 갱년기증상들이 줄어든 것으로 나타났다고 밝혔다. 따라서, 식물성 에스트로겐이 들어있는 콩단백질 식품은 호르몬요법을 대체할 수 있을 만큼 효과가 있는 것으로 나타났다.

갱년기의 여성에게는 칼슘섭취가 중요한데 칼슘이 많이 함유된 식품으로는 우유, 탈지유, 치즈, 마른 새우, 멸치, 정어리 등 뼈째로 먹는 생선과 배추나 시금치 등의 녹색 잎을 가진 야채 등이 있으며 미역, 다시마, 김과 같은 해조류와 참깨에도 많이 함유되어 있다. 칼슘이 많이 함유된 식품을 섭취하는 것도 중요하지만, 이때 칼슘의 흡수를 도와줄 수 있는 비타민 D와 수분을 보충하는 것도 중요하다.

여성의 경우 피하지방층이 증가하면 지방이 에스트로겐으로 전환하며, 이렇게 전환된 에스트로겐은 유방암 발생과 관련이 있다. 따라서, 갱년기 여성의 경우 콜레스테롤을 조절할 필요가 있는데, 이를 위해 버터를 즐기던 여성인 경우 이를 마가린으로 바꾸어 섭취를 해야 한다. 또한 식사량을 줄이고 배가 고플 경우 소량을 자주 섭취하도록 하며, 저녁에는 가급적 소량을 섭취하도록 한다. 가능한 저녁 7시 이후에는 음료수나 간식은 피하는 것이 좋다.

갱년기 이후에는 비타민 A, D, E, B, C의 섭취가 중요한데, 비타민 A의 경우 인체 내의 저항력을 높여주며, 비타민 D는 장내에서의 칼슘의 흡수를 도와준다.

또한, 비타민 E는 갱년기 여성의 혈액순환을 도와주고 갱년기 증상을 완화시키는데 도움을 줄 수 있다. 비타민 B는 탄수화물 대사의 보인자로서 역할을 하며, 비타민 C는 인체 내 저항력을 길러주어 감염으로부터 예방하는 효과가 있다.

기타 식이요법으로는, 수분을 많이 섭취함으로써 탈수를 예방하고 노폐물의 배설을 촉진시켜 방광염이나 요도염을 예방할 수 있다. 이때 수분 섭취량은 하루에 적어도 8컵 정도의 수분을 섭취하여야 한다. 한편, 술과 커피 및 콜라와 같은 탄산음료는 금해야 하는데, 술과 탄산음료는 골다공증 발생에 영향을 줄 수 있으며, 카페인은 칼슘의 배설을 촉진시키는 결과를 초래하므로 이들의 섭취는 제한해야 한다.

또한, 미네랄의 일종인 붕소는 혈중 에스트로겐의 수치를 증가시키는 작용을 하므로 많이 섭취하도록 한다. 붕소가 많이 함유된 식품으로는 사과, 양배추, 딸기, 복숭아 등이다.

(3) 운동요법

갱년기 여성들은 활동량이 감소하고 에너지 수준이 저하되어, 운동을 하지 않는 경우 체중이 증가하고 심장질환이나 골다공증 예방에 도움이 되지 못한다. 운동은 이론적으로 골세포를 자극하여 성장을 촉진한다.

갱년기 여성이 운동을 할 경우 몇 가지 이점이 있는 데 다음과 같다.

- 운동을 통해 심폐기능이 증진됨으로써 혈액순환이 촉진된다.
- 혈중 콜레스테롤을 낮추고 체중을 효과적으로 조절해 줌으로써 순환계 질환을 예방할 수 있다.
- 운동은 골반과 그 주위조직의 혈액순환을 촉진시킴으로써 갱년기 질 건조증을 예방하고 질 주위 근육의 긴장도를 강화시켜 준다.
- 운동을 통해 근력이 강화되고 골밀도를 유지시켜 주어 골다공증 같은 골관절계 질환을 예방 또는 지연시킬 수 있다. 갱년기 여성의 운동은 식이 요법을 철저히 한다는 조건 하에서 골밀도 감소속도를 약간 줄일 수 있을 정도이지만, 운동은 근육을 증가시키고 운동신경을 항상 유지시킬 수 있으므로 낙상을 예방해준다.
- 운동은 반사신경 능력이 저하되는 것을 방지해 준다.

갱년기 여성에게 알맞은 운동으로는, 가벼운 운동으로 산보, 조깅, 자전거 타기, 계단 오르기, 댄스 등이 좋으며, 질회음근 운동, 요가, 수영 등도 도움이 된다. 특히, 질회음근 운동은 일명 케겔운동이라고 하는데, 출산이나 호르몬 부족 등의 원인으로 약해지고 처진 골반근육의 신축성을 회복시켜 주며, 질의 탄력성을 회복시켜 준다. 질회음 근육운동의 원리는 치골 미골근의 최대 수축과 이완으로 힘을 강화하는 방법으로, 1948년 미국의 산부인과 의사인 아놀드 케겔이 개발한 운동법이다. 이 방법은 요도, 질, 항문을 감싸고 지탱하고 받쳐주는 근육을 강화하기 위한 것이다. 다른 부위(배, 엉덩이) 근육은 힘을 안 주면서 질 근육만 힘을 주어 수축, 이완을 반복하는 것이다. 이 운동은 치골 미골근을 포함한 항문거근, 회음횡근, 구해면체근의 근력강화운동과 75%정도의 수축력을 장시간 유지하여 근육의 지구력과 혈관의 탄력성까지 강화하는 지구력 운동을 매일 교

대하는 방법이다.

질회음 근육운동의 효과는 다음의 사항을 측정한다.

- 요실금 : 요실금 빈도, 양, 요실금 정도를 확인해서 질회음 근육운동의 효과를 평가한다.
- 질수축력 : 내진을 통해 손가락에 전달되는 압력을 평가해 볼 수 있으며 또한 회음 측정계의 삽입기를 콘돔을 사용하여 생리적으로 수축압을 측정할 수 있다.
- 기타 주관적 느낌 : 질회음 근육이 늘어져 있는 경우 긴장성 요실금이 심하게 되어 항상 패드를 착용하고 생활하는 불편감과 심한 냄새로 불안, 수치감을 느낄 수 있어 자아 존중감이 저하된다.

(4) 호르몬대체요법(Hormone Replacement Therapy, HRT)

호르몬대체요법은 중증도의 혈관운동계 증상, 생식기계 위축 증성, 골다공증 예방 등에 적용되며, 폐경관련 증상들을 완화시키는 데도 도움이 된다.

호르몬대체요법을 실시하면 안면홍조와 오한과 같은 혈관운동 증상이 없어지며 위축되었던 생식기계가 다시 정상으로 회복되면서 통증과 가려움증이 없어지고 요실금과 같은 증상도 호전된다. 안면홍조와 이에 수반되는 식은땀, 가슴 두근거림을 없앨 수 있으며, 불면증, 노인성 질염, 빈뇨 등을 예방 또는 치료할 수 있다. 아울러 갱년기 여성의 성생활의 만족도를 높일 수 있으며, 피부와 유방의 노화 속도를 줄일 수 있다. 또한, 호르몬대체요법은 에스트로겐 결핍으로 인한 일상생활의 저해증상 뿐만 아니라 심장질환이나 골다공증과 같은 치명적인 질병을 예방 할 수 있는 최선의 방법이다.

호르몬 투여경로는 먹는 약(정제), 붙이는 약(패취), 바르는 약(질크림), 피하이식제 등이 있으며 다음과 같다.

- 먹는 약(정제) : 혈류로 흡수되기 전에 위장관과 간을 통과한다.
- 붙이는 약(패치) : 피부를 통해 직접 혈류로 흡수된다.
- 바르는 약(질크림) : 전신적인 효과는 기대하기 어렵다.
- 피하이식제 : 수술이 필요하고 호르몬 투여의 중단이 어렵다.

혈압 측정 호르몬대체요법은 실시하기 전에 몇가지 검사들을 하게 되는데, 현재 느끼는 갱년기 증상은 어떤 것인지, 마지막 월경일, 유방 검사, 혈액 검사, 자궁암 검사, 골밀도 측정 등을 실시한다. 호르몬대체요법시 중요한 것은 최적의 호르몬 수치를 유지하는데 있으므로, 사전검사 결과를 토대로 하여 각 여성에게 가장 적합한 투여 방법을 선택해야 한다.

호르몬대체요법의 투여방법은 갱년기 여성 개인의 특성에 따라 정하게 된다.

예를 들어 자궁절제 수술을 받은 여성은 에스트로겐만을 투여하지만 보통 에스트로겐과 함께 프로게스테론이라는 또 다른 여성 호르몬을 병용하게 된다〈표9-3〉.

표 9-3 호르몬대체요법 투여방법

- 에스트로겐 단독요법
  - 자궁적출을 한 여성
- 프로게스테론 단독요법
  - 불규칙한 월경, 월경장애
- 에스트로겐과 프로게스테론의 병용
  - 에스트로겐 단독 요법시 암의 발생율을 증가시킬 수 있으므로, 프로게스테론과 병용하여 치료
- 연속치료
  - 한 달 동안 여성의 인체 내에서 에스트로겐과 프로게스테론의 분비 싸이클이 같게 하기 위해 연속적으로 복용함으로써 폐경 전 호르몬 분비상태와 유사한 상태로 만들어 규칙적인 월경을 가능하게 한다.
- 에스트로겐과 프로게스테론 연속치료
  - 폐경이 지나서 월경을 원하지 않는 여성에게 사용
- 저용량 국소치료
  - 질건조증이나 가려움을 치료하기 위해, 크림형태의 약을 이용.

에스트로겐을 프로게스테론과 병합하는 치료방법은 폐경과 관련된 대부분의 증상을 수 개월 내에 개선시켜 주게 된다. 그러나, 이러한 방법은 적어도 5년 내지 7년 이상 지속해야 어느 정도의 성과를 얻을 수 있고 일부 보고에서는 유방암을 일으킬 위험성을 제기하기도 한다. 에스트로겐에 의한 자궁내막암의 발생위험은 프로게스테론과의 병합요법으로 예방할 수 있다. 이때, 일반적으로 6개월 마다 정기적인 검진을 받는 것이 바람직하며, 매 1년마다 유방암 유무를 확인하기 위하여 유방촬영검사를 받는 것이 바람직하다.

호르몬대체요법제의 효과와 한계 면에서 볼 때, 모든 폐경기 여성이 호르몬대체요법이 필요한 것은 아니다. 대부분의 여성은 충분한 영양섭취와 운동 및 휴식 등을 통해 경우 갱년기 증상을 극복할 수 있다. 그러나, 다양한 갱년기 증상으로 인하여 일상생활에 방해를 받거나 삶의 질이 저하되는 경우에는, 호르몬대체요법을 통해 감소된 에스트로겐치를 정상으로 회복시킴으로써 호르몬 결핍으로 인한 여러가지 증상들을 없애주어야 한다.

호르몬대체요법은, 심한 홍조에 효과적이며, 특히 골다공증과 심장질환을 예방 할 수 있다. 그러나 호르몬대체요법을 장기간 지속하는 것에 대해서는 복용한 에스트로겐이 유방암의 기왕력이 있는 여성의 경우 유방암 조직을 다시 증식시킬 수도 있기 때문에 논란이 있다. 또한, 프로게스테론을 함께 복용하지 않고 에스트로겐만을 단독 복용할 경우 자궁암을 유발시킬 수도 있으며, 호르몬대체요법이 노화과정을 막지는 못한다는 한계를 가지고 있다.

⑸ 갱년기 증상별 간호

갱년기 증상이 심한 경우는 증상별로 치료를 요한다. 증상별 간호 및 치료 방법은 다음과 같다.

① 안면홍조 및 발한

유발시키는 요인인 더운 음료, 알콜, 카페인, 더운 환경 등을 피하도록 한다. 또한, 일시적인 estrogen 투여는 안면홍조 치료에 효과적이다.

② 위축상태 및 성기능 장애

질 위축시, 성교시 성교통이 유발될 수 있는데, 이때는 estrogen질크림을 투여하여 윤활제 역할을 하도록 한다.

긴장성 요실금이나 배뇨통, 배뇨시 작열감이 있을 경우, 에스트로겐 제제인 CEE (Conjugate Equine Estrogen)을 투여한다. 한편, 배뇨문제의 재발을 방지하기 위해서는 하부요로 근육강화 운동인 케겔운동을 하도록 한다.

질 건조감이 있는 경우에는 에스트로겐 제제인 질 전용 크림을 사용하여, 윤활제 역할을 하도록 한다.

③ 심리증상

갱년기에는 다양한 심리증상이 나타날 수 있는데, 증상의 정도가 심한 경우 치료 및 간호를 필요로 한다.

갱년기 여성의 불안과 우울이 심할 경우 일시적으로 약간의 항우울제를 투여해야 하며, 불면증이 심할 경우에는 estrogen을 투여한다. 갱년기의 심리적 증상에는 때로는 위약(placebo)도 효과가 있다.

④ 골다공증

골다공증은 발생 시 치료가 어려우며, 심각한 후유증을 동반할 수 있으므로 예방이 우선적이다.

방법으로는 평소에 칼슘섭취를 충분히 하는데, 보통 하루에 1000~1500mg의 칼슘을 섭취할 것을 권장한다. 또한, 꾸준한 운동이 중요한데, 주로 체중부하운동인 걷기, 달리기, 춤추기, 테니스, 골프 등이 효과적이다.

골다공증 발생 시 치료방법은 호르몬대체요법(Hormone replacement therapy)이 대표적인 치료방법이다. 이때 에스트로겐을 단독 투여 시 문제점으로는 유방암이 발생할 수 있는데, 단독 투여시 유방암 발생빈도가 높고, 특히 고용량 투여 시 암 발생 가능성이 증가한다. 또한, 에스트로겐 단독 투여 시 안한 경우에 비해 자궁내막암 발생빈도가 4~8배 증가한다. 자궁내막 증식증의 경우 에스트로겐 단독 투여 시 20~30%의 폐경환자에서 자궁내막 증식증이 발생하기도 한다. 한편, 간에도 영향을 미치는데, 에스트로겐이 함유된 경구용 피임약을 복용하였을 경우 간을 통과하면서 대사되기 때문에 급성간염이나 만성간염에 영향을 주게 된다. 간 기능에 관여하는 단백합성을 증가시켜 담질환, 고혈압, 혈전색전증 등이 발생하기도 한다. 그러나 폐경기 치료시 소량투여로 인한 간 기능 장애는 드물게 발생한다.

5) 간호평가

간호평가는 간호계획시 설정한 간호목표를 중심으로, 갱년기 여성의 신체적, 정신적 및 정서적 문제에 대해 평가한다.

제 10 장

노년기 여성건강

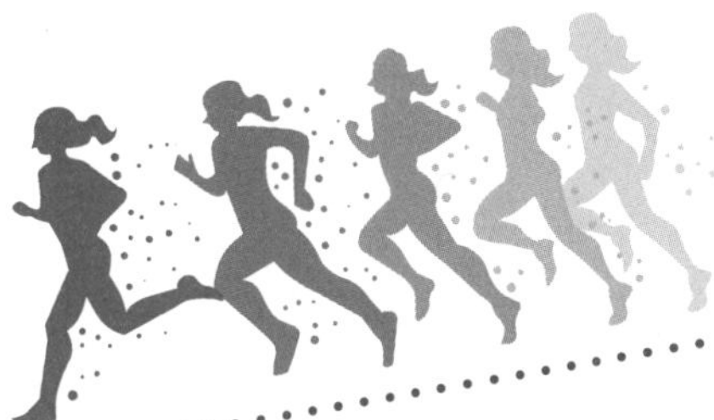

WOMAN AND HEALTH

1. 노인인구의 구조적 변화
2. 노인 여성의 실태
3. 노인의 건강변화
4. 노인 여성의 건강상태와 문제
5. 노인 여성의 간호

1. 노인인구의 구조적 변화

우리나라는 급격한 산업화와 함께 보건위생의 개선과 평균수명의 연장 등의 영향으로 인구의 노령화가 급속하게 진행되고 있다. 1960년에 52.4세에 불과하던 전 국민의 평균수명이 1995년에는 73.5세로 늘어났으며, 2000년의 74.9세를 거쳐 2019년에는 83.3세까지 늘어났다〈표10-1〉.

반면, 총 인구 중 65세 이상 고령 인구의 비중은 1960년의 82만명에서 1990년 214만명으로 지난 30년간 132만명이 증가하였고, 그리고 우리나라의 베이비붐 세대(1955~1970년 출생)가 65세가 되는 2020년 812.5만명, 2025년에는 1,051만명에 이를 것으로 추산된다.

우리나라 노인인구의 증가속도는 외국의 경우와 비교해 볼 때 매우 빠른 것으로 나타나고 있다. 선진 외국과 비교해 보면 노인인구의 비율이 7%(고령화 사회)에서 14%(고령사회)로 증가하는 기간이 프랑스는 115년, 미국은 75년, 독일 · 영국이 45년, 일본은 26년이 소요된 데 반해, 우리나라의 경우는 22년밖에 걸리지 않을 것으로 전망되고 있다. 이러한 전망은 오랜 기간에 걸쳐 인구고령화에 대처해 온 선진국과는 달리 우리나라의 경우 고령사회에 대한 준비가 그만큼 시급함을 의미한다〈표10-2〉.

이와 같이, 노인의 평균 수명 연장과 빠른 인구고령화는 노인성 만성질환의 증가를 초래하였는데, 이들의 주요 만성질병은 중풍 등 뇌혈관성 질환, 고혈압성 질환, 백내장, 관절병, 위암 등으로, 노인의료비는 전체 의료비의 9.0%(노인인구 5.4%)를 차지하고 있다. 따라서, 노인은 수명이 연장된 기간 동안 만성질환 및 각종 노인성 질환 등으로 고통을 겪게 되어 이들에 대한 관심과 제도적 관리가 시급하다고 볼 수 있다.

또한, 우리나라 산업구조의 근대화는 노인으로 하여금 직장 선택의 폭을 좁히는 결과를 초래했으며, 인구의 도시 집중화와 부모부양 의식의 저하 및 핵가족제도는 노인층의 과밀 · 과속문제와 주택 · 교통 · 노인가구 등과 관련된 문제를 야기시키게 되었다. 이러한 현상들은 가정에서의 노인의 지위를 저하시키게 되어 이들의 생활불안을 초래하는 등 노인문제는 이제 중대한 사회문제로 되고 있다.

표 10-1 연도별 평균수명

연도	1960	1970	1980	1990	1995	2000	2019
평균	52.4	63.2	65.8	71.6	73.5	74.9	83.3
남자	51.1	59.8	62.7	67.7	69.6	71.0	80.3
여자	53.7	66.7	69.1	75.5	77.4	78.6	86.3

자료 : 보건복지부,『보건복지백서』

표 10-2 노인인구의 비율

인구비율	일본	미국	영국	프랑스	독일	한국
7%	1970	1945	1930	1865	1930	2000
14%	1996	2020	1975	1980	1975	2022
소요연수	26	75	45	115	45	22

자료 : 보건복지부,『보건복지백서』

2. 노인 여성의 실태

여성 노인인구 수는 세계적으로 대부분의 나라에서 남성 인구수보다는 높은 비율을 차지하고 있으며, 특히 선진국일수록 이러한 경향은 두드러지게 나타난다.

우리나라의 2021년 현재 총인구는 51,825천명(통계청, 2021)으로, 이 중 여성이 지하는 인구는 전체의 49.7%이다. 여성의 인구비율은 50~54세경 남성에 비해 높아지기 시작하여, 65세 이상의 노인 인구 중에서 여성의 비율은 60대는 40.2%, 70대는 64.6%, 80대는 73.4%이다. 이와 같이 연령층이 높아질수록 여성 비율이 높아지는 현상이 나타나는데, 이러한 여자과다 현상은 노인문제가 여성 노인의 문제임을 시사한다.

우리나라 여성 노인의 거주지 분포를 보면, 전체 인구의 74.4%가 도시에 살고 있으며, 65세 이상 여성인구의 약 60%가 농촌에 거주하고 있다. 특히 이들 중 약 23%가 혼자 살고 있는 것으로 나타나고 있어, 농촌에 남아있는 노인에 대한 부양문제가 새롭게 대두되고 있다. 또한, 여성노인의 대부분은 학력이 낮고 경제적 능력이 거의 없는 상태에서, 노후 준비 없이 홀로 사는 횟수가 증가하고 있으며 정년, 퇴직연령, 연금 및 사회보장제도가 여성에게 불리하기 때문에 남성 노인보다는 더 큰 어려움을 겪고 있다.

현대사회의 사회경제체계의 변화는 생산 방식뿐만 아니라 가사 및 육아방식에도 변화를 초래하여 가족 내의 갈등이 커지고 있다. 여성노인들은 전통적인 효 사상의 와해, 배우자 상실, 전통적 지식의 중요성 감소, 경제적 의존성으로 역할갈등 및 상실을 당하고 있으며, 궁극적으로 지위하락을 경험하고 있다.

한편, 우리나라 노인의 건강상태는 여성이 남성보다 더 좋지 않다고 평가하고 있다. 이러한 결과는 연령이 높아질수록 그 격차가 심하며 75세 이상의 노인들 중에서 거동에 장애가 있는 비율은 여성이 남성보다 더 높게 나타나고 있다. 여성 노인의 주요 건강문제는 주로 신경통, 관절염, 전신쇠약, 불면 및 기억력 감퇴로 남성 노인보다 훨씬 높은데, 이러한 여성 노인의 만성질환 유병율의 증가는 과다한 의료비를 지출시키고, 젊은 세대로 하여금 부양비 부담을 과중시키며, 생산성을 저하시키는 등 보건 및 사회의 전반적인 분야에서 여성 노인문제가 차지하는 비중을 점차 증대시키고 있다. 따라서, 우리나라도 고령화 사회로 접어들고 있는 시점에서, 여성 노인 의료비 부담을 줄이고 노인들의 삶의 질 향상을 위한 다각적인 노력을 해야 한다.

3. 노인의 건강변화

노화(aging)는 생물이 수정에서부터 출생, 성장, 그리고 죽음에 이르기까지 시간의 경과와 더불어 서서히 모든 장기의 기능이 저하되어 체내의 항상성이 붕괴되는 생물학적 과정을 의미한다.

노화는 개인의 생태학적 변화에 의해 진행되며 그것은 생리적, 심리적, 사회적 노화로 구분할 수 있다. 생리적 노화는 신체적 변화를 의미하며, 심리적 노화는 적응력의 변화이며, 사회적 노화는 자신에게 맡겨진 사회적 역할의 변화이다. 생리적 노화는 심리적 노화를 촉진하며 사회적 역할 변화는 물론 정서적 변화의 원인이 될 수 있다. 따라서, 노인의 생리적 변화를 사정하고 평가할 때 반드시 그들의 심리적, 사회적 관계를 고려해야 한다.

1) 노인의 생리적 변화

노화에 따른 생리적 변화는 성장정지와 연관된 기능적 능력에서의 점차적인 퇴행을 의미한다. 생리적 노화의 일반적인 성향은 보유능력의 상실로, 유전, 환경, 식이요법, 생활양식에 의해 영향을 받는다. 이러한 생리적 변화는 일반적으로 각기 다른 조직에서 각기 다른 속도로 진행되고 있다. 노화에 따른 생리적 변화는 남, 녀 모두에서 유사하게 나타나지만, 노인의 활동에 미치는 효과는 다르다. 특히 우리나라 여성 노인은 남성보다 가사와 관련된 청소, 요리, 빨래 등의 일에 더 많은 책임을 가지고 있기 때문에 노화에 따른 생리적 변화의 영향은 크다 할 수 있다.

(1) 심혈관계 변화

순환기계 질환은 2021년 현재 국내 총 사망의 1/4를 차지하고 있으며 전 세계적으로 전체 질병 부담(DALY)의 9.8%를 차지하는 대표적인 만성질환이다.

심혈관계의 변화는 인체의 모든 장기에 산소와 영양소의 공급에 차질을 주므로 노화의 가장 중요한 요소가 된다. 일반적으로 65세 이상 노인들의 가장 큰 사망원인은 심혈관계 질환으로, 미국의 경우 매년 다른 질환 모두를 포함한 것보다 높은 비율로 심혈관계 질환에 의해 노인들이 사망하고 있는 실정이다.

노인은 심장 근육세포의 크기가 커지고 지질과 지방 갈색소(lipofuscin)의 축적 및 미토콘드리아 산화 부인산 반응(mitochondrial oxidative phosphorylation)의 저하 등 퇴행성 변화가 증가한다. 이에 따라 심내막의 섬유화와 경화, 좌심실벽의 비대, 우심방, 우심실의 지방침윤, 압박수용기의 반응 둔화로 동맥의 경화 등이 초래되어 심근의 근력은 현저히 저하된다.

노년기의 심근 기능, 특히 수축력의 저하로 심박출량이 감소되는데, 이는 노인의 순환장애를 초래하는 주요한 원인이 된다.

심혈관계 질병 발생율은 연령의 증가와 매우 밀접한 관련이 있는데, 65세 이상의 연령층이 그 이하의 연령층보다 2배 이상의 발생빈도를 나타내고 있다. 또한, 병원을 방문하는 노인 중 10%정도는 심장질환에 의한 것이며, 노인 사망원인의 45%를 차지하고 있다. 특히 노인 여성의 경우 폐경기 이후 에스트로겐 농도의 저하로 인해 남성보다 심장혈관질환에 이환되는 빈도가 증가하게 된다.

연령이 증가하면서 혈압조절의 가장 중요한 기능을 맡고 있는 혈관의 중막(media)이 두꺼워지고 딱딱해지게 되어 혈관 내 반경의 축소와 혈관벽의 경화가 초래된다. 이러한 동맥 확장능력의 감소는 동맥 수용체 기능을 약화시키고, 혈장내 norepinephrine 농도가 증가하여 혈압을 상승시키게 된다. 또한, 골수에도 지방이 축적되어 조혈기능이 약 50%가 감소하고 적혈구의 유연성이 감소되어 쉽게 파괴된다. 대부분의 노인에서는 어느 정도의 빈혈증이 나타나는데, 이는 혈색소의 감소 때문이며, 남성 노인보다는 여성 노인에서 더욱 많이 나타난다. 혈소판 응집력 또한 증가하며 섬유소 용해능력이 감소함으로써 혈전형성이 용이해진다. 이로 인하여 뇌혈관의 경화와 뇌색전증이 나타나 뇌졸중의 원인이 되기도 한다. 이러한 심혈관 및 혈액계의 변화로 인하여 수술이나 외상을 받게 될 경우 부동으로 인한 혈전성 정맥염을 초래하기 쉽다.

⑵ 호흡기계 변화

호흡기계의 역할은 생체조직에 산소를 공급하고 탄산가스를 배출시키는 것으로, 정상적인 노화과정, 질병, 환경적인 요인에 의해 폐기능에 변화가 나타난다.

노인의 경우 폐의 노화로 인한 생리적인 변화가 부가되어 기도가 열리면서 직접적으로 외계로부터의 침입을 받기 쉽다.

노화과정에서 늑간 연골의 석회화가 나타나며 흉곽근육의 경화 및 폐포 수와 면적이 줄어들어 폐용적이 감소되므로 가스교환에 어려움이 초래된다. 따라서, 흉곽의 신장성이 감소하고, 근력의 감소, 폐활량의 감소와 함께 잔기량이 증가하게 된다.

또한, 환기 조절력도 떨어지면서 일회 호흡량이 감소하고 호흡수는 증가하게 된다.

노인은 기관지 내의 섬모활동의 감소로 인하여 분비물을 배출시키는 능력이 저하되어, 감염에 취약해진다.

노인에게서 흔히 발생하는 호흡기계 질환은 폐렴, 폐결핵, 만성기관지염 등의폐 감염증과 반복되는 염증에 의해 발생되는 폐선유증, 폐기종 및 폐암 등이 있다.

⑶ 소화기계 변화

노화로 인한 소화기계 변화로는 식도, 위 및 대장 등의 장관에 있어 운동성이 감소하고 근육이 약화되어 분비 및 흡수장애를 초래하여 소화기능이 약해지고 변비가 발생한다.

노인은 치아의 탈락, 의치의 부적합, 치아의 결손으로 인하여 점차 음식을 씹는 것이 곤란해진다. 또한, 타액의 감소로 인해 구건조증이 생기며, 식욕이 감퇴하고 세균으로부터 치아와 혀를 보호하는 능력이 저하된다. 모세혈관 감소로 조직 재생능력이 감소되어 구내염과 구취가 발생하기도 한다.

위 점막 위축으로 인해 염산분비가 저하되어 만성 위염이나 위암의 발생률을 증가시킨다.

췌장으로의 혈액순환의 장애로 췌장관의 확장과 팽만, 췌장혈관의 석회화 및 lipase의 분비 감소로 지방소화에 어려움이 있다. 또한, 랑게르한스섬의 세포수가 감소되어 β세포에서 생성하는 인슐린과 α세포에서 생성하는 글루카곤의 저하로 혈당 조절능력이 떨어지면서 당내성이 감소되어 당뇨의 발생을 증가시킨다.

간은 50세 이후에 무게와 양이 감소하기 시작하면서 간의 저장능력이 떨어지고 간 혈류량이 감소하여 간에서 대사되는 약물대사에 영향을 미쳐 약물중독의 가능성을 높인다.

노인에서 나타나는 근골격계의 뚜렷한 변화는 신장의 감소인데, 이는 중년기 이후부터 척주(spinal column)가 짧아지고 추간판이 얇아지면서 자세의 변화와 함께 신장이 1, 2cm 정도 줄어들게 된다.

40대 이후부터는 골 형성보다 골 흡수가 더 많아지면서 뼈를 구성하는 주성분인 칼슘의 밀도가 낮아져 골다공증과 골절의 발생이 증가한다. 특히 여성의 경우 폐경기 이후에 에스트로겐의 분비가 저하되면서 골 흡수와 칼슘배설을 억제하지 못함으로써 골다공증이 남성에 비해 4배나 더 발생한다.

또한, 노인에게서는 근력의 저하와 운동성의 저하가 동시에 나타난다. 여성의 경우 65세까지 골격근 질량의 2/3를 상실하게 되는데, 근육섬유의 크기 뿐 아니라 숫자도 감소하기 때문이다. 이로 인해 동작이 느려지고, 근육 내의 글리코겐 저장능력이 떨어지고 인대, 건 및 활막의 탄력성이 저하된다.

노년기에 전체 노인의 90% 이상이 관절통의 증상을 보이는데, 관절 사이의 분절 연골의 신축성의 약화와 이차적인 교원질 섬유소의 변화로 초래된다. 이러한 변화는 골 관절염을 발병시키는 원인이 된다.

⑷ 감각신경계 변화

노화와 관련된 신경계의 변화는 개인차가 있지만, 연령의 증가와 함께 실행속도나 감각변화, 신경속도의 감소로 인해 일반적으로 어떤 활동을 수행하는 반응시간은 지연된다.

뇌의 질량도 어느 정도 감소하고 감각운동기능, 기억력, 인지기능 등이 떨어지게 된다.

노화로 감각기능이 상실하게 되는데, 80세 노인 중 80% 이상에서 후각 상피세포의 퇴행성 변화와 중추신경경로의 노화로 인해 후각 손상이 나타나게 된다. 이러한 후각은 미각에 영향을 미치며 담배와 같은 해로운 물질이나 상한 음식에 대해 민감하게 된다.

60세 이후에는 미뢰의 감소, 입과 입술의 탄력성의 소실, 타액분비의 감소, 혀의 갈라짐과 같은 변화로 인해 맛의 민감성이 저하되기도 한다. 그러나 단맛과 짠맛에 대한 민감성 상실은 소금과 설탕의 사용증가와 관련되어 있으며, 미각의 완전한 변화는 질환이나 투약과 관련되어 나타나기도 한다. 또한, 피부는 온감, 냉감, 광선감, 압박감 및 진동감을 감지할 수 있는 수용기를 갖고 있는데, 연령과 관련된 변화는 크지 않다. 그러나, 노인은 열 생산과 방출에 있어 취약하므로 저온이나 고온에 대한 감수성이 높다.

한편, 노화가 진행됨에 따라 눈, 귀 등의 감각기관에도 현저한 변화가 나타나게 된다.

시력은 인간에게 있어 일차적이며 가장 중요한 감각으로, 노화과정에서 말초시력 감소, 빛에 대한 민감성 감소, 초점을 맞추는 능력 감소, 시각적 예민함 감소, 색감장애, 어두움에 대한 적응력 감소 및 지각변화 등이 나타난다.

청력은 노화와 관련하여 빈번하게 발생하는 건강문제로, 청력상실이 있는 경우 개인을 위축시키고 우울하게 만들며 때로는 고립을 초래한다.

노화와 더불어 수면양상의 변화가 나타나는데, 일부는 노화와 관련된 현상이지만 일부는 개인의 건강문제, 통증, 야뇨, 환경변화에 의해 나타난다.

노화가 진행되면서 수면시간이 짧아지고 숙면을 취하지 못하는 현상이 나타난다.

노년기 수면장애의 원인으로는 통증이나 불편감, 불안과 같은 정서적 긴장, 스트레스, 만성질병이나 수술, 약물복용 및 다양한 신경계 변화 등이 있다.

⑸ 비뇨, 내분비계 변화

여성 노인의 경우 노화와 관련된 비뇨 생식기계의 변화는 대부분 에스트로겐 결핍과 근육의 강도가 감소됨으로써 초래된다. 에스트로겐 결핍으로 치모감소, 치골결합 부위

피하지방감소, 점막의 허혈증상이 나타나며, 분비선의 기능저하와 산도의 증가로 인해 감염이 초래된다. 특히 요실금은 여성이 남성보다 흔히 발생하며, 근육강도의 감소, 자궁탈출 및 방광능력 저하와 관련되어 있다.

남성 노인의 경우 요실금은 해부학적 변화와 관련되어 있는데, 방광능력의 감소, 전립선의 비대, 방광관 긴장력 증가 등이다. 노화와 관련된 일반적인 변화는 혈관경화로 인한 음경과 고환의 크기감소와 음경감각의 감소, 골반 횡문근강도의 감소 등이다.

연령증가에 따른 내분비선의 변화에 대한 구체적인 연구보고서는 아직 없는 실정으로, 연령증가에 따른 호르몬 생성기능의 저하는 신체구조와 기능에 크게 영향을 미치지 않는 것으로 나타났다. 그러나 영양, 약물, 스트레스, 방사선의 노출, 기온 등의 외부환경에의 노출이 신체의 내부환경의 변화를 초래하여 다양한 호르몬 변화를 유도함으로써 노화와 질병에 영향을 주는 것으로 설명되고 있다.

⑹ 피부, 면역계 변화

노화과정에서 얼굴, 어깨, 하지 등의 피하지방 조직이 소실되고, 요부와 복부에는 침착되는 변화가 나타난다. 노인은 상지 및 하지에 분포되어 있는 피하지방이 감소되므로 체온에 대해 민감한 반응을 나타낼 수 있다. 그 밖의 피부재생 속도가 느려지고 피부반점, 주름살, 피부전조 등이 나타난다.

노인의 피부는 매우 건조하고 얇기 때문에 피부소양증이 흔히 발생하기도 한다.

한편, 면역계의 노화로 항원에 대한 감작반응 속도가 느려지고 항체 생산 능력이 저하된다.

2) 노인의 심리적 변화

노화에 따른 심리적 변화는 신체적인 노화와 지적 능력의 저하를 확실히 자각하거나 현실사회에서 적응할 수 없다고 인지될 때의 심리적 영향을 의미한다.

노인의 심리적 변화는 적응력의 변화로서, 지각과 인식, 지능의 변화에 의해 나타나는 몇가지의 특징적인 현상과 개인이 가지고 있는 성격에 의해 좌우된다.

노화과정에서 나타나는 심리적인 변화는 일반적으로 의존성, 신뢰감, 지능상태, 공격성, 애정과 기분의 변화, 불만감 및 자아존중감의 변화 등이 있다. 노년기의 이러한 심리적인 변화가 심할 경우 적응력의 문제를 야기시켜 신경증이나 우울증에 노출되고, 치매나 심할 경우 자살을 시도하게 된다.

노인에서는 신체적인 변화와 더불어 뇌기능의 노화가 초래되어 지능과 기억의 저하가 나타난다. 잘 기억된 오래된 일을 기억하는 데는 손상이 크지 않지만 최근의 일은 쉽게 잊어버리는 단기 기억력의 저하가 나타난다.

또한, 감각의 예민성이 약화되어 유용한 정보를 감소시키거나 왜곡시킬 수 있다. 사물을 보고 듣고 느끼며 판단하는 데 정확성이 떨어질 수 있다.

노인은 사소한 일로 동요하거나 쉽게 흥분할 수 있으며, 융통성이 없고 완고하며 자기중심적이고 불만이 많으며, 항우울 경향, 내향성, 강한 질투 등을 나타내기도 한다. 이러한 노년기의 성격변화는 개인이 가지고 있던 성격이 뇌의 노화와 더불어 사회적, 인간적 환경의 변화로 영향을 받아 나타나는 것이다.

노인은 뇌의 노화로 인해 초래된 정신기능의 저화와 유연성, 기민성의 저하 또는 과거에의 집착이나 보수적인 사고 등으로 인해 새로운 환경자극에 적응하는 데 어려움이 있다. 어떤 문제가 발생했을 때 순발력 있는 해결을 하지 못하기 때문에 문제해결을 하는 데 많은 시간이 소요된다.

한편, 노인은 능동적으로 변화를 추구하는 것보다는 현재의 상태를 유지하려는 경향을 나타내 보수적이며, 자기 방어적이고 단순하면서도 안전한 것, 친숙한 것을 선호한다.

자아개념은 자신을 향한 하나의 태도로, 전 생애에 걸쳐 인성변화에 존재하는 자료를 조직화하는 하나의 수단이다. 생활사건이나 노인에 대한 태도와 같은 환경적 요소들이 노인의 자아존중감을 결정하는데 있어서 노화로 인한 일차적인 변화만큼이나 중요한 것으로 간주된다. 이러한 노인의 자아존중감의 정도는 정신질환의 발생과도 밀접한 관계가 있다.

3) 노인의 사회적 변화

노화로 인한 사회적 변화는 노인 개인을 둘러싼 주위 상황이 노인으로 하여금 늙음을 자각시키는 것으로, 노인이 속한 사회 속에서 그가 맡은 역할의 변화를 의미한다.

노년기에는 정년퇴직이나 일로부터의 은퇴, 자식의 독립이나 배우자의 사망 등에 의한 가족관계의 변화, 가정에서는 가장으로서의 역할상실, 가사역할의 감소, 친척이나 친구의 죽음 등에 의한 사회적 네트워크의 변화로 인한 상실 등이 나타난다.

노인의 사회적 역할의 변화는 신체적 기능저하와 심리적 변화에서 시작되며 다양한 상실로 이어지게 된다. 노인기에 있어 이러한 사회적 변화인 사회적 역할 상실은 다양한 노인문제를 야기시키게 되며, 이러한 문제를 가지고 있는 노인에 대해서 사회적, 공적인 이해와 지지를 하지 않을 경우 노인의 고독감이나 불안감을 야기시킬 수 있다. 특히 노인의 고독감은 대부분의 나라에서 혼인상의 지위나 가족구성원과의 관계에 의해 많은 영향을 받게 된다. 따라서, 노인들의 역할상실로 인한 문제를 해결하기 위해서는 노인에 대한 고정관념을 버리고 사회에서 노인에게 생산적인 일을 할 수 있는 기회를 제공해야 한다, 또한, 노인들은 능동적으로 다양한 대체 방안을 강구할 필요가 있는데, 예를 들어 배우자 상실은 동년배 집단의 애착형성으로 대체할 수 있으며, 정년퇴직을 한 경우에는 사회 봉사활동이나 종교적 활동 등으로 대체할 수 있다.

4. 노인여성의 건강상태와 문제

1) 건강상태

우리나라 노인의 건강상태는 여성이 남성보다 좋지 않은 것으로 평가되고 있다.

이러한 결과는 연령의 증가와 함께 그 격차가 더욱 심하게 나타나고 있다.

여성은 기본적으로 남성에 비해 신체적으로 불리한 조건을 가지고 있기 때문에 이러한 차이로 같은 약물을 투여할 경우 이에 대한 부작용의 정도가 다르게 나타날 수 있다. 또한 같은 양의 담배를 피워도 폐암에 걸릴 확률은 여성이 남성에 비하여 20~70% 정도 높다.

여러 연구의 결과들을 보면 여성이 남성보다 많은 질병, 특히 덜 치명적인 질병 및 급성질환에 많이 걸리는 것으로 나타나고 있다. 또한 여성은 자신의 건강을 스스로 평가하는 주관적건강인식(self-rated health)에서 남성보다 건강수준을 낮게 평가하고 있는데, 우리나라의 경우 70~74세 연령층의 여성 중에서 자신의 건강을 '좋은 편'으로 평가하는 비율은 20% 미만으로 낮은 것으로 보고되고 있으며, 여성들은 남성보다 모든 연령대에서 일반적으로 정신적 질환을 많이 가지고 있다.

이러한 여성의 건강상태는 사회경제적인 요소들과 관련되어 있는데, WHO에서는 여성의 건강이 좋지 못한 이유를 4가지로 요약하고 있다. 첫째, 여성과 남성의 역할과 책임, 둘째, 사회에서 여성과 남성의 위치, 셋째, 자원의 사용과 접근에 대한 여성과 남성의 차이, 넷째, 여성과 남성행동을 지배하는 사회적 기호가 작용한 결과인 것으로 보고 있다.

남녀의 성비는 연령 증가에 따라 높아져서 0~14세의 경우 89.5인 반면, 65세 이상 노인에서는 161.9에 이르렀다. 이러한 현상은 어린이와 청소년 계층에서 심각한 성비 불균형이 존재하고 있으며, 노인의 건강 문제가 여성에게 특히 중요하다는 것을 시사한다. 또한, 우리 사회의 출산율 감소가 남아의 선별 출산과 동반되어 진행되었음을 의미하며, 남녀평등주의의 확산에도 불구하고 남아선호 사상이 여전히 강하게 남아 있다는 것을 간접적으로 보여준다. 또한 여성 노인 인구는 남성에 비해 80여만 명이 더 많을 뿐 아니라 특히 농어촌 지역의 경우 노인 인구 비율은 20%를 넘기 때문에 노화과 관련된 건강 문제들이 여성에게서 매우 중요하다.

노인 여성의 주요 건강문제는 일반적으로 신경통, 관절염, 전신쇠약, 불면증 및 기억력 감퇴와 같은 문제로, 남성 노인에 비해 월등히 높은 편이다. 국민건강영양조사에서 지난 1년간 하나 이상의 만성질환을 앓고 있다고 응답한 사람의 비율은 65세 이상 노인의 경우 여성이 남성보다 높은 것으로 나타났다〈표10-3〉.

표 10-3 연간 만성질환의 유병률

구분	65~74	75세 이상
여자	92.6	86.8
남자	81.0	83.2
계	87.7	85.6

이와 같은 노인 여성의 주요 건강문제는 주로 통증을 수반하는 질환으로, 이는 여성의 빈번한 임신 및 출산과 과중한 가사부담과 관련되어 나타나는 것이라 할 수 있다. 특히 폐경과 관련된 골다공증은 여성에게 뼈의 골절과 심한 통증을 수반하는 심각한 문제로, 65세 이상 노인의 경우 골다공증 유병율에서 여성이 남성보다 월등히 높다〈표10-4〉.

골다공증의 경우 중년 이후 발생빈도가 증가하는 경향을 보이는데, 이는 폐경기 전후 여성 호르몬의 변화와 관련된다.

표 10-4 골다공증의 유병률

(단위: ‰)

구분		65~74세	75세 이상
골다공증	여자	97.0	61.5
	남자	8.6	0.0
	계	59.9	41.0

자료 : 국민건강영양조사

그 밖에 고혈압, 당뇨병, 시력장애, 생식기계의 질환이 남성보다 더 높게 나타나고 있다〈표10-5, 표10-6〉.

표 10-5 고혈압 유병률

(단위: ‰)

구분		65~74세	75세 이상
검진 결과	여자	63.3	64.1
	남자	57.6	51.0
	계	61.0	59.3

자료 : 국민건강영양조사

표 10-6 당뇨병 유병률

(단위: ‰)

구분	65~74	75세 이상	전체
여자	23.2	19.6	8.2
남자	17.2	12.9	9.0
계	20.7	17.0	8.5

주 : 공복혈당 ≥ 126mg/dL 혹은 투약

복부 비만, 고혈압, 당조절 이상, 이상 지질혈증, 응고 장애 등 심혈관질환의 대사성 위험요인이 개인에게 집중되어 있는 상태인 대사증후군(metabolic syndrome)에 의한 관상동맥질환 발생 위험이 여성에게서 더 높다.

국민건강영양조사 자료를 분석한 결과, 특히 65세 이상 노인 여성의 유병률은 65.7%에 달하여 남성 노인보다 월등히 높은 수준을 보였다〈표10-7〉.

표 10-7 대사증후군 유병률

(단위: ‰)

구분	65~74세	75세 이상	전체
여자	23.2	19.6	8.2
남자	17.2	12.9	9.0
계	20.7	17.0	8.5

자료 : 국민건강영양조사

한편, 노년기에 흔히 나타나는 호흡기 건강문제는 주로 기침, 만성 기관지염, 천식, 폐기종, 만성 폐쇄성 폐질환, 폐렴, 폐결핵 등이 있는데, 만성 폐쇄성 폐질환의 경우 65~74세 까지는 남성 노인의 유병율이 높으나 75세 이상에서는 여성 노인의 유병율이 높은 것으로 조사되었다〈표10-8〉.

표 10-8 만성 폐쇄성 폐질환 유병률

(단위: ‰)

구분	65~74세	75세 이상
여자	1.7	2.1
남자	2.4	1.4
계	2.0	1.8

자료 : 국민건강영양조사

근골격계를 침범하는 다양한 질환 중 가장 흔한 것은 관절염과 요통이다. 관절염의 경우 여성 노인의 유병률이 남성에 비해 높았으며, 요통 또한 여성 노인이 남성에 비해 유병율이 높은 것으로 나타났다〈표10-9〉.

표 10-9 관절염, 요통의 유병률

(단위: ‰)

구분		65~74세	75세 이상
관절염	여자	42.3	34.4
	남자	13.8	21.1
	계	30.3	30.3
요통	여자	17.3	16.9
	남자	7.2	7.0
	계	13.1	13.6

자료 : 국민건강영양조사

여성에서 비교적 흔하게 나타나는 정신 장애는 우울, 외상 후 스트레스 장애, 특정 공포증 및 범불안 장애 등이다. 노인의 우울증에 관한 선행연구들에서 여성이 남성보다 더 높은 유병율을 나타내고 있는 것으로 보고 되고 있는데, 65세 이상 노인의 경우 여성이 남성보다 더 우울하다고 인지하는 것으로 나타났으며, 이러한 우울 장애와 범불안 장애는 연령에 따라 대개 증가하는 경향을 보인다〈표10-10, 표10-11〉.

표 10-10 우울지각율

(단위: %)

구분	60~69세	70세 이상
여자	18.4	22.3
남자	11.3	11.0

자료 : 국민건강영양조사

표 10-11 여성의 연령별 주요 정신장애의 유병률

(단위: ‰)

구분		주요 우울장애	외상 후 스트레스 장애	특정 공포증	범불안 장애
연령군	18~29	2.4	0.5	7.6	0.1
	30~39	2.2	1.3	6.7	1.4
	40~49	3.1	1.2	5.7	2.5
	50~59	3.9	1.4	4.2	2.3
	60~64	4.8	2.1	8.5	3.7

자료 : 보건복지부

여성의 경우 자신이 생계비를 충당하거나 자식에 의해 부양될 경우에 더 우울한 경향이 있으며, 이들이 주로 호소하는 문제는 절망감, 무가치감, 불안감 및 공허감 등이다.

여성 노인이 남성에 비해 우울감을 더 호소하는 것은 배우자 사별, 가족 내 갈등, 특히 고부간 갈등과 관련되어 있다. 노년기의 고독감을 보면 아들과 동거하는 노인들이 가족과의 갈등이 더욱 심하고, 연령이 증가할수록 그 정도는 심한 것으로 나타나고 있다.

또한, 노인에게 발병하는 질환은 대부분 퇴행성 만성질환으로 치료기간이 길며 진료비의 부담이 증가하므로 의료이용에 제한적이다.

의료급여의 경우는 건강보험보다 지급건수에서 여성이 차지하는 비율이 높은 것으로

나타났으며, 입원을 이용한 경우를 제외하고 외래, 약국 이용 시 여성의 진료 건수 및 총 진료비가 높게 나타났다. 건강보험의 입원과 외래 이용시 75세 이상을 제외하고 전 연령층에서 남자의 진료건수가 여자보다 많았다. 의료급여의 입원과 외래는 65세 이상은 여자의 진료건수가 높게 나타났다.

많은 여성 노인들이 질병을 가지고 있는 배우자를 돌보고 있으나 수발자로서 이들 여성이 안고 있는 문제에 대해서는 고려되지 않고 있다. 또한, 여성 노인이 배우자가 없는 경우 질병에 이환되었을 때 대부분 며느리에게 의존하는 경향이 있어 고부간의 갈등의 계기가 되기도 한다.

따라서, 건강의 차이가 단순한 여성과 남성의 신체적 차이가 아닌 사회, 경제적 측면의 다양한 요인과 관련되어 있음을 알 수 있다. 특히 현재 우리나라 여성노인은 직업이나 여가생활 측면에서 남성에 비하여 소외되었다고 할 수 있을 정도로 이러한 요인들에 대해 매우 취약한 상태이므로, 이들의 신체적, 정신적, 사회적, 정서적, 영적 안녕을 포함하는 건강수준을 높이는 노력이 필요하며, 여성 노인이 직업 및 다른 형태로 사회적 역할을 수행할 수 있는 여건을 마련함은 물론 이들에 맞는 적절한 대책이 마련되어야 할 필요가 있다.

2) 건강문제

(1) 요실금

요실금은 많은 노인들에게 나타날 수 있는 문제로, 배뇨기능의 쇠약 또는 배뇨기능의 회복 실패로 누출된 소변량에 관계없이 불수의적인 소변누출이 나타나는 것이다.

요실금은 정상적인 활동이 가능한 노령 인구의 약 30%와 입원환자 중 노령환자의 약 50%에서 발생하며, 연령이 증가할수록 증상의 정도가 심해진다.

노화에 따른 요도괄약근의 수축저하로 인한 것과 다른 질병과 관련하여 나타나는 것 등 다양한데, 요실금의 종류는 긴장성 요실금, 긴박성 요실금, 반사성 요실금 및 혼합성 요실금 등이 있다.

요실금이 있으면 개인의 일상 활동과 사회적 접촉이 감소되어 자존감 상실, 사회적 고립, 우울 등이 초래될 수 있다. 또한 요실금 노인을 돌보는 가족 또한 많은 부담을 갖게 된다.

① 요실금 이환율

국제요실금학회는 요실금을 "자신의 의지와 무관하게 오줌이 새는 배뇨이상으로서 사회적 활동 또는 위생상의 문제를 일으키는 것"으로 정의하고 있다. 많은 사람들이 요실금은 나이에 따른 당연한 노화현상이라고 생각하고 있으나, 모든 나이의 남녀 모두에게 요실금은 병적인 상태이다.

요실금의 기준은 학자마다 차이가 있는데, 보통 한달에 2회 이상 요실금을 경험할 때를 요실금이라고 하고 있으며, 한달에 1회 이상의 요실금을 경험할 때를 요실금이라고 하는 의견도 있다.

요실금의 발생빈도는 여성의 경우 35세 이후부터 증가하기 시작하여 75세에 현저히 증가한다. 우리나라의 경우 중년기 여성인구의 30% 정도에서 요실금을 호소하고 있으며, 노인층에서의 발생빈도가 증가하고 있는데, 양로원이나 사설에 거주하고 있는 노인여성의 50~77%가 적어도 매일 한 번씩 요실금을 하고 있다. 한편, 남성은 65세 이후부터 증가하기 시작하여 85세 이후에 급격히 증가하게 된다.

② 요실금 유형 및 관련요인

- 긴장성 요실금 (복압성 요실금 = 또는 스트레스성 요실금)

  요도 괄약근의 약화로 복압이 갑자기 증가할 때 50cc이하의 소변누출이 불수의적으로 이루어지는 것으로, 순수한 긴장성 요실금은 그리 많지 않으며, 긴장성 요실금과 절박성 요실금을 동시에 가지고 있는 경우가 약 절반 정도를 차지한다.

  웃거나 재채기, 뜀뛰기 등 복압이 증가하는 행동을 했을 때 자신도 모르게 소변이 새는 이상으로, 심하면 걷거나 앉아 있는 상태에서도 소변이 나오게 되며, 이때 방광기능은 정상이다. 골반근육층이 약해지면 요도나 방광경부가 아래로 처지게 되어 요도로 전달되는 복압의 정도가 높지 않게 되어 소변이 새는 것이다.

  긴장성 요실금의 원인으로는 질식분만이 가장 중요한 유발요인이며, 여성 요실금 중에서 가장 발생빈도가 높다. 출산시 태아의 머리에 의해 골반근육이나 근막, 인대층이 파열되면 방광경부와 요도가 후하방으로 처지게 되거나, 나이가 들면서 여성호르몬의 감소, 비만 등으로 점차 골반근육이 약해지기 때문이다.

  한편, 진성(genuine)긴장성 요실금은 방광경부나 요도가 정상보다 아래로 많이 처지게 되는 요도의 과다이동에 의한 요실금으로, 복압성 요실금의 대부분을 차지한다.

내인성 요도기능저하(Intrinsic sphincter deficiency, ISD)는 요도의 잠금장치(조리개)기능의 저하에 의한 긴장성 요실금으로, 일반적으로 난산에 의해 태아의 머리가 산도에 위치한 음부신경이나 골반근육에 손상을 주어 점차 요도 괄약근의 위축 및 기능저하가 나타나면서 초래된다.

기타 긴장성 요실금은 선천적으로 요도가 짧거나, 이전에 요실금수술이 실패하였을 때, 근치적 자궁적출술이나 근치적 직장절제술 후에 음부신경이 손상을 받거나, 뇌척수막류 같은 신경인성방광 등에서 나타난다.

긴장성 요실금과 관련된 요인으로는 하복부 수술, 출산시 외상이나 난산, 연령의 증가, 폐경, 염증으로 인한 질벽과 방광 및 요도의 유착 등으로 방광경부와 후부 요도를 지지하는 질회음 근육의 탄력성 소실 및 이완 등이 있다.

- 긴박성 요실금 (=절박성 요실금 : Urge incontinence)

요의가 생기자마자 참을 수 없이 불수의적으로 소변의 누출이 있는 것으로, 장기간 유치도뇨 사용 후, 방광종양, 복부수술 후 방광의 자극, 요로감염 등으로 인한 감소된 방광용적과 이뇨제 사용, 수분섭취 증가, 배뇨횟수의 감소 등으로 인한 방광의 과도팽만, 알코올, 카페인, 요농축과 관련한 방광의 과민성 증가 및 뇌졸중, 알츠하이머 질환, 파킨슨씨병 등과 같은 신경계 질환에 의해 발생한다.

증상으로는 소변이 자주 마렵거나 참기가 힘든 요절박감 즉, 방광 과민증상이 주 문제이며, 소변을 오래 참았거나 손을 씻을 때, 물소리를 들을 때 증상이 심해진다.

- 반사성 요실금 (Reflex Incontinence)

뇌척수수막류, 척추손상 등으로 방광의 압력반사 중추가 과민한 상태에서 척추에서 신경이 차단되어 방광에 소변이 조금이라도 차면 본인은 소변을 보고싶다는 느낌이 들기도 전에 반사적으로 방광의 수축작용이 일어나서 발생하는 요실금을 말한다.

- 혼합성 요실금

긴장성 요실금과 긴박성 요실금이 동반된 경우를 말한다.

③ 요실금의 사정

노인 여성의 요실금은 생리적, 심리적, 사회적 및 환경적 요인 등이 복합적으로 상호작용하여 나타나는 것으로, 이들의 요실금을 효율적으로 관리하기 위해서는 관련된 요인들에 대한 철저한 규명이 필요하다.

- 병력

 의학적, 신경학적, 비뇨 생식기와 관련된 투약, 요실금 증상이나 요인과 관련된 것을 구체적으로 조사한다.

 소변의 누출현상이 기침, 웃기, 뛰기, 에어로빅, 무거운 짐 들기, 걷기, 앉았다가 일어서기, 소변을 오래 참기와 어떤 관련이 있는지 파악한다.

 병력사정시 소변이 새는 양도 물어보아야 하는데, 예를 들어 찻숟가락 정도의 양만 새는지, 속옷이 젖는 정도인지, 다리로 흘러내릴 정도로 새는지를 물어본다.

 한편, 과거력 청취시 신경계 병력, 산과 병력, 부인과 병력, 복용 약물 등을 포함시켜야 한다. 다발성경화증, 척수손상, 척추디스크, 말초신경염, 파킨스씨 병 및 당뇨병이 있거나 자궁암이나 직장암수술 후에도 요실금이 올 수 있으며 골반에 대한 방사선치료 후에도 긴박성 요실금이 올 수 있다.

- 신체검진

 신체검진은 복부, 서혜부, 골반, 직장, 일반적인 검사 및 신경학적 상태, 활동, 인지 정도 등을 포함한다.

 소변이 적당히 마려운 상태에서 검사대에 눕게 한 다음 복압을 주라고 하여 요실금이 있는지 확인한다. 요실금이 관찰되지 않을 때에는 쪼그리고 앉거나 선 자세에서 다시 확인한다. 또한, 소독된 면봉을 요도에 삽입한 다음 항문이나 회음부를 아래로 밀어내는 느낌으로 힘을 주었을 때 면봉이 움직이는 각도를 측정하여 요도가 아래로 쳐진 정도를 진단한다.

 기침을 할 때 요실금을 관찰하는 긴장검사는 긴장성 요실금을 확인하는 데 도움이 된다.

 질 안을 관찰하여 자궁이나 방광 및 직장의 탈출증이 있는지 관찰한다. 이때 항문괄약근의 긴장도나 감각 등을 체크하여 신경에 이상이 있는지도 확인한다.

- 소변검사 및 배뇨기록

 배뇨 후 잔뇨량을 측정하는데, 이때 잔뇨량 측정은 소변을 보고 방광 안에 남아 있는 소변의 양을 체크한다. 또한, 방광염이 있는지 소변검사물을 채취하여 소변검사로서 확인한다.

배뇨기록지의 사용이 도움이 되는데, 24시간 동안 소변을 본 횟수와 배뇨량, 요실금이 있었으면 그 횟수와 양을 1시간 간격으로 구분된 시간표를 이용하여 본인 스스로 체크하도록 한다.

한편, 패드를 이용한 검사가 이용되기도 하는데, 1회용 기저귀를 착용하고 50ml 가량 음료수를 마시게 한다. 그런 다음 15분 후에 걷거나 계단 오르내리기를 15분간 시행하고 이어서 30분간 앉았다 일어서기, 기침하기, 제자리 뛰기, 물에 손씻기 등 요실금을 유발할 수 있는 활동을 하도록 한 다음 패드에 묻은 소변의 양을 측정하여 요실금의 정도를 파악한다.

그 외 환경적, 사회적 요인을 평가하며 배뇨관찰, 혈액검사 및 방광경검사(endoscopic test), 요역동학검사(Urodynamic test), imaging test 등과 같은 특수검사를 시행한다. 초음파검사를 통해 콩팥, 방광, 전립선 등을 관찰한다.

방광경검사는 방광내부와 요도 및 전립선을 관찰하여 요도협착, 종양, 누공, 결석, 게실 등의 이상소견을 확인하는 방법이다. 요역동학검사는 요도를 통해 방광 안으로 가는 관을 삽입하여 관을 통해 식염수를 서서히 주입하다가 피검사자가 요의가 있으면 배뇨를 하도록 하여 방광과 요도의 기능을 기록하는 방법이다. 이 검사는 간단한 방법으로 요실금의 구분이 잘 되지 않을 때 정확하게 감별할 수 있는 장점이 있다.

④ 요실금의 관리

요실금은 노인 여성에게 매우 고통스러운 건강문제로, 때에 따라 절망감과 낮은 자아존중감 등을 일으키기도 한다.

• 약물요법

약물요법은 긴박성이거나 긴장성 요실금의 경우 매우 효과적이며, 항콜린성 약물, 호르몬제제 등을 이용한다. 주로 긴장성 요실금의 초기상태와 긴박성 요실금의 주된 치료방법이다. 그러나, 약물에 따라서 심혈관계, 위장계, 호흡기계 등의 합병증을 유발할 수 있으므로 노인 여성에게 동반된 다른 질병의 증상을 사정한 후 실시해야 한다.

• 행동중심적 훈련방법 (Behavioral technique)

- 바이오 피드백 (Biofeed back)

이 방법은 환자가 자신의 근육이 수축하는 것을 직접 관찰함으로써 요도괄약근을 수축하고 이완하는 것을 배울 수 있다는 원리에 근거하고 있다. 대상자가 자신의 방광상태, 복압, 방광수축, 괄약근, 골반근육활동과 배뇨근 활동과정을 볼 수 있다. Electrode pad를 대상자의 서혜부에 부착시키면 이 괄약근의 전기적 활동이 시청각 회환에 의해 보이게 된다. 회음부, 근육들의 수의적 수축과 이완방법을 배우게 되므로, 수의적인 노력의 결과가 방광조절과 괄약근 활동을 변화 시킬 수 있다는 것을 배우게 된다.

이 방법은 긴박성, 긴장성 요실금의 치료에 효과적이다.

- 방광훈련

이 방법은 젊은 여성의 긴박성 요실금을 치료하는데 주로 사용하는 것으로, 정해진 시간에 처음은 30분~60분 간격으로 소변을 보도록 하고 2시간 전에는 요의를 억제하도록 한다. 이 방법은 동기부여가 되고, 환자 자신이 신체감각을 이해하고 판단하는 데 도움이 된다. 방광챠트를 기록하여 배뇨사이 간격을 30분씩 연장시키도록 권장한다. 점차 증가시켜 매 4시간까지 증가시키는데, 방광용적을 증가시키면 긴박감이 없어진다.

이 방법을 사용할 때는 기능부전 원인에 대한 환자교육, 계획된 배뇨, 긍정적인 강화가 중요하다.

- 습관훈련(habit traning) 또는 계획적인 배뇨(scheduled toileting)

이 방법은 고정된 시간에 보통 매 2~4시간 간격으로 방광을 비우도록 한다.

이때 방광챠트를 기록하고 정상소변과 요실금의 개별적인 양상을 구별한다.

환자의 평상시의 배뇨양상에 점차 가까워지도록 환자의 배뇨 시간표를 짠다.

이 방법은 주로 긴박성 요실금에 사용한다.

- 질회음 근육운동

이 방법은 질회음 근육의 수축과 이완을 반복함으로써 근육섬유가 비후되고 탄력성이 증진되어, 질 입구를 조이는 기능과 지구력을 강화시켜 성기능과 생식기 이완증상을 조절하는 것이다.

출산이나 호르몬 부족 등의 원인으로 약해져 처진 골반근육의 신축성 회복 및 질의 탄력 회복이 주요 목적으로, 골반 근육의 수축력이 단계를 거치면서 강화된다.

동시에 질의 탄력성이 높아지는데, 항문과 질을 수축하면서 아랫배에는 힘을 주지 않도록 하는 것이 중요하다.

질회음 근육운동의 원리는 치골 미골근의 최대 수축과 이완으로 힘을 강화하는 방법으로, 미국의 산부인과 의사인 아놀드 케겔이 개발한 운동법이다.

요도, 질, 항문을 감싸고 지탱하고 받쳐주는 근육을 강화하기 위한 운동법으로, 치골에서 미골까지는(질, 항문 주위) 딱딱한 뼈가 있어 장기(방광, 자궁, 직장 등)들을 받쳐주는 것이 아니라, 전적으로 근육만으로 이루어져 있어 여성은 반복되는 출산으로 인해 근육이 약해질 수밖에 없다.

최근에는 성적만족을 얻는 운동법으로 더 잘 알려져 있으며, 다른 부위(배, 엉덩이) 근육은 힘을 주지 않으면서 질 근육에만 힘을 주어 수축, 이완을 반복하는 것이다. 질 회음근육 운동의 효과를 측정하기 위해서 요실금 빈도, 양, 요실금 정도를 확인해서 질회음 근육운동의 효과를 평가한다. 또한, 질수축력을 평가하는 것으로, 내진을 통해 손가락에 전달되는 압력을 평가해 볼 수 있으며, 회음 측정계의 삽입기에 콘돔을 사용하여 생리적으로 수축압을 측정할 수 있다. 그 외 주관적 느낌을 평가할 수 있는데, 질회음 근육이 늘어져 있는 경우 긴장성 요실금이 심하게 되어 항상 패드를 착용하고 생활하는 불편감과 심한 냄새로 불안, 수치감을 느낄 수 있어 자아 존중감이 저하된다.

(2) 관절염

관절염은 인류 역사상 가장 오래된 만성질환 중의 하나로, 고대 이집트에서 발견된 인간의 뼈에서도 관절염이 발견되고 있다.

관절염은 관절의 염증을 의미하며, 노인들에게 많이 나타날 수 있는 문제이다.

관절염에는 많은 특이적 질환이 포함되는데, 특히 류마티스성 관절염과 퇴행성 관절염을 들 수 있다.

류마티스성 관절염은 관절 내 조직 또는 활액막강의 염증을 의미하며, 퇴행성 관절염은 관절연골이 닳아 없어지면서 국소적인 퇴행성 변화가 나타나는 것을 말한다.

관절염은 단기간의 치료법이 없으며, 치료한 후에도 완전히 치유되는 것은 아니다.

① 관절염 이환율

류마티스성 관절염은 연령, 성별, 인종에 관계없이 발병하며, 40~50대의 여성에게서 가장 많은 것으로 나타나고 있다. 65세 이상 여성 노인의 15%가 이환되어 있는 것으로 보고되며, 70~80세 이상 노인에게서 발병시 질병이 가속화되고 전신에 영향을 미쳐 심한 기능장애가 나타나게 된다.

퇴행성 관절염은 국내의 경우 아직 정확하게 밝혀지지는 않고 있지만, 55세 이 상에서는 약 80%, 75세에서는 거의 전 인구가 퇴행성 관절염의 소견을 보이며, 이 중 1/4 정도에서 임상증세가 나타나고 있다. 특히 55세 이상일 경우에는 여성에게서 유병율이 더 높으며 증상이 심하게 나타난다.

② 관절염 유형 및 관련요인

- 류마티스성 관절염

  류마티스성 관절염은 관절 내 조직과 활액막이 비후, 증식되고, 이후에는 조직의 변성이 일어난 반흔을 형성하는 질환이다. 치료하지 않을 경우 영구적으로 경화되어서 골성 강직이 되어 기능을 상실하게 된다.

  류마티스성 관절염의 원인은 아직 불명확하며, 과거에는 장기간의 감염증이 원인이라고 생각하였으나, 최근에는 자가면역과 관련된 학설이 대두되고 있다.

- 퇴행성 관절염

  퇴행성 관절염은 관절질환 중 가장 흔한 질병으로, 관절이나 주위 조직의 퇴행성 변화가 서서히 진행되어 마모되는 특징이 있는 만성질환이다.

  퇴행성 관절염의 원인을 과거에는 단순히 노화현상만으로 생각하였으나, 연령, 종족, 유전적 성향, 비만, 호르몬 등 다양한 원인에 의한 것으로 알려지고 있다. 이는 면역반응에 의한 것이라기 보다는 주로 물리적인 외부의 충격이나 다한 체중부하로 인해 연골손상이 일어나 이로 인해 통증과 염증을 유발하는 것으로 보고 있다.

  퇴행성 관절염은 주로 체중부화와 압력을 받는 요추부, 고관절, 슬관절 등이며, 특히 우리나라의 경우 슬관절에 많이 발생하는 것으로 보고되고 있다. 이는 우리나라의 경우 서양인과 달리 좌식생활을 하기 때문인데, 책상다리나 온돌식 주거문화, 어른 앞에서 무릎을 꿇는 등의 사회 · 문화적 차이가 무릎에 과도한 긴장을 주기 때문인 것으로 알려지고 있다.

퇴행성 관절염이 슬관절에 침범을 했을 때는 계단 오르내리기, 의자에서 일어나기, 안정성 있게 서 있는 등의 제한이 있으며, 결국에는 보행장애를 초래하게 된다.

③ 관절염의 사정

류마티스 관절염의 경우 특수한 진단방법은 없는 실정이지만, 혈구 수 및 적혈구 침강속도의 저하가 임상진단에 도움이 된다. 또한, 혈액 내 류마티스인자를 확인하는 latex 보체결합시험과 관절 엑스레이 검사, 활막조직의 생검 등이 도움이 된다.

퇴행성 관절염은 서서히 진행되며, 증상이 심해졌다 호전되었다 하는 특징이 있으며, 통증은 춥거나 습기가 많은 날씨에 악화되는 경향이 있다. 퇴행성 관절염이 하지에 발생할 경우 관절의 통증과 부종이 나타나며 연골이 없어지면서 더욱 악화되어 보행장애가 나타난다. 또한, 점차 부종이 심해지면서 관절운동의 범위가 제한되는 증상이 나타나게 된다. 이러한 증상들은 거의 모든 대상자에게 나타나며 기상 전에는 조조강직과 통증을 느끼지만 활동 중에는 어느 정도 통증이 감소된 후, 관절을 사용한 후인 저녁시간이나 취침 전에는 통증이 심해진다.

④ 관절염의 관리

류마티스성 관절염의 치료는 대상자의 개별적 요구에 맞게 수행하며, 즉각적인 통증과 강직을 제거하는 방법은 없다. 급성기에는 입원을 하여 안정을 취한 다음 적극적인 자립을 위한 치료프로그램에 들어가야 한다. 초기 대상자는 안정과 함께 급성기에 나타나는 통증을 완화시키고 문제가 발생한 관절의 기능을 강화시키기 위해 베개, 장신구, 깁스 등을 사용하기도 한다.

류마티스성 관절염을 치료하기 위한 물리요법 프로그램이 노인 환자 개개인에 맞게 계획된다. 일반적으로 물리요법으로는 운동훈련과 온열요법이 있는데, 운동훈련에는 근육의 등장성 수축운동, 수동운동, 능동개조운동, 능동운동 등이 있다.

운동훈련의 목표는 신체 각 부위의 관절 가동범위를 가능한 한 정상적인 범위 수준으로 올리는 것이다.

목욕과 샤워는 조조강직을 치유하는 데 매우 효과적이며, 파라핀 목욕은 손, 슬관절, 족관절에 이용할 수 있는 온열요법으로 효과가 있다. 전열도구를 이용한 온열요법은 화상의 위험이 있으므로 노인환자에게는 사용하지 않는 것이 좋다.

약물요법이 류마티스성 관절염의 통증과 염증을 경감시키는 데 이용된다. 일반적으로 사용하는 약물은 아스피린이며 항생제, 항말라리아제 등이 사용되기도 한다. 약물요법 시 부작용에 대한 세심한 주의가 필요하며, 아스피린은 위장장애가 있으므로 음식을 섭취한 후에 약물을 복용하도록 한다.

그 외 관절염의 외과적 치료가 이용되기도 하는데, 이는 장기간 치료 후 최종적인 방법이다. 수술종류로는 활막절제술, 관절성형술, 관절고정술 등이 있다.

한편, 퇴행성 관절염의 치료목표는 관절통증을 조절하고 관절장애를 줄이는 것이며, 치료방법으로는 체중조절, 사두근 강화운동, 유산소 운동, 온요법과 냉요법, 자가간호 보조기 및 보조장구를 이용한 비약물요법과 아세타미노펜, 외용진통제, 소염진통제, 관절내 스테로이드주사를 이용하는 약물요법과 인공관절 치환술 등의 외과적 수술요법 등이 있다.

5. 노인 여성의 간호

1) 노인에 대한 이해

노인의 수명연장은 노인성 만성질환의 증가를 가져왔으며, 수명이 연장된 기간만큼 만성질환에 의해 더 많은 고통을 받게 된다. 따라서, 이들 노인질환에 대한 이해와 다각적인 제도적 장치가 마련되어야 한다.

노인은 신체적인 면과 심리 · 사회적인 면이 상호 연관되어 있어, 이들의 신체적, 심리적 및 사회적 측면에 대한 이해는 매우 중요하다.

노년기는 인생의 종말기이며 누구나 거치게 되는 시기로, 신체적인 기능이 약화됨은 물론 개인의 사회적 역할이 상실되고, 경제력과 생활의 자립성을 상실하며 인간의 가치와 존엄성을 상실하는 것에 대한 두려움이 있다. 따라서, 노인을 간호하는 데 있어서는 이들의 신체적 상태, 심리 · 사회적 배경에 대한 이해가 필요하다.

2) 간호의 접근성

노인은 오랜 세월동안 자신 특유의 인생경험이나 가치관을 가지고 있으며, 개인에 따라 건강상태와 생활양식이 다양하다. 따라서, 노인 간호에서는 노인 개개인의 특성을 고려하면서 그들의 신체적인 면과 심리 · 사회적인 면에 대해 개별적으로 파악해야 한다.

노인은 노화로 인한 생리적 변화, 심리적 및 사회적 변화에 의해 새로운 것에 적응하는 데 많은 시간이 소요된다. 또한, 능동적으로 변화를 추구하는 것보다는 현재의 상태를 유지하려는 경향을 나타내므로, 이들의 특성을 고려한 간호접근법이 필요하다. 노인 간호는 노인의 개별적인 능력과 경험을 파악한 후 개개 노인에게 알맞은 간호를 제공하는 것이 중요하다.

3) 간호사의 역할과 기능

노인은 노화과정과 더불어 건강문제들이 다양하게 나타나는 특성을 지니며 노화의 정도에 따라 신체기능의 저하 및 기능장애, 기능상실 등이 나타나게 된다. 특히 여성 노인의 경우 신체적인 취약점 외에 사회 · 경제적 측면에서 매우 취약하므로, 이들 여성 노인들이 남은 생을 건강하고 보람있게 지낼 수 있도록 자원을 마련해 주어야 한다.

간호사는 노인 여성이 노화와 만성질환에 적응하면서 가능한 자립된 생활을 영위하도록 도와주어야 한다. 이를 위해 간호사는 다양한 역할을 수행해야 하는데, 정보 수집가, 팀워커(team worker), 교육자, 상담자 및 정책 참여자로서의 역할 등이다.

(1) 정보 수집가

간호사가 노인 여성에 대한 정보를 수집하기 위해서는 이들의 정확한 신체사정과 올바른 해석이 필요하다. 특히 노인 여성의 신체사정시 모든 문제를 노화로 인한 것으로 단정 짓지 않도록 해야 한다.

노인의 질병은 의학적 소견 및 증상이 다른 연령층과는 다를 수 있으며, 특정 질환의 의학적 소견과 증상을 나타내지 않을 수도 있다.

노인 여성에 있어서 심리 · 사회적인 요인들이 그들의 건강에 많은 영향을 미칠 수 있으므로, 간호사는 다른 연령의 대상자에게 나타나는 증상들에 대해 사정할 때 관련된 다른 질환도 함께 고려해야 한다.

한편, 노인 여성이 사용 가능한 자원을 가질 때 그것이 지지원으로서 작용을 하므로, 사정 시 그들의 스트레스와 스트레스에 대한 대처방법을 파악할 필요가 있다.

(2) 팀워커(team worker)

노인 여성에 있어서 신체적 가능상실은 신체의 거의 모든 기능에 영향을 미치므로 건강관련 팀의 다각적인 지원을 필요로 한다. 건강관련 팀이 각기 다르게 대상자에게 접근할 경우 대상자는 물론 그 가족들은 혼돈에 빠지게 된다. 따라서 간호사는 노인 여성을 위한 간호계획을 수립할 때, 간호사와 기타 건강관련 팀의 자료를 수집하고, 관리계획을 쓰는 등 팀워크를 잘 이끌어 나가야 한다.

간호사는 대상자와 관련된 정보를 그들의 동료는 물론 건강관련 팀과 공유를 해야 하며, 치료과정에 가능한 대상자 및 가족을 참여시키도록 한다.

(3) 교육자

노인 여성은 노화과정과 관련하여 나타나는 신체기능의 저하와 이들을 둘러싼 환경 및 생활의 변화에 대하여 체념을 하게 되며 소극적으로 반응하기도 한다. 그러나 노화와 생활의 변화에 대해 자신의 능력 한도 내에서 적극적으로 대처하는 것은 노인 여성의 건강을 보호 및 유지시키는 데 매우 중요하다. 따라서, 간호사는 노인 여성이 자신의 노화와 노년기의 보건 및 다양한 만성질환의 관리방법에 대해 알 수 있도록 교육하는 것이 필요하다.

간호사는 노인 여성을 교육할 때, 노인 여성이 필요한 지식을 습득하고 그것을 수행하는 데는 개인차가 있으며, 많은 시간이 필요함을 이해해야 한다.

질병을 가지고 있는 노인 여성을 대상으로 건강교육을 할 때는 이들 여성이 자신의 질병을 가지고 생활하는 방법에 대해 지도해야 한다. 또한, 가능한 한 노인 여성이 스스로 자가 간호를 수행하는 것이 심신의 기능을 보호하고 유지하는데 중요하므로, 간호사가 노인 여성이 할 수 있는 것까지 도와주지 않도록 한다.

(4) 상담자

노인 여성의 상담목적은 노인 여성이 스스로 의사결정을 하고 자신의 느낌을 그대로 표출하도록 도와주며, 자신의 욕구와 목표를 솔직하게 표현할 수 있도록 도와주는 것이다.

대부분의 경우 노인을 대상으로 상담을 하는 것은 매우 힘드므로, 일상생활에서 신체

사정이나 교육시 동시에 행하는 것이 바람직하다.

간호사는 노인 여성 뿐 아니라 그들의 가족구성원들에 대한 상담을 실시하여, 노인 여성을 둘러싼 가족구성원간의 갈등을 해소시켜 주며 그들을 지지해 주도록 한다.

(5) 정책 참여자

노인 여성의 정신적, 사회적, 문화적, 영적, 신체적 안녕을 포함하는 건강은 노인 여성의 생리뿐만 아니라 삶의 사회적, 정치적, 경제적 맥락에 의해 결정되므로 모든 노인여성이 가능한 한 건강상태를 유지할 기회가 충분히 제공되어져야 한다.

그러나 우리나라의 현실은 아직도 많은 의료정책에서 성차가 존재하고 있음을 알 수 있다. 따라서, 노인여성의 건강과 관련된 정책을 올바로 수립하기 위해서는 간호사가 정책결정에 참여할 수 있도록 정부기관과 관련 위원회에 진출을 해야 한다. 아울러 노인여성이 요구하고 있는 사항을 정확히 파악하기 위해서는 그들 집단과 연계되어 그들의 요구가 정책에 반영되도록 노력해야 한다.

참고문헌

- 통계청,『한국의 사회지표』, 1997.
- 통계청,『한국의 사회지표』, 2000.
- 통계청,『한국의 사회지표』, 2003.
- 한국보건사회연구원,「치매노인의 부양실태와 대응전략」, 1994.
- 골대사학회,『골다공증』, 2000.
- 통계청,『인구통태연보』, 1999.
- 한영자 외,「1996년도 영아사망 및 주산기 사망의 수준과 원인분석」, 한국보건사회연구원, 1999.
- 강영삼, 이기종, 조원호,「청소년의 성에 대한 인지도 조사 및 심층면접 조사연구」,『 교육논총』, 국민대 교육연구소, 1997.
- 곽영숙,「 한국 10대 여학생의 성의식,『대한의사협회지』, 43(2), 119-127, 2000.
- 김남순 외,「한국 여성의 건강통계」,『한국 보건사회연구원 용역과제 보고서』, 2003.
- 문화관광부,『청소년백서』, 2002. http://www.mct.go.kr
- 박영주,「한국 십대 여학생의 임신, 인공유산 및 출산경험 실태」,『대한간호학회지』, 28(3), 573-582, 1998.
- 서문희,「청소년 성문제와 약물사용 실태 및 대책」,『보건복지포럼 통권 제 10호』, 한국보건사회 연구원, 1997.
- 양순옥, 김숙영, 이홍자, 이화연, 한영란,『여성건강』, 수문사, 1996.
- 양순옥, 백성희, 정금희, 「국내 성교육자료 개발에 대한 분석」,『지역사회간호학회지』, 10(2), 508-524, 1999.
- 이경혜, 이영숙 외,『여성건강간호학』, 현문사, 2004.
- 이상문,「청소년의 성적 허용성(sexual permissiveness)에 관한 연구」, 부산대학교 대학원 석사학위 논문, 1995.
- 이양재 외,「십대 여학생의 성의식 및 성실태 조사연구, 서울 성문화연구소, 1997.
- 장순복, 이선경, 전은미,「10대 여학생의 성 경험 여부에 따른 성문제 예방대책」,『여성건강간호학회지』, 8(3), 325-334, 2002.
- 한국 성문화 연구소,「남자 고등학생의 성의식에 관한 조사연구」, 1996.
- 한국 성문화 연구소,「여고생의 성의식 및 성실태 조사연구」, 1997.
- 한국 청소년 개발원,「청소년의 이성교재의 실태에 관한 연구, 1995.
- 한인영,「한국 미혼모의 복지 현황」,『제 1회 여성복지 세미나 자료집』, 1998.
- 김범생, 김영설, 최영길, 한인권,「유전질환 카운슬링의 이론과 기법」,『고려의학』, 서울, 2002.
- 여성건강간호교과연구회, 『여성건강간호학 I』, 수문사, 서울, 2004.
- 이종건,『임신과 내과적 질환 및 합병증』, 여문각, 서울, 2004.
- 매혜영,『간호조산학』, 일신기독병원, 1009.

- 산과학,『대한산부인과학회』, 칼빈서적, 2001.
- 이경혜, 이영숙 외,『여성건강간호학Ⅱ』, 현문사, 2004.
- 한경자, 박영숙, 이상미,『모아간호학 - 고위험 대상자 중심』, 한국 방송대학교 출판부, 1998.
- 김계숙 역,『성과 건강』, 현문사, 2002.
- 김미예 외,『최신 아동경강간호학 총론, 각론』, 수문사, 2004.
- 박형숙, 조규영, 박경연,「중년여성의 통합적 건강증진 프로그램 적용의 효과」,『 여성건강간호학회지』, 10(2), 136-143, 2004.
- 이영숙,「성 건강 교육프로그램 개발과 효과」, 대전대학교 대학원 석사학위 논문, 2003.
- 이경혜, 이영숙 외,『여성건강간호학 I, II』, 현문사, 2004.
- 정금희, 김신정, 양순옥,「미혼모 성 건강 교육프로그램 개발 및 적용」,『 여성건강간호학회지』, 10(3), 252-260, 2004.
- 조복희, 정옥분, 유가효,『인간발달: 발달심리적 접근』, 교문사, 1999.
- 조원정, 김진순, 김용순, 서문자, 이광옥, 김윤희, 이숙자,『 성교육』, 현문사, 1996.
- 한국청소년 순결운동본부, 『성교육@ 이론과 실제 I, II』, 2001.
- 노동부,「직종별임금실태조사보고서」, 1986, 1991, 1992.
- 중앙일보, 취업뉴스 정보.
- 서울 연합뉴스, 2002.05.28.
- 간협신보, 8월 5일자 4면, 2004.
- 임은옥,『여성건강 연구의 변화를 위한 제안 : 여성의 일』, 대한간호, 37(1), 통권 194호, 31-50, 1998.
- 조옥화,『직업병과 모성파괴』, 제2회 인천여성노동자 여성학교 자료, 1997.
- 백남원, 이영환, 윤충식, 「우리나라 산업장 근로자의 유기용제 폭로에 관한 연구」, 『 한국산업위생학회지, 8(1), 88-94, 1998.
- 김화중, 윤순녕, 정경자, 『자역사회간호학』, 수문사, 2002.
- 여성건강간호교과연구,『여성건강간호학 11』, 수문사, 2003.
- 윤혜미, 「가정폭력 예방의 실제」, 『서울지역 가정폭력 예방의 현황과 발전방향 심포지움』, 서울여성의 전화, 1999.
- 최일섭, 최성재, 『사회문제와 사회복지』, 나남출판, 1995.
- 조흥식 외, 『가정복지학』, 학지사, 1997.
- 이훈구, 『사회문제와 심리학』, 법문사, 2000.
- 조민선, 「가정폭력의 개념과 기본유형에 관한 연구」, 국민대학교 행정대학원 석사논문, 1999.
- 권세경, 「가정폭력에 대한 연구」, 중앙대학교 석사논문, 1999.
- 김광일, 『가정폭력』, 탐구당, 1998.
- 김정원, 「가정폭력 실태에 대한 연구」, 강남대학교 석사논문, 2000.
- 신낙균, 「 정폭력과 청소년, 정부간행물 제작소」, 1998.

- 윤혜미, 「가정폭력 예방의 실제」, 『서울지역 가정폭력 예방의 현황과 발전방향 심포지움』, 서울여성의 전화, 1999.
- 이훈구, 『사회문제와 심리학』, 법문사, 2000.
- 조민선, 「가정폭력의 개념과 기본유형에 관한 연구」, 국민대학교 행정대학원 석사논문, 1999.
- 조흥식 외, 『가정복지학』, 학지사, 1997.
- 최일섭, 최성재, 『 사회문제와 사회복지』, 나남출판, 1995.
- 여성부, 가정폭력 방지 및 피해자보호등에 관한 법률, 시행령, 시행규칙, 1997. 12. 13 제정(법률 제 5436호).
- 여성부, 가정폭력범죄의 처벌 등에 관한 특례법, 1997. 12. 13 제정(법률 제 5437호).
- 여성부, 성폭력범죄의 처벌 및 피해자보호등에 관한 법률, 시행령, 시행규칙, 1997. 1. 5 제정(법률 제 4702호).
- 여성부, 아동복지법, 1961. 12. 30제정(법률 제917호)
- 여성부, 청소년 성보호에 관한 법률, 2000. 12.3제정(법률 제6261호).
- 법무부, 형법, 성 풍속에 관한 죄, 1953. 2. 9제정(법률 제293호).
- 보건복지부, 건강기본법, 2004. 2. 9제정(법률 제7166호).
- 김병주, 『한국의 가정폭력의 실상과 국가개입』, 백산자료원, 15p, 2002.
- 변화순, 원영애, 정숙경, 「성의식과 여성에 대한 폭력연구」, 한국여성개발원보, 1999.
- 장희숙 외, 「가정폭력 행위자 특성 및 유형연구」, 여성부 연구보고서, 2003.
- 장희숙, 명화숙, 이서원, 『가정폭력 행위자 교정치료 프로그램, 실무자 매뉴얼』, 여성부 보고서, 2003.
- 장희숙, 허남순, 김유순, 「구타당하는 아내들의 대응방식에 영향을 미치는 변인」, 한국가족복지학회지, 7, 232-254, 2001.
- 정복희, 「아내학대가 생활의 질에 미치는 영향」, 효성여자대학교 석사학위논문, 1993.
- 신혜섭, 「아내구타가정 아동의 행동문제에 관한 연구」, 사회복지연구, 16, 67-85, 2000.
- 조미숙, 「가정폭력 목격이 자녀의 심리, 사회적 부적응에 미치는 영향」,『 한국가족복지학』, 4, 295-326, 1999.
- 김인순, 정은순(1997). 『모성간호학』. 수문사.
- 이영숙 외(1998). 『여성건강간호학』. 현문사.
- 여성건강간호교과연구회(2003). 『여성건강간호학』. 수문사.
- 정문숙 외, 『여성건강간호학』, 정담, 2002.
- 보건신문, 41, 1999.12.20.
- 최연순, 장춘자, 조희숙, 최양자, 장순복, 박영숙, 이남희, 조동숙, 이은희, 『여성건강간호학Ⅰ, Ⅱ』, 수문사, 1999.
- 한국보건사회연구원. 『국민건강영양조사』, 2002.
- 보건복지부. 『보건복지백서』, 2000.
- 정진주. 『여성근로자 보건관리지침(1차년도)』, 한국산업안전공단보고서, 2002.

• 석재은, 김태완, 「노인의소득실태분석과소득보장체계개선방안연구」, 보건사회연구원, 2000.
• 통계청, 「2000 인구주택 총조사」, 2000.
• 보건복지부, 「2000-2001년 국민기초생활보장 수급자 현황』.
• 통계청, 「인구동태연보」, 2001.
• 통계청, 「인구동태건수 및 동태율 추이」, 2001.
• 한국보건사회연구원, 『전국 출산력 및 가족보건실태조사」, 연도별.
• 박수천, 『한국모자보건학회춘계학술대회연제집』, 1998.
• 국민건강보험공단. 「건강보험통계연보」, 2001.
• 국민건강보험공단. 「의료급여통계연보」, 2002.
• 황나미 외, 「우리나라불임 및 불임관련 의료이용실태와 문제해결을 위한 연구」, 한국보건사회연구원, 2003.
• 한영자 외, 「모성사망비 추정 및 사망원인 분석」, 한국보건사회연구원, 1997.
• 통계청, 생명표, 1999.
• 보건복지부, 「2001년 정신질환실태 역학조사」, 2001.
• 김남순, 「한국여성의 건강통계」, 한국보건사회연구원, 2003.
• 김주희, 양경희, 안수연, 서문숙, 정주연, 정명실, 최선하, 『노인간호학』, 현문사, 1998.
• 이종건, 『임신과 내과적 질환 및 합병증, 여문각, 2004.
• 김정은 옮김, 『모성혁명, 바다출판사』, 2001.
• 여성건강간화과연구회, 『여성건강간호사 Ⅰ, Ⅱ』, 수문사, 2004.
• Babee mook, 『임신 · 출산 · 신생아』, 삼성출판사, 2003.
• AGI, Teenage Sexual and Reproductive Behavior in Developed Countries: Can More
• Progress Be Made? Occasional Report, No. 3, New York: AGI, 2001.
• Berk, L. E., Development Through the Lifespan, Third Edition, Allyn & Bacon Pub. Co, 2003.
• Blum, R.W, Mother's influence on teen sex: Connections that promote postponing sexual
• intercourse, (Minneapolis, MN: Center for Adolescent Health, University of Minnesota), 2002.
• Goodenow, C. et al, AIDS-related risk among adolescent males who have sex with males,
• females, or both: Evidence from a statewide survey, American Journal of Public Health, 92(2), 203-209, 2002.
• Haffner, D. W., Facing Facts: Sexual health for America's adolescents, National Commission on Adolescent Sexual Health, 1995.
• Henry Kaiser Foundation, Sex Smarts: Decision making, Seventeen, September, 2000.
• Henry Kaiser Foundation, Sex Smarts: Relationships, Seventeen, October, 2002.
• Henry Kaiser Foundation, Sex Smarts: Safer sex, condoms and 'the pill', Seventeen, November, 2000.
• Jolley, S., Promoting teenage sexual health: an investigation into the knowledge, ac-

tivities and perceptions of gynecology nurses, Journal of Advanced Nursing, 36(2), 246-255, 2001.

- Newman, B.M., Newman, P.R., Development through life : a Psychosocial approach(8thedition), Wadsworth Publishing Company, 2003.
- Romez, L.(2000). Oral sex among adolescents: Is it sex or abstinence?. Family Planning Perspectives, 32(6), 2.
- SIECUS(2004). National Guidelines Task Force: Guidelines for Comprehensive Sexuality Education-Kindergarten through 12th grade. NY: Sex Information and Education Council of the United States.
- Weinstein, E. & Rosen, E.(1988). Sexuality counseling: Issues and implications. Cole Publishing Company.
- Dana Demas (2002). Women's Health and Wellness: an illustrated guide. Lippincott Williams & Wilkins. Skokie, Illinois.
- Diane L. Baker, Jane L. Schuette, & Wendy R. Uhlmann (1998). A guide to genetic counseling, Wiley-Liss, New York.
- Safari, H, Alsulyman, O, Gherman, R., & Goodwin, T.(1998). Experience with oral methylprednisolone in the treatment of refractory hyperemesis gravidarum. Am J Obstet Gynecol, 178(5), 1054-1058.
- Avis, N.E., Stellato, R., Crawford, S., Johannes, C., & Longscope, C. (2000). Is there an association between menopause status and sexual functioning? Menopause, 7, 297-309. Bandura, A.(1992). Self-efficacy mechanism in psychobiologic functioning, self -efficacy: thought control of action. Washington: Hemisphere.
- Basson, R. (2000). The female sexual response. A different model. Journal of Sex & Marital Therapy, 26, 51-65.
- Dennerstein L, Dudley EC, Hopper JL, Burger H.(1996). Sexuality, hormones and the menopausal transition. Maturitas, 26, 83-93.
- Diokno AC, Brown MB, Herzog AR.(1990). Sexual function in the elderly. Arch Intern Med, 150, 197-200.
- Feldman, H.A., Goldstein, I., Hatzichristou, D.G., Krane, R.J., & McKinlay, J.B. (1994). Impotence and its medical and psychosocial correlates: Results of the Hawton K, Gath D, Day A.(1994). Sexual function in a community sample of middle-aged women with partners: effects of age, marital, socioeconomic, psychiatric, gynecological, and menopausal effects. Arch Sex Behav, 23, 375-395.
- Freedman, M. (2000). Sexuality in post-menopausal women. Menopausal Medicine, 8, 1-4.

- Kingsberg S.(2000). The new (middle) age approach to female sexual dysfunctions [editorial]. Menopause, 7, 286-288.
- Kirby, D., Barth, R., Leland, N. and Fetro, J.(1991). Reducing the risk: a new curriculum to prevent sexual risk-taking, Family Planning Perspectives, 23, 253-263
- Kirby, D., Short, L., Collins, J., Rugg, D., Kolbe, L., Howard M et al.(1994). School-based programmes to decrease sexual risk behaviors: a review of effectiveness. Public Health Report, 109, .336-360.
- Koster A, Garde K.(1993). Sexual desire and menopausal development: a prospective study of Danish women born in 1936. Maturitas, 16, 49-60.
- Schaalma, R., Kok, G. and Peters, L.(1993). Determinants of consistent condom use by adolescents: the impact of experience of sexual intercourse. Health Education Research, Theory and Practice, 8, 255-269.
- Wellings, K., Wadsworth, J., Johnson, A.M., Field, J., Whitaker, L.B. (1995). Provision of sex education and early sexual experience: the relation examined. British Medical Journal, 311, 417-420.
- Wight, D., Abraham, C. and Scott, S.(1998). Towards a psychosocial theoretical framework for sexual health promotion. Health Education Research, 13, 317-330.
- Advocates for Youth. Parent's Sex Ed. Center. www.advocatesforyouth.org/parents/
- International Planned Parenthood Foundation ; www.ippf.org
- Peel Region health; www.region.peel.on.ca/health/commhlth/parov1yr/rshcintr.htm
- Pike, L.B. Sexuality & your child: For children ages 0 to 3;
- Parents, Families and Friends of Lesbians and Gays Canada; www.pflag.ca/www.muextension. missouri.edu/explore/hesguide/humanrel/gh6001.htm
- Pike. L.B. Sexuality & your child: For children ages 3 to 7; www.muextension. missouri.edu /explore/hesguide/humanrel/gh6002.htm
- Sexuality Information and Education Council of the United States(SIECUS); www. familiesaretalking. org /resources /rsrc0000.html
- Sexuality and you; http://www.sexualityandu.ca/eng/health/SCD/
- Unicef; http://www.unicef.org
- United Nations Universal Declaration of Human Rights www.un.org/rights/HRToday
- United Nations Declaration on the Rights of the Child, www.un.org/rights/HRToday
- The Mayo Clinic. Sexual behavior in children: What's normal? MayoClinic.com. www. mayoclinic. com /invoke.cfm?id=FL00015
- Glenn, E.N.(1986). Issei, Nisei, war bride : Three generation of Japanese American

Women in Domestic Service. Phildelphia Temple University Press.
- Ministry of Labor, Report on Occupational Wage Survey(1986,1991,1992).
- Ministry of Labor, Survey Report on Wage Structure(1993-2003).
- Lazarus, R., Folkman, S.(1984). Stress appraisal and coping. New York : Springer.
- Staats, M.B., Staas, T.E.(19830. Differences in stress levels, stressors, and stress response between managerial and professional males and females on the stress vector analysis-Reseach edition. Issues in Health Care of Women, 4(2-3), 165-176.
- Barnett, R.C., Marshall, N.L.(1992). Worker and mother roles, spillover effects and psychological distress. Women and Health, 18(2), 9-40.
- Bernal, P, Meleis, A.I.(1994). Self care actions of Colombian por dia domestic wokers : On prevention and care. Manuscript submitted for publication.
- Voydanoff, P., Donelly, B.W.(1989). Work and family roles and psychological distress. J. Marrige Fam, 51, 923-932.
- Woods, N.F.(1987). womens lives : Pressure and pleasure, conflict and support. Health Care Women International, 8(2-3), 209-219.
- Richard J. Gelles (옮긴이 : 이동원, 김지선, 1998). 가정폭력의 허상과 실상. 길안사.
- Fantuzzo, J. W. & Mohr, W. K. ; Prevalence and effect of child exposure to domestic violence, The Future of Children, 9(3):21-32, 1999.
- Bird CE, & Fremont AM, Gender, time use, and health. Journal of Health and Social Behavior, 1991.
- Waldron I, "Sex differences in illness incidence, prognosis and mortality: issues and evidence", Social Science and Medicine, 17(16), 1983.
- Health Canada, Exploring Concepts of Gender and Health. Health Canada, 2003.
- WHO, Women, health and development. A report by the Director-General, WHO, 1985.
- Guyer B et al. Annual summary of vital statistics-1994, Pediatrics, 96(6): 1029, 1995
- Ventura S et al. Advance report of final natality statistics, 1992, Monthly Vital Stat. Rep. 43(suppl5):1, 1994.
- Guyer B et al.Annual summary of vital statistics 1996, Pediatrics, 100(6): 905, 1997.
- Eganhouse D, McCloskey J & Bulachek G, How NIC deschbes MCH nursing, MCH Am J Matern Child Nurs, 21(5): 247, 1996.
- Zinberg S, A guest editorial, evidence-based practice guidelines; a current perspective, obstet Gyencol Surn, 52(5), 265, 1997.
- Lowdermilk, Jensen(1998). MATERNITY NURSING. Mosby.
- 今津ひとみ, 母性看護學(2編)(1997). 歯薬出版株式會社.

• 坪井良子(1997) 母性看護學. 株式會社東京印書館.
• http://www.seicus.org
• http://www.plannedparenthood.org
• http://www.istaysafe.com/istaysafe/StayingInformed/WhatIsPregnancy.asp
• http://www.ipas.org/
• http://iqsc.net/board/board_inqr.asp?idx=28&step=0&ordercnt=0
• http://www.liso.net/read.asp?name=allnews&no=5082
• http://www.woorizine.or.kr/woorizine06/htm/statistics.htm
• http://www.ezbungae.com/searchkeyword1/sample_3428.asp
• http://kr.ks.yahoo.com/service/wiki_know/know_view.html?tnum=61876
• http://women.nodong.net/data/kwwa/99yeabang.html 직장내 성희롱 예방지침
• http://koec.org/ohis/
• http://www.hotlinejinbo.net 서울여성의 전화
• http://www.mokpowomen.or.kr 목포여성상담센터
• http://www.forwoman.pusan.kr 성폭력피해상담소
• http://www.hotline.or.kr 한국여성의전화연합
• http:// www.kaws.or.kr 한국여성학회
• http://www.wopower.or.kr 부산성폭력상담소
• http://www.e1319.or.kr 전남아동학대예방센타
• http://www.elderabuse.or.kr 한국노인학대연구회
• http://www.elderabuse.or.kr
• http://www.chilpsy.webpd.co.kr
• http://queen.doctor.co.kr/sub05.html
• http://kr.encycl.yahoo.com/enc/info.html?key=1040350
• http://home.hanmir.com/~ljg323/main4/main4-1.html
• http://degok.co.kr/imsang/bn/bn1.htm
• http://www.nadoctor.co.kr/clin_6.htm
• http://www.namgun.net/clinic/
• http://www.hansu .ktpusan.com
• http://www.prolife.or.kr
• http://healthguide.kihasa.re.kr
• http://www.parksimon.com/lecture/elderly
• http://www.namgun.net/clinic/
• http://www.hansu .ktpusan.com